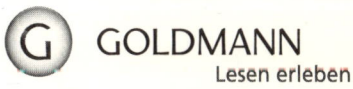

Buch

Neueste Forschungsergebnisse zeigen: Reines Kalorienzählen führt nicht zu Gewichtsverlust. Unsere Fettzellen sind für Hungerattacken und Gewichtszunahme verantwortlich. Wenn wir die falschen Nahrungsmittel zu uns nehmen, speichern diese Zellen zu viel Fett. Das führt zu einem Teufelskreis aus erhöhtem Hunger und langsamer Verdauung. Die Lösung: die richtigen Fette essen! Damit revolutioniert Dr. David Ludwig unser Verständnis von Diät. Er zeigt, wie man Fettzellen neu programmiert, Hunger zähmt, die Verdauung ankurbelt und Gewicht verliert – und zwar dauerhaft.

Autor

Dr. med. David S. Ludwig ist praktizierender Endokrinologe, Forscher und Professor an der Harvard Medical School und an der Harvard School of Public Health. Daneben leitet er das New Balance Foundation Obesity Prevention Center im Kinderkrankenhaus Boston. Dr. Ludwig lebt mit seiner Frau und seinen zwei Kindern in Brookline, Massachusetts.

Dr. med. David Ludwig

nimmersatt?

Warum wir Fett brauchen, um schlank zu werden

Aus dem Amerikanischen
von Imke Brodersen

GOLDMANN

Alle Ratschläge in diesem Buch wurden vom Autor und vom Verlag sorgfältig erwogen und geprüft. Eine Garantie kann dennoch nicht übernommen werden. Eine Haftung des Autors beziehungsweise des Verlags und seiner Beauftragten für Personen-, Sach- und Vermögensschäden ist daher ausgeschlossen.

Dieses Buch präsentiert die Forschungsergebnisse und Vorstellungen des Autors zu Ernährung und Diät. Es ersetzt nicht die individuelle ärztliche Beratung. Bei Vorerkrankungen sollten Sie mit Ihrem Arzt oder Ihrer Ärztin sprechen, ehe Sie die Hinweise aus diesem Buch umsetzen, und das Programm gegebenenfalls gemäß ärztlichem Rat anpassen.

Der Verlag weist ausdrücklich darauf hin, dass im Text enthaltene externe Links vom Verlag nur bis zum Zeitpunkt der Buchveröffentlichung eingesehen werden konnten. Auf spätere Veränderungen hat der Verlag keinerlei Einfluss. Eine Haftung des Verlags für externe Links ist daher ausgeschlossen.

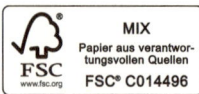

Verlagsgruppe Random House FSC® N001967

Dieses Buch ist auch als E-Book erhältlich.

1. Auflage
Deutsche Erstausgabe September 2016
Wilhelm Goldmann Verlag, München,
in der Verlagsgruppe Random House GmbH
© 2016 der deutschsprachigen Ausgabe
Wilhelm Goldmann Verlag
in der Verlagsgruppe Random House GmbH,
Neumarkter Straße 28, 81673 München
Originalausgabe © David Ludwig, 2016
Originaltitel: Always Hungry?
Originalverlag: Grand Central Life & Style
Illustrationen: © Mary Woodin, 2016
Umschlag: Uno Werbeagentur, München
Umschlagmotiv: FinePic®, München
Redaktion: Textbüro Ruth Wiebusch
Satz: Uhl + Massopust, Aalen
Druck und Bindung: GGP Media GmbH, Pößneck
JT · Herstellung: IH
Printed in Germany
ISBN 978-3-442-17586-4
www.goldmann-verlag.de

Besuchen Sie den Goldmann Verlag im Netz

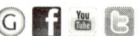

*Für Benji, Joy, Dawn und »Grandma Bettie«,
mit denen ich so viele köstliche Mahlzeiten teilen durfte.*

Ein Hinweis an meine Leser:

Alle persönlichen Geschichten in diesem Buch sind wahr und schildern authentische Erfahrungen der Teilnehmer aus dem Pilotprogramm. Jeder Teilnehmer und jede Teilnehmerin hat die Zustimmung zum Abdruck des realen Vornamens, des ersten Buchstabens des Nachnamens, des Alters und des Wohnorts erteilt. Die Rückmeldungen wurden lediglich grammatikalisch bearbeitet und gekürzt.

Inhalt

Prolog: Abnehmen neu denken — 11

Teil 1
Ständig hungrig und dauerhaft dick

Kapitel 1: Der Überblick — 17
Kapitel 2: Das Problem — 38
Kapitel 3: Die Fakten — 62
Kapitel 4: Die Lösung — 114

Teil 2
Die Lösung gegen den Dauerhunger

Kapitel 5: Start frei für ein neues Leben — 159
Kapitel 6: Phase 1 – Den Hunger besiegen — 223
Kapitel 7: Phase 2 – Die Fettzellen umprogrammieren — 258
Kapitel 8: Phase 3 – Dauerhaft abnehmen — 290
Kapitel 9: Rezepte — 311
Epilog: Schluss mit dem Irrsinn — 427

Anhänge

Anhang A: Die glykämische Last von kohlenhydrathaltigen Lebensmitteln — 439

Anhang B: Erfolgskontrolle (Tagesbericht und
Monatsübersicht) 445
Anhang C: Die Zubereitung von Gemüse, Vollkorn,
Nüssen, Kernen und Samen 449

Dank 457

Anmerkungen und Quellen 462

Register 463

Prolog

ABNEHMEN NEU DENKEN

Die meisten Diäten schränken die Kalorienzufuhr ein.
Diese nicht.
Viele Diäten setzen voraus, dass man hungert.
Diese nicht.
Manche Diäten erfordern jede Menge Sport.
Diese nicht.

Denn dieses Ernährungsprogramm, *Nimmersatt*, sorgt auf radikal andere Weise für ein gesundes Körpergewicht und stützt sich dabei auf fundierte, aber wenig bekannte Studien.

Klassische Diäten greifen das Körperfett an, indem sie die Kalorienaufnahme begrenzen. Dieser Ansatz ist jedoch zum Scheitern verurteilt, weil er nicht die wahre Ursache des Problems angeht, sondern lediglich die Symptome. Nach ein paar Tagen oder Wochen wehrt sich der Körper durch Hunger, Müdigkeit und das Gefühl »Mir fehlt etwas«. Diese unangenehmen Empfindungen kann man dann vielleicht noch ein Weilchen ignorieren, aber irgendwann leiden Motivation und Entschlossenheit. Früher oder später erliegen die Diätkandidaten der Versuchung, und das Gewicht kehrt im Schweinsgalopp zurück, bis sie am Ende schwerer sind als zuvor.

Nimmersatt jedoch stellt herkömmliche Diäten auf den Kopf. Sie ignoriert die Kalorienmenge und widmet sich der Fettfrage. Mit der richtigen Lebensmittelkombination (plus unterstützenden Maßnahmen für Stressabbau und Schlaf sowie angenehmer körperlicher Aktivität) animiert diese Ernährungsform die Fettzellen dazu, die gespeicherte Energie bereitwillig abzugeben. So gelangen die Kalorien aus den Fettzellen wieder ins Blut und schalten im Stoffwechsel auf Gewichtsabbau um. Die Folge ist ein Energieschub, der mit einem deutlich besseren Sättigungsgefühl einhergeht. Man fühlt sich rundum gut und kann in Ruhe abnehmen, ganz ohne Heißhunger.

In unserem 16-wöchigen Pilotprogramm mit 237 Teilnehmern haben einige Teilnehmer von Anfang an kräftig abgenommen. Bei anderen verlief der Gewichtsabbau langsamer, ging jedoch mit erheblichen Verbesserungen wie rückläufigem Taillenumfang und weniger Risikofaktoren für Herzkrankheiten einher. Außerdem meldeten unsere Probanden unisono weniger Hunger, weniger Heißhunger, anhaltende Sättigung nach dem Essen, mehr Genuss beim Essen, mehr Energie und ein insgesamt erhöhtes Wohlbefinden. Diese positiven Erfahrungen (das Gegenteil von dem, was bei kaloriensparenden Diäten stattfindet) lassen auf langfristigen Erfolg ohne Jojo-Effekt hoffen.

Mit Hungern kann man phantastische Erfolge erzielen. Für langfristiges Abnehmen müssen wir jedoch die Fettzellen bei Laune halten.

Nimmersatt konzentriert sich auf appetitliche Proteine (für Fleischfreunde und Vegetarier gleichermaßen), leckere Saucen und Aufstriche, Nüsse und Nussbutter, die angenehm satt machen, sowie bestimmte natürliche Kohlenhydrate. Mit einer derartigen Ernährungsweise schwindet der Appetit auf die stark verarbeiteten Kohlenhydrate, die sich dank der Fettphobie der letzten Jahrzehnte immer mehr in unsere Ernährung eingeschlichen haben. Manche Rezepte klingen nach guter alter Hausmannskost, sind aber auf den modernen Geschmack zugeschnitten und entsprechen aktuellen wissenschaftlichen Erkenntnissen. Dadurch gelingt der Gewichtsabbau tatsächlich, und die Gesundheit profitiert trotz minimalem Aufwand. Das ist *Abnehmen ohne Verzicht*.

Dabei erwartet Sie keine typische kohlenhydratarme Diät. In Phase 1 geht es darum, dem Appetit ein Schnippchen zu schlagen. In dieser Zeit gibt es zwei Wochen lang keine Stärke und keinen zugesetzten Zucker. Bereits in Phase 2, wenn wir die Fettzellen neu programmieren, kehren vernünftige Mengen Vollkorngetreide, stärkehaltiges Gemüse (abgesehen von Kartoffeln) und ein Hauch Süße zurück. In Phase 3, der Phase des dauerhaften Gewichtsabbaus, dürfen Brot, Kartoffeln und bestimmte Kohlenhydratformen allmählich wieder auf den Speisezettel, je nachdem, wie gut der Körper damit zurechtkommt. Auf diese Weise findet jeder und jede zu einer individuell passenden Ernährungsform.

Alle Leser und Leserinnen, die augenblicklich loslegen wollen, finden in Kapitel 1 das nötige Grundwissen. Danach dürfen Sie ohne Umschweife zu Teil 2 übergehen. Wer sich zuvor genauer informieren möchte, warum herkömmliche Diäten zum Scheitern verurteilt sind und auf welchen Erkenntnissen *Nimmersatt* beruht, sollte in Teil 1 auch die Kapitel 2 bis 4 lesen. Teil 2 liefert alle erforderlichen Informationen für die Diät: Rezepte, Wochenpläne, Erfolgskontrollen, Einkaufslisten, Kochtipps und so weiter. Im Epilog fasse ich zusammen, wie unsere Gesellschaft für alle Beteiligten zu einem gesünderen Umfeld werden könnte.

Ich hoffe, die vielen nahrhaften Rezepte in diesem Buch schmecken auch Ihnen. Denn ich bin sicher, dass mein Programm Ihnen helfen kann, Übergewicht nachhaltig zu reduzieren und ein vitales, gesundes Leben zu führen.

Und schreiben Sie mir an
drludwig@alwayshungrybook.com – ich bin sehr gespannt auf Ihre Erfahrungen!

Dr. med. David S. Ludwig
Brookline, Massachusetts
Juni 2015

Teil 1

STÄNDIG HUNGRIG UND DAUERHAFT DICK

1905 war William Taft Kriegsminister der Vereinigten Staaten. Er wog satte 142 Kilogramm. Sein Arzt riet ihm zu einer kalorien- und fettarmen Ernährung und zu mehr Bewegung, also einem ganz ähnlichen Diätansatz wie heute. Bald schon berichtete Taft, er wäre »ständig hungrig«. Drei Jahre später, bei seinem Amtsantritt als Präsident, brachte Taft gewaltige 160 Kilogramm auf die Waage.[1]

Kapitel 1

Der Überblick

Als ich in den 1990ern mein Medizinstudium abschloss, erreichte Adipositas (krankhafte Fettleibigkeit) bereits epidemische Ausmaße. Damals waren zwei Drittel der Amerikaner übergewichtig. Erstmals in der Medizingeschichte erkrankten schon Zehnjährige an Typ-2-Diabetes (welcher früher einmal als »Altersdiabetes« bezeichnet wurde). Berechnungen zufolge sollten die jährlichen Behandlungskosten für Übergewicht bald die 100-Milliarden-Dollar-Grenze knacken. Angesichts derart verstörender Zahlen beschloss ich, mich auf die Vorbeugung und Behandlung von Übergewicht zu spezialisieren.

Wie so viele junge Ärzte wusste ich praktisch nichts über Ernährung. Damals wie heute konzentrierte man sich im Studium fast ausschließlich auf Medikamente und Chirurgie, auch wenn Herzkrankheiten und andere schwere chronische Erkrankungen in erster Linie durch die Lebensweise verursacht werden. Im Rückblick erwies sich mein schlechter Ausbildungsstand in Ernährungsfragen jedoch als Segen.

Die 1990er-Jahre waren der Höhepunkt der fettarmen Ernährung in den USA, wie eine typische Ernährungspyramide aus dem Jahr 1992 zeigt (siehe Abbildung unten auf dieser Seite). Da man davon ausging, dass Kalorien eben Kalorien sind, wurde den Menschen geraten, Fett in jeder Form zu meiden, weil es (pro Gramm) doppelt so viele Kalorien liefert wie andere Makronährstoffe. Esst lieber Kohlenhydrate, hieß es, und zwar sechs bis elf Portionen Brot, Müsli, Knäckebrot, Nudeln und andere Getreideprodukte pro Tag. Ganz ähnliche Empfehlungen gab die DGE (Deutsche Gesellschaft für Ernährung), die in den 1990er-Jahren auf Kohlenhydrate als Ernährungsbasis setzte.[1] Diesen Stand der Wissenschaft bekam ich glücklicherweise nicht mit, sondern begann meine Forschungs- und Behandlungstätigkeit in Bezug auf Ernährung völlig unvoreingenommen (weil ich keine Ahnung hatte).

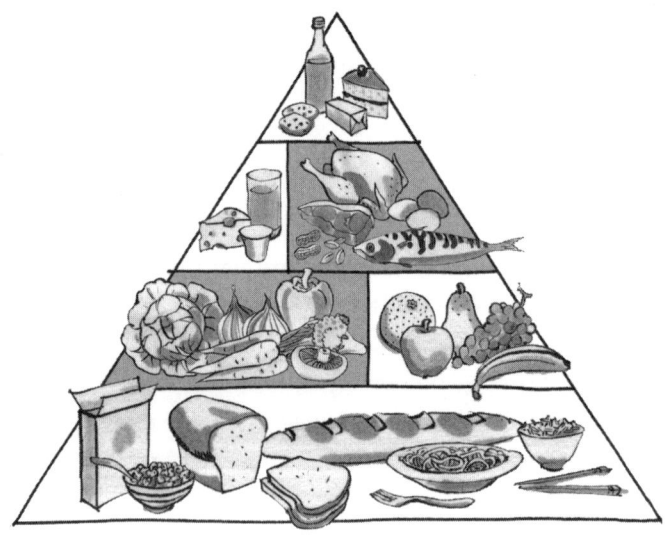

Die Lebensmittelpyramide von 1992

Ich fand eine Anstellung in einer Einrichtung für Grundlagenforschung, wo ich Experimente an Mäusen durchführte. Bald schon faszinierten mich die Schönheit und Komplexität der Systeme, die das Körpergewicht regulieren. Wenn wir eine Maus einige Tage fasten ließen, nahm sie natürlich ab. Wenn sie dann wieder futtern durfte, so viel sie wollte, schlang sie sich voll, bis sie genauso viel wog wie vorher – nicht mehr und nicht weniger. Aber auch das Gegenteil traf zu: Zwangsernährte Mäuse nahmen zwar vorübergehend zu, fraßen aber hinterher so lange nicht richtig, bis sie wieder Normalgewicht hatten. Diese und andere Experimente ließen vermuten, dass der Körper eines Tieres genau weiß, welches Gewicht er haben möchte, und automatisch Nahrungszufuhr und Stoffwechsel auf einen inneren Setpoint einstellt – wie ein Thermostat.

Unsere interessantesten Experimente drehten sich um die Manipulation dieses körpereigenen »Setpoints«. Nach gezielter Genmanipulation, Medikamentengabe oder Veränderungen der Nahrungszusammensetzung nahmen die Mäuse zuverlässig zu, bis sie ein neues stabiles Niveau erreichten. Andere Veränderungen führten ohne erkennbaren Stress für die Tiere zu einem dauerhaft niedrigeren Gewicht. Dabei schälte sich ein Grundprinzip der körpereigenen Regulierung heraus: Wenn man das *Verhalten* ändert (also zum Beispiel weniger Futter bereitstellt), wehrt sich die Biologie (durch vermehrten Hunger). Ändert man jedoch die *Biologie*, so passt sich das Verhalten auf natürliche Weise an – was somit einen deutlich sinnvolleren Ansatz für die langfristige Gewichtskontrolle darstellt.

Neben meiner Arbeit in der Grundlagenforschung wirkte ich in meinem Krankenhaus am Aufbau der neuen allgemeinmedizinischen Abteilung für Gewichtsmanagement mit, wo wir die Patienten mit unserem »Optimal Weight for Life«-Programm (OWL) zum persönlichen Idealgewicht führen wollten. Wie praktisch alle Fachärzte damals (und oft auch noch heute) konzentrierten sich die Ärzte und Ernährungsfachkräfte in unserem Team ganz auf die Kalorienbilanz: weniger essen, mehr bewegen. Wir empfahlen unseren Patienten eine kalorienarme und fettarme Ernährung, regelmäßigen Sport und verhaltenspsychologische Maßnahmen. So sollten die Leute lernen, den Hunger zu ignorieren, den Appetit im Zaum zu halten – und eben ihre Diät durchziehen. Bei den Kontrollterminen behaupteten sie dann normalerweise, alle Empfehlungen befolgt zu haben, nahmen aber (mit wenigen Ausnahmen) weiter zu. Das war für alle Beteiligten sehr deprimierend. Waren die Patienten schuld? Belogen sie mich (und vielleicht auch sich selbst) in Bezug auf Nahrungsmenge und Bewegung? Oder war ich schuld? Konnte ich sie nicht ausreichend motivieren, sodass sie die Veränderung nicht durchhielten? Ich schämte mich, weil ich meine Patienten in einem schlechten Licht sah, und hielt mich für einen schlechten Arzt. Irgendwann wäre ich am liebsten nicht mehr in die Sprechstunde gegangen, und einigen meiner Patienten ging es mit Sicherheit ebenso. Diese Erfahrung können bestimmt viele Ärzte und Patienten, die sich um ein gesundes Gewicht bemühen, nachvollziehen.

Meine schizophrene Existenz – fasziniert von den biologischen Erkenntnissen im Labor, frustriert über die ausbleibenden Veränderungen in der Praxis – dauerte etwa ein Jahr an. Dann fragte ich mich, wieso hier keine Verbindung bestand. Warum betrachtete man Übergewicht in der Grundlagenforschung mit ganz anderen Augen als im medizinischen Alltag? Wieso nahmen wir die Arbeiten der letzten Jahrzehnte zu den biologischen Grundlagen des Körpergewichts bei der Behandlung unserer Patienten schlicht und einfach gar nicht zur Kenntnis? Und warum griffen wir nach wie vor auf das »Kalorien rein, Kalorien raus«-Modell zurück, das sich seit dem ausgehenden 19. Jahrhundert nicht mehr verändert hatte (als der Aderlass noch an der Tagesordnung war)?

Ich las mich quer durch die damalige Literatur, angefangen bei bekannten Diätautoren wie Barry Sears (die *Sears-Diät* oder *Zone-Diät*) und Robert Atkins *(Die neue Atkins-Diät)* bis hin zu George Cahill, Jean Mayer und anderen Ernährungswissenschaftlern des 20. Jahrhunderts. Endlose Stunden brütete ich in Harvards medizinischer Bibliothek über verstaubten Büchern und entdeckte dabei provozierende, aber bislang kaum beachtete Theorien zu Diät und Körpergewicht. Dabei dämmerte mir irgendwann, wie unzureichend das wissenschaftliche Fundament für die übliche Behandlung von Adipositas war.

Bald veränderte sich meine Sichtweise: Nahrung liefert keineswegs nur Kalorien und Nährstoffe. Eine Flasche Cola und eine Handvoll Nüsse mögen zwar dieselbe Menge Kalorien liefern, haben aber keineswegs dieselbe Wirkung auf den Stoffwechsel. Hormonlage, chemische Reaktionen und sogar die Genaktivität im ganzen Körper verändern sich nach jeder Mahlzeit erheblich – je nachdem, was wir essen. Unabhängig vom reinen Kaloriengehalt können diese biologischen Auswirkungen der Nahrung den Unterschied zwischen Dauerhunger oder Sättigung, Energiemangel oder Elan, Gewichtszunahme oder Gewichtsabnahme und sogar zwischen chronischer Krankheit oder Gesundheit bedeuten. Am Ende hatte das Thema Diät für mich nichts mehr mit Kalorienzählen zu tun, sondern damit, *wie Nahrung den Körper und letztlich die Fettzellen beeinflusst.*

Mein Schlüsselerlebnis

Damals hatte ich gerade meinen 30. Geburtstag hinter mir und seit meiner Schulzeit zuverlässig Jahr für Jahr ein bis zwei Pfund zugelegt. Im Grunde war ich fit und ernährte mich (nach üblichen Maßstäben) relativ gesund: nicht zu viel Fett, reichlich Vollkorn, mehrere Portionen Obst und Gemüse am Tag und vergleichsweise wenig Zucker. Dennoch hatte ich nach mehreren Jahren ständiger Gewichtszunahme die Schwelle zum Übergewicht erreicht, nämlich einen Body Mass Index (BMI) von 25.*

---

* Der BMI misst das Körpergewicht im Verhältnis zur Körpergröße. Bei Erwachsenen gilt ein Wert zwischen 18,5 und 24,9 als Normalgewicht; zwischen 25 und 29,9 spricht man von Übergewicht; ab 30 beginnt Adipositas (starkes Übergewicht oder Fettleibigkeit). Für die Berechnung des BMI teilt man das Körpergewicht (in Kilogramm) durch den Quadratwert der Körpergröße (in Metern). Hierfür gibt es im Internet diverse Rechner und Apps.

Kapitel 1: Der Überblick

Für meine erste klinische Studie nahm ich mich selbst als Versuchskaninchen und setzte so mein wachsendes Ernährungswissen in die Praxis um. Zuerst verdoppelte ich meine Fettzufuhr durch großzügige Portionen Nüsse und Nussbutter, vollfette Milchprodukte, Avocados und Bitterschokolade sowie Gemüse in viel Olivenöl. Die Proteinmenge fuhr ich nur leicht hoch. Stärke- beziehungsweise Kohlenhydratquellen hingegen wurden radikal beschnitten: weniger Brot, Getreideflocken, Nudeln und Kuchen. Hinzu kamen ein paar andere, unkomplizierte Veränderungen, aber ich bemühte mich weder um weniger Kalorien, noch verbannte ich alle Kohlenhydrate, noch war irgendetwas absolut verboten.

Schon nach einer Woche hatte ich deutlich mehr Energie, fühlte mich lebendiger und den ganzen Tag über derart wohl, als wäre ein bisher unbekannter, aber wichtiger Schalter im Stoffwechsel endlich umgelegt. Vier Monate später hatte ich zehn Kilo abgenommen und brauchte dringend neue Hosen. Das Beste aber war, dass ich kein bisschen gehungert hatte und jeglicher Heißhunger auf Kohlenhydrate ausgeblieben war. Zuvor war ich am späten Nachmittag derart ausgehungert gewesen, dass ich dieses Loch nur mit dem täglichen Stück Kuchen aus der nächsten Bäckerei überbrücken konnte. Dank der neuen Ernährungsform blieb ich viele Stunden satt. Auch die Lust auf Brot, das ich vorher regelmäßig morgens, mittags und abends zu mir genommen hatte, verflog. Und wenn die Essenszeit nahte, wuchs ein angenehmer Appetit auf die nächste Mahlzeit, der sich grundlegend von dem ausgehungerten Gefühl, dringend Kalorien zu brauchen, unterschied.

Der erfolgreiche Ausgang dieses Selbstversuchs sowie mein neu gewonnenes Ernährungswissen weckten bei mir wieder Lust auf den Umgang mit Patienten, denn ich schien etwas entdeckt zu haben, das klinisch tatsächlich helfen könnte. In den folgenden Jahren ging ich von Tierversuchen zu Studien am Menschen über und setzte mich unter wissenschaftlich kontrollierten Bedingungen mit unterschiedlichen Ernährungsansätzen auseinander. Diese Themen beschäftigen mich bis heute.

Nie mehr Kalorien zählen!

Praktisch alle offiziellen Diätempfehlungen stützen sich auf eine verlockend einfache Grundannahme: »Eine Kalorie ist eine Kalorie.«[2]

»Mehr Bewegung und weniger essen«, heißt es. »Wenn Sie weniger Kalorien aufnehmen, als Sie verbrennen, nehmen Sie automatisch ab.« Das Problem ist nur: Dieser Rat funktioniert nicht. Zumindest bei den meisten Menschen und auf Dauer. Die Anzahl der Übergewichtigen ist nach wie vor auf einem historischen Höchststand, obwohl Regierung, Gesundheitsverbände und Lebensmittelindustrie zunehmend auf Kalorienbewusstsein setzen. Und die traditionelle Methode, Kalorien zu sparen – seit den 1970er-Jahren eine betont fettarme Ernährung –, ist kläglich gescheitert.

Durch den Fokus auf die Kalorienbilanz nehmen die Menschen nur selten ab, aber immer leiden sie. Wenn alle Kalorien gleich sind, gibt es keine »ungesunden« Lebensmittel. Dann geht es einzig und allein um Selbstbeherrschung. Diese Einstellung verurteilt Menschen mit Übergewicht (die angeblich zu wenig Wissen, Disziplin oder Willenskraft haben) und blendet die Verantwortung der Lebensmittelindustrie für die aggressive Vermarktung von Junkfood ebenso aus wie die wenig hilfreichen Ernährungsrichtlinien der Behörden.

Übergewichtige hören viel zu oft die Botschaft: »Wenn du dick bist, bist du selbst schuld.« Als könnten sie ihr Übergewicht allein durch Willenskraft zum Verschwinden bringen. Dicksein gilt als Charakterschwäche und provoziert Vorurteile und Stigmatisierung. Übergewichtige Kinder werden von Gleichaltrigen häufig gehänselt oder schikaniert, was tragische Folgen haben kann.[3] Erwachsene müssen sich mit Diskriminierung am Arbeitsplatz oder wenig sensiblen Darstellungen im Fernsehen auseinandersetzen. Kein Wunder, dass ein hoher BMI teilweise mit erheblichen psychischen Belastungen wie Angststörungen, Depressionen oder sozialer Isolation einhergeht.[4]

Das Konzept *Alle-Kalorien-sind-gleich* hat zur Entwicklung so absurder Produkte wie fettreduzierten Süßigkeiten, Keksen und Salatsaucen geführt, die in der Regel mehr Zucker enthalten als die Originalversionen. Sollen wir ernsthaft glauben, dass ein Becher Cola mit 100 Kalorien bei einer Diät eine sinnvollere Zwischenmahlzeit ist als 30 Gramm Nüsse mit knapp 200 Kalorien?

Neuere Untersuchungen zeigen, welche Milchmädchenrechnung hinter dieser Denkweise steckt. Schnell zugängliche, stark verfeinerte Kohlenhydrate beeinflussen Stoffwechsel und Körpergewicht so negativ, dass dies allein durch den Kaloriengehalt nicht erklärbar ist. Umgekehrt jedoch scheinen Nüsse, Olivenöl und Bitterschokolade – die zu den Lebensmitteln mit der höchsten Kaloriendichte überhaupt zählen – Krankheiten wie Adipositas, Diabetes und Herzproblemen sogar vorzubeugen. Starkes Übergewicht geht in Wahrheit weder auf Willenskraft noch auf Charakterschwäche zurück. Wir folgen brav unseren Diätvorgaben, doch das Regelwerk ist fehlerhaft!

2012 veröffentlichte das Ärztemagazin *JAMA* eine Studie, für die ich mit meinem Team 21 junge Erwachsene mit hohem BMI untersucht hatte, nachdem diese mit verschiedenen Diäten – von fettarm bis kohlenhydratarm – zehn bis 15 Prozent ihres Körpergewichts abgebaut hatten.[5] Obwohl alle Teilnehmer täglich die gleiche Kalorienanzahl erhielten, verbrannten die Teilnehmer mit der kohlenhydratarmen Ernährung pro Tag 325 Kalorien mehr als diejenigen mit der fettarmen Ernährung – das entspricht der Energiemenge aus einer Stunde mäßig anstrengender körperlicher Aktivität. Die *Art* der aufgenommenen Kalorien kann somit die *Menge* der verbrannten Kalorien beeinflussen.

Seit einigen Jahren bewegen wir uns auf einen Wendepunkt zu. Inzwischen erkennen namhafte Wissenschaftler die zuvor undenkbare Möglichkeit an, dass nicht alle Kalorien gleich sind. Selbst die *Weight Watchers*, die Jahrzehnte hindurch zum Kalorienzählen aufgerufen haben, weisen Früchten inzwischen »0 Punkte« zu.[6] Wenn man also eine ganze Wassermelone essen könnte, was theoretisch den Tagesbedarf an Kalorien decken würde, zählt die Frucht in diesem Konzept nicht mehr mit – das widerspricht jedem Kalorienzählansatz fundamental. Das Konzept der Kalorienbilanz scheint also zu wanken!

Es wird Zeit für eine neue Einstellung. Aber welche?

Bühne frei für die Fettzelle!

Essen bedeutet weit mehr als die Aufnahme lebensnotwendiger Kalorien und Nährstoffe. Auch die Fettzellen sind mehr als nur passive Speicher für überschüssige Kalorien. Fettzellen nehmen Kalorien immer dann auf (und setzen sie wieder frei), wenn sie ein entsprechendes Signal dafür empfangen, und diese Signalgebung wird über das Hormon Insulin gesteuert. Zu viel Insulin lässt uns zunehmen, zu wenig lässt uns abnehmen. Betrachtet man krankhaftes Übergewicht also als Krankheit der Fettzellen, so ergibt sich eine völlig neue Betrachtungsweise:

Nicht das Übderessen macht dick. Dickwerden führt dazu, dass wir uns überessen.

Mit anderen Worten: Hunger und Überessen sind die Folgen eines bereits vorhandenen Problems.[7] Diese Vorstellung mag radikal erscheinen, doch überlegen Sie einmal, was bei einer Schwangerschaft geschieht: Der Fötus wächst nicht, weil die Mutter mehr isst, sondern sie isst mehr, weil der Fötus wächst. Bei einer Schwangerschaft ist das ein normaler, gesunder Prozess. Bei Adipositas nicht.

Aber wie und warum kommt es zu dieser Entwicklung? Bei vielen Menschen bringt etwas die Fettzellen dazu, dem

Blut zu viele Kalorien zu entziehen und diese einzulagern, weshalb dann weniger Kalorien für den Energiebedarf des Körpers bereitstehen. Das Gehirn registriert dieses Missverhältnis, sendet ein Hungersignal und fordert den Körper auf, nicht nur mehr Kalorien zu essen (»Hunger«), sondern auch Energie zu sparen (»Stoffwechsel drosseln«). Mehr Essen löst damit zwar die Energiekrise, beschleunigt aber auch die Gewichtszunahme. Kaloriensparen lässt die Person vorübergehend abnehmen, verstärkt aber unweigerlich den Hunger und bremst den Stoffwechsel noch mehr aus.

Einen wichtigen Beitrag zu diesem Problem liefern stark verarbeitete Kohlenhydrate, die wir beim Fettsparen in Form von Brot, Frühstückscerealien, Chips, Kuchen, Keksen, Reiscrackern, Süßigkeiten und gezuckerten Getränken zu uns nehmen. Alles, was vornehmlich schnell verwertbares Getreide, Kartoffelprodukte oder konzentrierten Zucker enthält, lässt den Insulinspiegel rasant ansteigen und programmiert die Fettzellen darauf, Kalorien zu bunkern. Doch stark verarbeitete Kohlenhydrate sind nicht das einzige Problem. Hinzu kommen andere Elemente der modernen Lebensweise wie Stress, Schlaf- und Bewegungsmangel. All diese Faktoren zusammen zwingen die Fettzellen, auf Turbospeichermodus zu schalten.

Zum Glück sind diese negativen Wirkungen reversibel.

Mehr Selbstbestimmung

Der klassische Ansatz einer begrenzten Kalorienzufuhr schlägt fehl, weil er das falsche Ziel anvisiert. Das Grundproblem sind nicht zu viele im Körper gespeicherte Kalorien, sondern zu wenig Kalorien an der richtigen Stelle, nämlich im Blut und damit bei Bedarf unmittelbar verfügbar. Stark verarbeitete Kohlenhydrate bringen die Fettzellen durch Überstimulierung auf Hochtouren – sie reagieren unersättlich und speichern mehr Kalorien, als ihnen eigentlich zukommt. Doch während die Fettzellen sich vollstopfen, darbt der Rest des Körpers. Die Fettzellen führen sich auf wie ungezogene Kinder übermäßig nachsichtiger Eltern und ruinieren damit den Stoffwechsel. Unter solchen Umständen sind uns die Hände gebunden.

Natürlich kann man seine Kalorienzufuhr eine Zeit lang einschränken. Aber wenn der Körper noch weniger Energie bekommt, wird die Sache langfristig nur schlimmer. Früher oder später rebelliert er gegen den erzwungenen Verzicht. Das ist keine Frage der Willenskraft, sondern eine Frage von Biologie und Zeitdauer. Irgendwann geben wir auf und essen wieder zu viel (normalerweise dann auch genau das Falsche), womit der Jojo-Effekt voll im Gang ist.

Der konventionelle Diätansatz – die kalorienreduzierte Diät – zielt darauf ab, den Fettzellen Kalorien abzuluchsen, damit wir Gewicht abbauen. In diesem Ringen sitzt das Fett allerdings am längeren Hebel. Ehe die Fettzellen schrumpfen, muss der Körper leiden. Der Verstand beschließt zwar

»weniger essen«, aber der Stoffwechsel sagt: »Nein!«, und er hat meist das letzte Wort.

Die Lösung ist ein Waffenstillstand mit den Fettzellen. Wir müssen sie beruhigen und sie überreden, mit dem Rest des Körpers zu kooperieren. Das geht am besten, indem man verändert, *was* man isst, nicht die Menge. Die Grundstrategie lautet:

1. Die Hungersnot-Reaktion abschalten: Essen Sie, wann immer Sie Hunger haben. So lange, bis Sie satt sind.
2. Die Fettzellen zähmen: Es gibt eine Ernährungsweise, die den Insulinspiegel senkt, die Entzündungsbereitschaft zurückgehen lässt (die ebenfalls viele Probleme erzeugt) und den Rest des Körpers ausreichend mit Kalorien versorgt.
3. Insgesamt achtsamer leben: Sportliche Aktivitäten (die Spaß machen!), Schlaf und Stressabbau verbessern den Stoffwechsel und unterstützen eine dauerhafte Verhaltensänderung.

Mit diesen Maßnahmen bringen Sie Ihre Fettzellen wieder auf Spur. Wie das im Einzelnen funktioniert, erkläre ich Schritt für Schritt in Teil 2.

Gewinner, nicht Verlierer!

Die meisten Menschen assoziieren »Diät« mit Einschränkungen. Dafür gibt es gute Gründe, denn die meisten Diäten fordern große Opfer (Nahrungsentzug, Hunger) in der Gegenwart zugunsten abstrakter Gewinne an einem scheinbar fernen Zeitpunkt in der Zukunft (schlank sein, keinen Diabetes bekommen). Das geht regelmäßig schief. Anfangs sind wir noch guten Mutes, aber wenn die Belohnung ausbleibt, erliegen wir bald wieder dem Appetit. So ist der Mensch nun einmal.

Mein Diätansatz ist stoffwechselkonform und erreicht damit mit minimaler Anstrengung maximale Ergebnisse. Wenn der Stoffwechsel von dem profitiert, was wir zu uns nehmen, setzt der Nutzen unmittelbar ein, sogar schon bevor das erste Pfund abgebaut ist: weniger Hunger, weniger Gelüste, länger anhaltende Sättigung, mehr Energie und stabilere Gemütslage. Es ist, als würde man auf dem Fahrrad endlich den richtigen Gang einlegen. Auf einmal kommt man viel schneller und trotzdem fast mühelos voran. So steigt parallel zum Gewichtsabbau die Lebensfreude.

Vielleicht fragen Sie sich, wie man eine Diät genießen soll. Das eigentliche Problem ist doch, dass wir viel zu oft schwach werden und den guten Dingen nicht widerstehen können. Warum sonst würde man sich überessen?

Es stimmt, Menschen machen die unterschiedlichsten Sachen für ein bisschen Genuss in der Gegenwart, auch um den Preis, später dafür zu leiden. Das ist typisches Suchtverhalten. Für viele bedeutet Essen ein ständiges Auf und Ab zwischen Bärenhunger und Überfüllung. Auf dieser Achterbahnfahrt stellen uns stark verarbeitete Lebensmittel zwar ein paar Minuten zufrieden, leiten dann jedoch rasch den nächsten Absturz ein, der sich auf unser körperliches und seelisches Wohlbefinden negativ auswirkt. Im Gegensatz zu anderen Abhängigkeiten kann der Mensch sich aus diesem Teufelskreis jedoch schnell befreien und sich danach auch beim Abnehmen rundum wohl fühlen. Sobald wir uns an den richtigen Dingen satt essen, bleibt für den Rest kaum noch Platz.

Lassen Sie sich Zeit!

Häufig stellen Diäten extreme Gewichtsverluste in kürzester Zeit in Aussicht, doch die meisten können dieses Versprechen nicht einhalten. Und selbst wenn man in zehn Tagen sechs Kilo abspecken könnte – was hilft das schon, wenn man dafür hungert, sich schlapp fühlt und hinterher größte Mühe hat, das neue Gewicht zu halten? Zudem verlangen uns solche Diäten auch psychisch einiges ab. Viele Menschen sind ihrem Körper entfremdet und haben gelernt, wichtige Signale zu übersehen, die uns über unseren inneren Zustand informieren. Kalorienarme Diäten sind gespickt mit Verhaltensanweisungen, mit deren Hilfe man ein derartiges Signal (nämlich Hunger) ignorieren soll. Viel Wasser trinken, eine Freundin anrufen, spazieren gehen – Hauptsache, man ist abgelenkt. Oder wir sollen die Mahlzeiten auf kleineren Tellern anrichten, damit wir glauben, wir hätten jede Menge gegessen. Solche Strategien beeinträchtigen die ohnehin schon mangelhafte Verbindung zwischen Körper, Geist und Seele nur noch mehr.

Am liebsten würden wir die Verantwortung für den Körper den angeblichen Experten übertragen. Aber kein Diätbuchautor kann wissen, welche Kalorienmenge für jeden Einzelnen die richtige ist. Der Bedarf ist je nach Alter, Körpergröße und -umfang, körperlicher Aktivität und persönlichen Stoffwechselparametern unterschiedlich. Und manche Menschen vertragen keinen raschen Gewichtsverlust (wofür es genetische Ursachen geben kann).

Nimmersatt wirkt von innen nach außen, indem der Stoffwechsel so umgestellt wird, dass man wie von selbst abnimmt. Halten Sie sich an den Ernährungsplan, essen Sie, wenn Sie Hunger haben, und hören Sie auf, wenn Sie satt sind (und bevor ein unangenehmes Völlegefühl einsetzt). So wird der Körper in dem Tempo abnehmen, das für Sie angemessen ist. Bei manchen Menschen kann das ein Kilo pro Woche sein; bei anderen ist es vielleicht ein Kilo pro Monat. Ohne Verzicht und Hunger sind die Ergebnisse wie auch der Prozess jedoch von Dauer.

Zusammen mit meinem Team habe ich mein Programm an 237 Frauen und Männern ausprobiert, darunter 137 Beschäftigte der Kinderklinik Boston sowie 100 freiwillige Probanden, die einem Aufruf in einem amerikanischen Gesundheitsmagazin folgten. Neben dem Gewichtsverlust meldeten die Teilnehmer durch die Bank weg auch andere Hinweise auf einen langfristigen Erfolg, darunter:

- Weniger Hunger
- Anhaltendes Sättigungsgefühl nach dem Essen
- Große Zufriedenheit mit dem Essen
- Mehr Elan
- Stabilere Gemütslage
- Insgesamt verbessertes Wohlbefinden
- Weniger gewichtsbezogene Komplikationen

Einige Erfahrungsberichte unserer Teilnehmer finden Sie von Zeit zu Zeit in diesem Buch eingestreut.

Einfach loslegen

Ich gebe offen zu, dass diese Diät – wie alle Diäten – nicht wissenschaftlich belegt ist. Das Pilotprojekt umfasste keine Kontrollgruppe und war nicht wie eine wissenschaftliche Studie aufgezogen. Wir können nicht sicher sein, ob diese Ergebnisse auch in großem Stil zu erzielen sind. Andererseits beruhen die Überlegungen in diesem Buch auf über 100 Jahren Forschungstätigkeit, in denen die Kalorienbilanz als Ursache für Adipositas hinterfragt wurde. Sie stehen für ein grundlegend neues Verständnis für die wahren Ursachen von Übergewicht und was wir dagegen tun können.[8] Für alle Leser und Leserinnen, die dieser wissenschaftliche Hintergrund interessiert, habe ich in den Literaturangaben

Hunderte von Studien von zahlreichen Forschungsgruppen aufgeführt.

Die zentrale Botschaft von *Nimmersatt* lautet: Kalorienbeschränkung führt zu kurzfristiger Gewichtsabnahme, doch dann wehrt sich der Körper, indem der Hunger steigt und der Stoffwechsel ausgebremst wird. Früher oder später geben wir nach, und das Gewicht kehrt schlagartig zurück – wie ein Luftballon, den man in einen Eimer Wasser gedrückt hat. Wenn wir hingegen die *Qualität* unserer Ernährung verbessern, werden die Fettzellen auf weniger Kalorieneinlagerung umprogrammiert. Damit sinkt das Gewicht, das der Körper selbst anstrebt, der Setpoint, und es geht wie von selbst bergab, als würde man aus dem Eimer mit dem Ballon etwas Wasser abgießen.

Dieses Buch basiert auf meiner 20-jährigen Tätigkeit als Arzt und Medizinforscher an der Harvard Medical School. In diesem Zeitraum habe ich Dutzende von Diätstudien geleitet, über 100 fachlich geprüfte, wissenschaftliche Artikel veröffentlicht und viele Tausend Patienten mit Gewichtsproblemen betreut. Ich bin davon überzeugt, dass dieser Ansatz funktioniert, und glaube, dass auch Sie damit abnehmen, sich besser fühlen, Typ-2-Diabetes und andere chronische Krankheiten vermeiden und insgesamt Ihre Lebensqualität verbessern können – ganz ohne den ständigen Kampf, der mit klassischen Diäten einhergeht.

Die Fallgeschichten der Teilnehmer sind echt und entsprechen ihren persönlichen Erfahrungen. Die Pilotgruppe hat freimütig berichtet und erhielt keinerlei finanzielle Entschädigung.

Ich möchte Sie daher einladen, Kalorien zu vergessen, sich ganz auf die Qualität Ihrer Nahrung zu konzentrieren und selbst zu urteilen, ob dieses Ernährungsprogramm Ihnen hilft.

Nimmersatt und ich

Vor Kurzem traf ich meine leibliche Mutter und meine Geschwister und Halbgeschwister. Es hätte mich kaum überraschen sollen, dass alle übergewichtig waren. Ein Halbbruder wog mit nur 38 Jahren über 270 Kilogramm! Ich hatte immer ganz erhebliche Probleme mit meinem Gewicht. Jetzt weiß ich, warum!

Ich habe schon viele Diäten ausprobiert, aber immer hatte ich Hunger und wartete ständig auf die nächste Mahlzeit. Das viele Fett in diesem Programm klang zunächst erschreckend. 20 Jahre lang hatte ich gehört: »Iss weniger Fett, du musst Fett sparen.« Ich befürchtete, ich wäre nach den ersten zehn Tagen locker zehn Kilo schwerer. Stattdessen schmeckte alles sehr gut, ich blieb satt, und ich nahm trotzdem ab. Das war ein echter Schock, denn es widersprach allem, was ich je über Abnehmen gelernt hatte. Und ich bin immerhin Krankenschwester.

Sobald man sich daran gewöhnt hat, die ganzen stark verarbeiteten Kohlenhydrate wegzulassen, schmecken Beeren und andere Dinge unglaublich süß. Mir kommt entgegen, dass man bei dieser Diät relativ viel Freiheit hat und nicht alles bis auf den letzten Handgriff vorgeschrieben ist.

Was sich schnell veränderte, waren mein Gesicht und auch die Körperform. Ich bin konzentrierter und habe mehr Energie. Das liegt natürlich auch am Gewichtsverlust, aber ich habe früher auch mal abgenommen und hatte nie derart viel Tatkraft. Es geht mir erheblich besser. Ich bin mir selbst gegenüber großzügiger und definitiv entspannter. Für mich ist diese Ernährungsform wie ein kostbares Geschenk.

– Lisa K., 52, Dedham, Massachusetts
10 kg leichter, 15 cm weniger Bauchumfang

Kapitel 2

Das Problem

Um abzunehmen, muss man einfach nur weniger essen und sich mehr bewegen. Die Lehrbücher sagen: Kalorienzufuhr – Kalorienverbrauch = gespeicherte Kalorien.

Über 100 Jahre lang galt dieses Konzept als unumstößliche Wahrheit. Tagtäglich zählen Menschen auf der ganzen Welt Kalorien, weil sie abnehmen wollen. Nur leider bleibt nachhaltiger Gewichtsabbau für die meisten ein frommer Wunsch.

Die Ernährungswissenschaft scheint im finsteren Mittelalter festzuhängen. Trotz der Fortschritte der letzten Jahrzehnte hat sich in der Praxis wenig verändert. Wir haben Hormone entdeckt, die das Körpergewicht erheblich beeinflussen. Wir haben komplexe psychologische Theorien zum Essverhalten entwickelt. Wie viele Kalorien der Körper zu sich nimmt und verbraucht, lässt sich exakt messen. Und dennoch lässt sich das epidemisch verbreitete Übergewicht nicht ausreichend erklären, und ernährungsbedingte Erkrankungen erzeugen einen gewaltigen Leidensdruck.

Vielleicht sind unsere Gene schuld, die von der Evolution für knappe Zeiten optimiert wurden.

Oder das Schlaraffenland, in dem wir leben.

Oder unser Mangel an Disziplin und Willensstärke.

Aus dieser Unsicherheit heraus entstand eine schwindelerregende Anzahl an Diäten: fettarm, kohlenhydratarm, proteinbetont, zuckerfrei, glutenfrei, paleokonform und so weiter. Jede davon wurde von ihren Anhängern mit geradezu religiös anmutender Inbrunst verteidigt.

Viel zu häufig trägt die unzureichende Forschung zu dieser Verwirrung bei. Im Gegensatz zu modernen klinischen Medikamentenstudien umfassen Diätstudien in der Regel nur wenige Dutzend, mitunter auch einige Hundert Teilnehmer, und einen Beobachtungszeitraum von maximal einem Jahr. Zudem stützen sie sich oft auf unwirksame Beratungsangebote, sodass die meisten Teilnehmer nur wenige nachhaltige Veränderungen ihrer Ernährung angeben. Doch obwohl keine einzige Diät dauerhaft erfolgreich ist, halten viele Experten das Konzept des Kaloriengleichgewichts weiterhin für die unumstößliche Wahrheit in Sachen Ernährung.

»Alle Kalorien sind gleich.«
»Es gibt keine schlechten Lebensmittel.«
»Einfach weniger essen und mehr bewegen.«

Laut der Website des amerikanischen Landwirtschaftsministeriums *Choose MyPlate* ist das Erreichen eines gesunden Gewichts eine Frage des Gleichgewichts: »Das Geheimnis besteht in der Lernaufgabe, wie Energiezufuhr und Energieverbrauch auszubalancieren sind.« Ein Geheimnis, in der Tat![1] Zumal nicht einmal Ernährungsexperten dieses Gleichgewicht in der Praxis herstellen können. Ohne komplizierte Technik ist es praktisch unmöglich, auch nur auf 350 Kalorien genau abzuschätzen, wie viel wir pro Tag essen und verbrauchen. Ein Unterschied in dieser Größenordnung kann entscheiden, ob jemand schlank bleibt oder binnen weniger Jahre krankhaft fettleibig wird.[2] Wenn Kalorienzählen also der Schlüssel zu einem gesunden Gewicht wäre, wie konnte der Mensch dann massive Körpergewichtsschwankungen vermeiden, bevor man überhaupt wusste, was Kalorien sind?

40 Jahre Fettphobie

Es hört sich so schön logisch an: Wer nicht fett werden will, darf kein Fett essen. Fett hat neun Kalorien pro Gramm (circa 120 Kalorien pro Esslöffel), Kohlenhydrate und Proteine hingegen nur vier Kalorien pro Gramm. Deshalb legen Ernährungsexperten den Menschen seit den 1970er-Jahren eine fettarme Ernährung ans Herz. Mit weniger Fett – so die These – würden wir automatisch weniger Kalorien zu uns nehmen und demnach nicht dick werden.

Damit begann das größte Gesundheitsexperiment aller Zeiten. Mit millionenschweren Kampagnen versuchte man, die Verbraucher zum Fettsparen zu animieren, was in der Erfindung der Ernährungspyramide von 1992 gipfelte

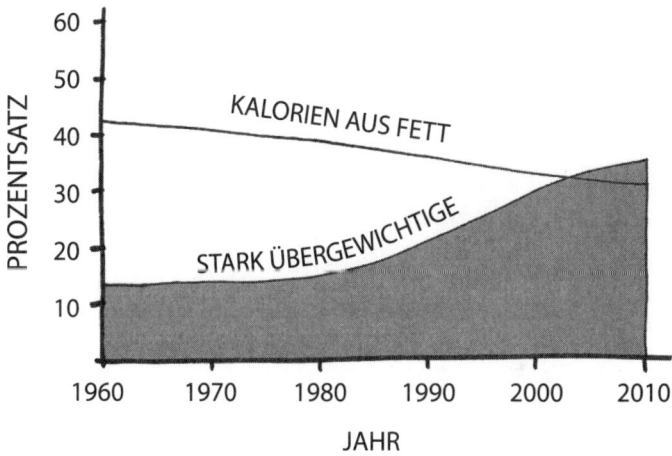

Gegenläufige Entwicklung von Fettverzehr und Übergewicht

(siehe Abbildung auf Seite 18). Diese Pyramide riet zum sparsamen Fettverzehr und zu reichlich Getreide – bis zu elf Portionen pro Tag! Die Lebensmittelindustrie sprang begeistert auf den Zug auf, weil sie erkannte, dass sie das Fett in ihren Standardprodukten durch billigere, leere Kohlenhydrate ersetzen, als »gesund« anpreisen und teuer verkaufen konnte. Seither werden im Supermarkt Fertigprodukte wie fettfreie Kekse, fettarme Salatsaucen, fettreduzierte Erdnussbutter und zahllose andere Dinge feilgeboten. Gleichzeitig gerieten von Natur aus fettreiche Lebensmittel wie Nüsse, Olivenöl, Avocados und Käse in Misskredit. Heute findet man in der Kühltheke locker 50 verschiedene fettreduzierte Joghurts (fast immer stark gesüßt), aber kaum noch natürlich gereiften Vollmilchjoghurt. Bis vor Kurzem galt sogar Zucker noch als angemessener Fettersatz[3], und zuckerhaltige Getränke wurden als »fettfrei« beworben.

Dummerweise ging dieses Experiment völlig schief. In den 1960er-Jahren nahmen die Amerikaner noch über 40 Prozent ihrer Kalorien in Form von Fett auf. Heute erreicht der Fettverzehr die von der Regierung empfohlene Grenze von 30 Prozent, aber der Anteil der Übergewichtigen ist in die Höhe geschnellt (siehe Grafik Seite 41). Diese gegenläufigen Trends sind vielleicht kein Zufall.[4]

Nimmersatt und ich

> Viele von uns glauben, je weniger Fett wir essen, umso besser. Neulich war ich im Supermarkt und habe festgestellt, dass es mehr kalorienreduzierte und gezuckerte Joghurts gibt als vollfette. Erschreckend, wie viel Zucker darin steckt. Dabei vergessen wir, dass Fett uns ein langes, angenehmes Gefühl von Sättigung verleiht.
>
> *– Eric F., 42, Needham, Massachusetts*
> *Knapp 8 kg leichter, 8 cm weniger Bauchumfang*

Als die Begeisterung für fettarme Ernährung in den 1990er-Jahren keine Grenzen mehr kannte, stieß die amerikanische Regierung im Rahmen der Frauengesundheitsstudie WHI die größte klinische Diätstudie aller Zeiten an.[5] Für insgesamt 700 Millionen Dollar teilte die WHI 50 000 Frauen nach der Menopause aus den Vereinigten Staaten per Zufallsgenerator in zwei Gruppen auf: Der einen Gruppe wurde eine fettarme Diät empfohlen, die andere galt als Kontrollgruppe. Allerdings wies das Konzept der Studie von vornherein einen massiven Fehler zugunsten der Fettsparergruppe auf. Die Frauen in dieser Gruppe wurden intensiv unterstützt, ihre Ernährung und Lebensweise zu ändern. Dabei ging es nicht nur um das Einsparen von Ernährungsfetten, sondern auch um einen höheren Anteil an Gemüse, Früchten, Getreide und Fasern. Begleitet wurden diese Informationen allein im ersten Jahr von 18 Gruppentreffen und einer Einzelberatung. Danach folgten vierteljährliche Erhaltungstermine und auf Wunsch monatliche Treffen mit anderen Teilnehmerinnen. Die Frauen aus der Kontrollgruppe erhielten hingegen lediglich schriftliche Hinweise. Angesichts der massiven Unterstützung der Low-Fat-Gruppe stand zu erwarten, dass diese deutlich erfolgreicher sein würde als die Kontrollgruppe. Die Ergebnisse fielen allerdings anders aus.

Gemäß einem wohlbekannten Prinzip aus der klinischen Forschung, dem Hawthorne-Effekt[6], verändern Menschen üblicherweise vorübergehend ihr Verhalten, wenn sie sich beobachtet fühlen. Bei Diätstudien nehmen die Teilnehmer häufig ab, solange sie die Aufmerksamkeit der Prüfärzte genießen, und zwar unabhängig davon, welche Ernährungsratschläge sie erhalten. Sobald die intensive Zuwendung nachlässt und das Neue an der Sache vorüber ist, nehmen sie wieder zu.

Die wichtigsten Ergebnisse der WHI-Studie wurden 2006 veröffentlicht und gingen wie ein Lauffeuer durch die Medien. Die Frauen der Low-Fat-Gruppe bauten im

Vergleich zur Kontrollgruppe lediglich zwei Kilo Gewicht ab, und bis zum Ende der Studie reduzierte sich dieser geringe Unterschied auf knapp ein Kilo.[7] Die Erkrankungszahlen an Krebs, Diabetes oder Herzkrankheit blieben unverändert.[8] Die fettarme Ernährung war damit auf ganzer Linie gescheitert.

Seitdem wurden viele kleinere, aber sorgfältiger angelegte Studien, bei denen alle Teilnehmer das gleiche Maß an Aufmerksamkeit erhielten, durchgeführt. So lassen sich die Auswirkungen unterschiedlicher Ernährungsansätze direkt und nachvollziehbar vergleichen. Es wurden auch einige systematische Überprüfungen dieser Studien veröffentlicht (sogenannte Metaanalysen). Die Ergebnisse waren ernüchternd. Mit fettarmer Ernährung nehmen die Menschen weniger ab als mit fettreicher Ernährung, einschließlich der Mittelmeerdiät und Low-Carb-Ansätzen[9] – womit inzwischen denkbar erscheint, dass die Methode, die seit 40 Jahren am stärksten propagiert wird, um Kalorien einzusparen, mehr schadet als nützt.

Zu wenig Bewegung?

Vielleicht besteht das Problem nicht in der zu hohen Kalorienmenge, sondern im mangelnden Verbrauch. Vor 100 Jahren haben sich die meisten Menschen bei der Arbeit, auf Reisen und in ihrer Freizeit noch deutlich mehr bewegt als heutzutage. Heute üben viele eine sitzende Tätigkeit aus, bewegen sich mit dem Auto und hocken selbst in der Freizeit vor dem Bildschirm. Ist also Sport die Antwort?

Diese Frage haben schon Hunderte von Studien gestellt und praktisch jeden erdenklichen Ansatz zu mehr Bewegung untersucht: Ausdauertraining, Krafttraining, Kraft und Ausdauer; in der Schule oder am Arbeitsplatz; intensiv (HIT) oder schonend; schubweise über den Tag verteilt oder zu bestimmten Zeiten; in Kombination mit verschiedenen Diäten. Tausende von Teilnehmern – vom Kind bis zu den älteren Generationen – zeichnen insgesamt ein klares Bild: Manche nehmen ein bisschen ab, andere nehmen ein bisschen zu, aber bei den meisten bleibt eine nennenswerte Gewichtsveränderung schlichtweg aus.[10]

Warum nimmt man mit Sport nicht besser ab? Eine einfache Erklärung lautet, dass körperliche Aktivität hungriger macht. Wir gleichen den Energieverlust also aus, indem wir mehr essen.[11] Ein zügiger Spaziergang vor dem Essen regt beispielsweise den Appetit an und erhöht die Freude am Essen. Zum Leidwesen von Diätkandidaten nimmt der Körper Kalorien zudem viel leichter auf, als dass er sie abgibt. Wenn wir mit einer halben Stunde Joggen 200 Kalorien verbrannt haben, können wir diese innerhalb von nur einer Minute mit einem einzigen Sportgetränk wieder ersetzen.

Nimmersatt und ich

Ich habe immer versucht, durch Sport abzunehmen. Aber dann sagte ich mir: »Ich bin heute früh vier Meilen gelaufen, also kann ich mir ruhig dies oder das gönnen.« Und schon war die ganze Mühe durch falsche Ernährung wieder für die Katz.

– Eric D., 44, Catonsville, Maryland
10 kg leichter, 8 cm weniger Bauchumfang

Außerdem schont manch einer sich zu anderen Zeiten mehr.[12] In einer geschickt konzipierten Studie[13] sollten sich 37 stark übergewichtige Heranwachsende an drei verschiedenen Vormittagen unterschiedlich stark sportlich betätigen, mal sehr intensiv, mal mäßig intensiv, mal gar nicht. Die sportlich aktiven Jugendlichen verbrannten erwartungsgemäß beim Sport mehr Kalorien als die inaktiven. Allerdings ging der Kalorienverbrauch am Nachmittag nach dem besonders anstrengenden Training deutlich zurück. Der Gesamtkalorienverbrauch im Tagesverlauf blieb gleich, egal wie sehr die Jugendlichen sich beim Sport anstrengten. Offenbar sind wir umso fauler, je mehr wir uns zuvor körperlich betätigt haben.

Und was ist mit Prävention? Studien haben beobachtet, dass schlanke Menschen im Schnitt aktiver sind als schwerere Zeitgenossen. Wenn man mit Sport also schon nicht viel abnehmen kann – bewahrt dann täglicher Sport auf die Dauer wenigstens vor einer Gewichtszunahme? Auch hier fällt die Antwort überraschend aus. Zwei neuere Studien, an denen insgesamt 5000 Kinder in Europa teilnahmen, untersuchten Ursache und Wirkung mittels komplexer statistischer Berechnungsmethoden.[14] Gemeinsam kamen sie zu dem Schluss, dass eine sitzende Lebensweise nicht in der Form zu mehr Körperfett führt, wie wir gemeinhin annehmen – vielmehr scheint mehr Körperfett die Menschen weniger aktiv zu machen.

Das soll jetzt niemanden zu mehr Sitzfleisch animieren. Körperliche Betätigung hat viele Vorteile (auf die wir in Teil 2 näher eingehen). Aber wenn man nicht gerade Marathons absolviert, gehört Abnehmen normalerweise nicht dazu.

Sind die Gene schuld?

Manche Menschen können essen, was sie wollen und wann sie wollen, sie nehmen einfach nicht zu. Andere scheinen schon zuzunehmen, wenn sie an einer Bäckerei vorbeigehen. Wer in die zweite Kategorie fällt, findet das Leben möglicherweise etwas ungerecht.

In der Tat unterscheiden wir uns je nach genetischer Ausstattung in diversen körperlichen Merkmalen, auch im Gewicht.

Neuere Untersuchungen deuten darauf hin, dass das Körpergewicht von Dutzenden Genen mitbestimmt wird, wobei die meisten für sich allein nur wenig Einfluss haben.[15] Insgesamt jedoch bestimmen sie signifikant, ob jemand ein guter Futterverwerter ist oder nicht.

Im Einzelfall können Mutationen auf bestimmten Genen zu massivem Übergewicht führen, das typischerweise schon in der frühen Kindheit einsetzt. Eines dieser Gene stellt Leptin her, ein wichtiges Hormon aus den Fettzellen, das in den 1990er-Jahren entdeckt wurde. Es teilt dem Gehirn und anderen Organen mit, wann der Körper ausreichend Fett gespeichert hat. Menschen ohne Leptin verhalten sich, als wären sie ständig am Verhungern. Sie sind im wahrsten Sinne des Wortes unersättlich, ganz gleich, wie schwer sie werden.

Die Behandlung dieses Syndroms mit Leptin bewirkt einen Unterschied wie Tag und Nacht. Fast augenblicklich lässt der Hunger nach, der Stoffwechsel verbessert sich, und die Patienten nehmen mühelos ab, mitunter weit über 100 Kilo.[16]

Das ist aber leider das einzige Wundermittel gegen Übergewicht, und es hilft auch nur ein paar Dutzend Menschen auf der Welt, die aufgrund ihrer Gene kein Leptin bilden können. Andere Formen von Übergewicht profitieren kaum von einer Leptinbehandlung. Alle sonstigen verfügbaren Mittel bewirken bestenfalls einen bescheidenen Gewichtsabbau und können mit ernsten Nebenwirkungen einhergehen. Zum Glück bestimmen die Gene bei der Mehrheit der Menschen nicht das Schicksal.

Sie erklären auch keinesfalls die explosionsartige Ausweitung des Übergewichts. Seit Ende des Zweiten Weltkriegs herrscht für die Menschen in den entwickelten Ländern mehrheitlich keine Lebensmittelknappheit mehr. Dass wir immer dicker wurden, nahm seinen Ausgang in den 1970er-Jahren in Amerika, schwappte in den 1980ern nach Europa und in den 1990ern auch nach Japan. Dieses Tempo lässt sich nicht auf genetische Veränderungen zurückführen. Nicht die Gene haben sich abrupt verändert, sondern unsere Umgebung.*

Zu viel schmackhafte Nahrung?

Wie die Lebensmittelhersteller die drei Grundgeschmacksrichtungen – süß, fett, salzig – manipulieren, um moderne Lebensmittel unwiderstehlich zu machen, haben bemerkenswerte Experten aus dem Gesundheitswesen und Wissenschaftsautoren überzeugend herausgearbeitet.[17] Diese extrem schmackhaften Produkte scheinen die Lustzentren im Gehirn übermäßig zu stimulieren, was dann zu zwanghaftem Essverhalten führt. Dadurch bleibt es garantiert nicht bei nur einem Kartoffelchip!

In Kapitel 3 werden wir näher darauf eingehen, warum stark verarbeitete, industriell erzeugte Lebensmittel in Bezug auf das um sich greifende Übergewicht zu den Hauptverdächtigen zählen. Gibt es jedoch Beweise, dass zu viel schmackhaftes Essen wirklich das Problem ist? Müssen wir uns auf weniger verlockendes »Diätessen« umstellen (geba-

---

* Welcher Anteil bei Übergewicht genetisch bedingt ist und welcher umweltbedingt, ist schwer zu ermitteln. Und selbst wenn wir diese Zahlen hätten, würden sie sich je nach Bevölkerung mit der Zeit verändern. Dort, wo die Menschen sich vorwiegend gesund ernähren, wären die wenigen Fälle von starkem Übergewicht, die es trotzdem gäbe, weitgehend auf die Gene zurückzuführen. In einer Gesellschaft, in der die meisten Menschen ungesunde Essgewohnheiten haben, wäre das Gegenteil der Fall.

ckene Hähnchenbrust und gedämpfter Brokkoli), nur um uns nicht zu überessen? Wie kommt es dann, dass starkes Übergewicht in Ländern wie Frankreich, Italien oder Japan, die für ihr kulinarisches Angebot berühmt sind, weit weniger verbreitet ist als in den Vereinigten Staaten und vielen anderen Gegenden der Welt?

Auch wenn wir es nicht immer wahrhaben wollen: Der Geschmack ist kein elementarer Bestandteil unserer Nahrung. Babys bevorzugen wirklich Süßes und lehnen Bitteres ab, wodurch sie instinktiv Muttermilch mögen und giftige Substanzen ausspucken. Doch mit zunehmendem Alter wachsen Kinder über diesen Instinkt hinaus und wissen immer mehr Geschmacksrichtungen zu schätzen, ob herzhaft, sauer, scharf oder bitter. Ohne diesen natürlichen Reifeprozess wäre der Mensch schon vor langer Zeit nach dem Abstillen verhungert. Die Geschmacksvorlieben sind individuell, aber auch gesellschaftlich und je nach Zeitalter sehr unterschiedlich. Manche Menschen lieben Leber, andere hassen sie. Dasselbe gilt für Blauschimmelkäse, Austern, Kokos, Rosenkohl, Ketchup oder Koriander. Viele Japaner sind ganz wild auf lange fermentierte Sojabohnen (»Natto«), die einen intensiven, an Ammoniak erinnernden Geruch und eine schleimige Beschaffenheit annehmen. Aber selbst in Japan tischen manche Restaurants Menschen aus dem Westen diese Delikatesse nicht auf, weil sie die Reaktionen kennen. Umgekehrt finden auch manche Asiaten und Afrikaner, die sich noch traditionell ernähren, amerikanisches Fastfood zunächst ekelhaft.

Nach dem Kindesalter geht es bei Ernährung buchstäblich um erlerntes Geschmackserleben, das vor allem auf der biologischen Reaktion beruht. Erinnern Sie sich an Ihren ersten Schluck schwarzen Kaffee oder Bier? Wahrscheinlich schmeckte es grässlich. Doch nach wiederholtem Probieren gewöhnt sich der Körper daran, diesen speziellen Geschmack mit den angenehmen Wirkungen von Koffein oder Alkohol zu verbinden. Deshalb genießen so viele Erwachsene morgens ihren Kaffee und abends ihr Bierchen. Bei Kuchen, Keksen, Chips und anderen stark verfeinerten Kohlenhydraten sorgt der Zuckerkick nach dem Essen für die biologische Belohnung. Das funktioniert übrigens auch umgekehrt: Wenn wir nach einer Leibspeise (beispielsweise Tiramisu) eine Lebensmittelvergiftung erleiden und uns übergeben müssen, kann eine ganze Weile eine starke Aversion gegen derartige Nahrung bestehen.

Ob uns etwas genießbar erscheint, kann sich je nach innerer Befindlichkeit des Körpers rasch ändern. Nehmen wir einmal an, Sie hätten Frühstück und Mittagessen ausgelassen, weil abends die gefüllte Gans lockt. Wie schmecken dann die ersten Bissen der Füllung? Aber möchte man nach Gans und Fett, ein bisschen zu viel Alkohol und viel zu viel Nachtisch noch etwas mehr von der Füllung?

In Langzeitstudien an Menschen ließ sich die Schmackhaftigkeit von Essen schwer von anderen Faktoren der Ernährung trennen. Tierversuche waren da ergiebiger. Nagetiere haben – wie der Mensch – eine Vorliebe für Süßes, vor allem in flüssiger Form. Ratten, die beliebig viel Zuckerlösung oder andere kohlenhydrathaltige Lösung trinken durften, nahmen erwartungsgemäß zu viel davon zu sich und entwickelten Übergewicht. Genauso übergewichtig wurden sie jedoch, wenn die Kohlenhydratlösung mit einer ausgeprägt bitteren Substanz versetzt wurde – offenbar überwanden sie ihre instinktive Abneigung gegen Bitteres. Ob etwas als schmackhaft eingestuft wird, hängt offenbar weitgehend von biologischen Eigenschaften ab.[18] Abgesehen vom Kostenfaktor würden viele Menschen sicher genauso gern in einem guten italienischen Restaurant speisen wie bei McDonald's. Doch die Mittelmeerküche geht konsequent mit einem niedrigeren Körpergewicht einher als das Essen im Fastfood-Restaurant.[19] Die Amerikaner sind vermutlich nicht die dickste Nation der Welt, weil es bei uns das beste Essen gibt!

Nimmersatt und ich

Neulich besuchte ich ein Fastfood-Restaurant, weil eine Freundin dort essen wollte. Am Ende habe ich das meiste weggeworfen. Es schmeckte einfach nicht mehr so gut, wie ich es in Erinnerung hatte. Das war ein tolles Gefühl – keine Schuldgefühle, weil ich Essen verschwendete, sondern eher Erleichterung, weil ich mich nicht gezwungen hatte, alles aufzuessen, ohne dass es mir wirklich schmeckte.

– Carin M., 42, Parker, Colorado
2 kg leichter, 11 cm weniger Bauchumfang

Zu willensschwach?

Hippokrates, der als Begründer der westlichen Medizin gilt, sagte einst: »Beleibte Menschen... sollten schwere Arbeit leisten..., nur einmal am Tag essen, kein Bad nehmen, auf einem harten Bett schlafen und möglichst viel nackt laufen.«[20] Die sieben Todsünden setzen Völlerei auf eine Stufe mit Zorn, Habgier, Neid, Wollust, Stolz und Faulheit.

Über 2000 Jahre lang setzte die westliche Gesellschaft Leibesfülle mit Charakterschwäche gleich oder stufte sie zumindest als Beweis für mangelnde Selbstbeherrschung ein. Das dürfte der Grund sein, weshalb Menschen wegen ihres Gewichts noch immer schlecht behandelt, diskriminiert und stigmatisiert werden, obwohl eine derartige Voreingenommenheit in Bezug auf praktisch alle anderen körperlichen Merkmale oder gesundheitlichen Beeinträchtigungen heutzutage gesellschaftlich nicht mehr toleriert wird.

In einer der raren umfangreichen Studien zu diesem Thema ging es um die Frage, ob verbreitete Stereotype in Bezug auf stark übergewichtige Menschen einen wahren Kern haben. Anhand einer repräsentativen Umfrage in Amerika wurden hierfür bei 3176 Erwachsenen Körpergewicht und bestimmte Persönlichkeitszüge verglichen. Dabei zeigten sich keine oder allenfalls vernachlässigbare Zusammenhänge zwischen dem Körpergewicht und Indikatoren für Gewissenhaftigkeit, Umgänglichkeit, emotionale Stabilität oder Extravertiertheit. Solche Indikatoren stimmten hingegen deutlich mit demografischen Faktoren wie Alter und Geschlecht überein.[21] Diese und andere Studien belegen, dass der Umfang eines Menschen nichts mit den inneren Qualitäten zu tun hat.

Vielmehr fällt Abnehmen fast jedem Menschen schwer, und zwar unabhängig vom Ausgangsgewicht. Wer bei einer Größe von 1,80 Meter seine 77 Kilo wiegt (was im Bereich des Normalgewichts liegt), hat ähnliche Schwierigkeiten, zehn Kilo Gewicht abzubauen, wie jemand, der bei gleicher Körpergröße 40 Kilo mehr auf die Waage bringt.

Damit haben wir die Auswirkungen von körperlicher Aktivität, Genen, schmackhaftem Essen und Willenskraft auf das Körpergewicht beleuchtet. Jeder Punkt kann einen gewissen Einfluss haben, aber insgesamt scheint etwas Wichtiges zu fehlen. Seit Jahren zählen wir Kalorien, sparen Fett, schinden uns beim Sport und üben uns in Selbstbeherrschung, und was kommt dabei heraus? Viele sind immer wieder auf Diät, aber die Diäten helfen nichts. Die meisten Strategien zur Bekämpfung des Übergewichts scheitern. Das ist ein echtes Problem, das eher schlimmer wird.

Übergewicht macht krank!

Übergewicht ist in den Medien ein Dauerthema. Dabei wird leicht übersehen, wie plötzlich die Lawine zum Schwergewicht einsetzte. Vor 50 Jahren galten 13 Prozent der Erwachsenen in den Vereinigten Staaten als adipös (BMI über 30).[22] Heute liegt dieser Anteil bei 35 Prozent. Weitere 34 Prozent sind übergewichtig, womit nicht einmal mehr jeder dritte Erwachsene im Bereich des Normalgewichts liegt.[23] Dabei sind keine Gesellschaftsschicht und keine Region des Landes ausgenommen, auch wenn die unteren Einkommensklassen und bestimmte ethnische Gruppen am stärksten betroffen sind.

Aktuelle Umfragen melden, dass die ständig wachsende Zahl der Übergewichtigen seit den 1970er-Jahren allmählich eine Plateauphase erreicht. Das ist immerhin ein Hoffnungsschimmer. Aber auch ohne einen weiteren Anstieg werden uns die Spätfolgen der gegenwärtigen Situation noch auf Jahrzehnte begleiten[24] (siehe nachfolgende Grafik). In Phase 1 stieg die Zahl der stark Übergewichtigen Ende des 20. Jahrhunderts rasant an. Bis die entsprechenden Folgeerkrankungen wie Diabetes oder Fettleber auftreten (Phase 2), können jedoch Jahre vergehen, und es dauert viele weitere Jahre, bis solche Komplikationen wiederum lebensbedrohliche Ereignisse wie Herzinfarkt, Schlaganfall, Leberzirrhose oder Nierenversagen (Phase 3) nach sich ziehen.

Auch in Deutschland haben immer mehr Bürger Probleme mit ihrem Gewicht. Das Max-Rubner-Institut, Bundesforschungsinstitut für Ernährung und Lebensmittel (MRI), führte von 2005 bis 2007 im Auftrag des Bundesministeriums für Ernährung, Landwirtschaft und Verbraucherschutz die zweite Nationale Verzehrstudie durch. 66 Prozent der Männer und 51 Prozent der Frauen sind demnach übergewichtig, jeder Fünfte ist adipös. Die Entwicklung der Adipositasprävalenz hat in den letzten 20 Jahren bei Männern um relative 39 Prozent zugenommen, bei Frauen um 44 Prozent.[25] Die Zahlen für Österreich sehen ähnlich aus, wenn auch nicht ganz so drastisch: Etwa 40 Prozent der Erwachsenen zwischen 18 und 64 Jahren sind übergewichtig (52 Prozent der Männer und 28 Prozent der Frauen). Davon sind insgesamt 12 Prozent adipös, wobei hier die Männer knapp vor den Frauen liegen.[26]

Die Zahl der übergewichtigen Erwachsenen ist auch in der Schweiz in den vergangenen Jahren stark gestiegen. Hier leben rund 41 Prozent der erwachsenen Bevölkerung mit Übergewicht, davon sind 10 Prozent adipös.[27]

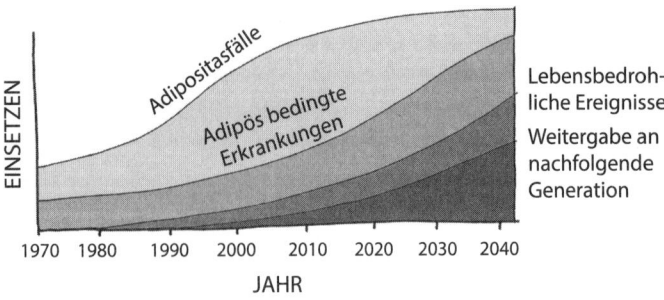

Adipositas in den USA: Der Verlauf in vier Phasen

In Amerika hat inzwischen fast jeder zweite Erwachsene Diabetes oder Prädiabetes[28] und jeder Dritte eine Fettleber.[29] Die Zahlen im deutschsprachigen Raum sind nicht ganz so hoch: In Deutschland wurde 2009 bei neun Prozent der Frauen und acht Prozent der Männer jemals ein Diabetes diagnostiziert, was rund sechs Millionen Erwachsenen entspricht.[30] In Österreich sind 573.000 bis 645.000 Menschen von einer Diabeteserkrankung betroffen, etwa 8 bis 9 Prozent der Bevölkerung.[31] In der Schweiz wurde bei 5 Prozent der Bevölkerung einmal im Leben Diabetes ärztlich diagnostiziert.[32]

Die Epidemie ist in den Vereinigten Staaten bisher rasant fortgeschritten. Schon im mittleren Alter senken viele Menschen Blutdruck, Cholesterin und Blutzucker mit starken Medikamenten, um sich vor Herzinfarkt und Schlaganfall zu schützen. Seit die erste Generation mit einem großen Anteil stark Übergewichtiger alt wird, gehen auch die Fallzahlen für neurodegenerative Erkrankungen wie die Alzheimer-Krankheit erschreckend in die Höhe, was Familien und Gesundheitssystem noch mehr belastet.

In Phase 4 setzt sich die Epidemie in zunehmendem Tempo in der nachwachsenden Generation fort. Übergewichtige Kinder neigen aus diversen Gründen später selbst zu Übergewicht, wie die nachfolgende Grafik erläutert. Wenn eine Frau starkes Übergewicht entwickelt, steigt das Risiko für ihre Kinder nicht nur aufgrund der gemeinsamen Gene und des familiären Umfelds, sondern bereits wegen der »Programmierung im Mutterleib«.

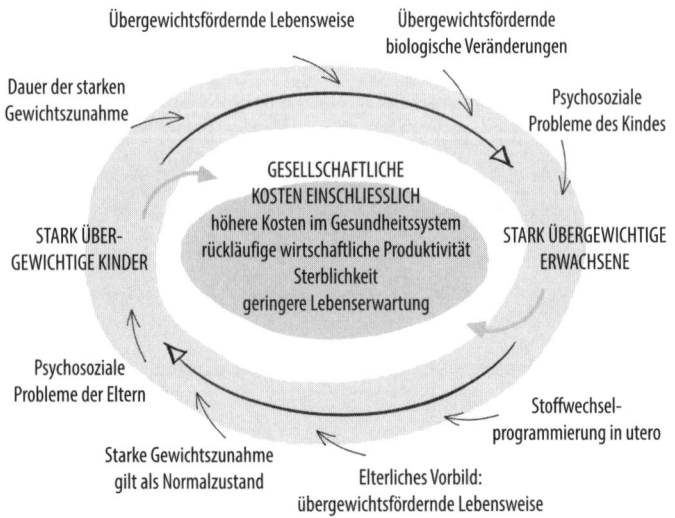

Schnellere generationsübergreifende Weitergabe von Adipositas
Angepasst nach JAMA 2012; 307(5): 498–508[33]
(mit freundlicher Genehmigung)

Ein übermäßig hohes Körpergewicht beeinträchtigt letztlich jedes Organsystem im Körper, auch die Gebärmutter. Bei adipösen Schwangeren kann bereits das Ungeborene in wichtigen Entwicklungsstadien in der Gebärmutter *(in utero)* einer anomalen Umgebung mit höherem Blutzucker, einer veränderten Hormonlage und einer vermehrten Entzündungsbereitschaft ausgesetzt sein. Das kann den Stoffwechsel des Kindes dauerhaft verändern.

Um die Auswirkungen einer vorgeburtlichen Exposition zu untersuchen, teilte man im Labor Rattenweibchen aus der gleichen Vererbungslinie in zwei Gruppen ein. Die eine Gruppe bekam normales Futter und blieb damit schlank; die andere wurde mit besonderem Futter gemästet. Anschließend wurden die Tiere verpaart. Der Nachwuchs der übergewichtigen Rattenmütter wurde dicker und hatte einen höheren Blutzucker als der Nachwuchs der schlanken Mütter – obwohl beide Gruppen die gleichen Gene hatten und dasselbe Futter erhielten.[34] Mit menschlichen Teilnehmern wäre ein solches Experiment aus praktischen und ethischen Gründen unmöglich, doch sorgfältig kontrollierte Beobachtungsstudien bestätigen, dass dieses Phänomen auch bei uns vorliegt.

Vor einigen Jahren untersuchte ich zusammen mit Kollegen an den Universitäten Princeton und Arkansas die Zusammenhänge zwischen der Gewichtszunahme von Müttern während der Schwangerschaft und dem Gewicht ihrer Kinder. Um genetische und andere innerfamiliäre Unterschiede auszuklammern, konzentrierten wir uns auf den Vergleich von Geschwistern.[35] Die Daten entnahmen wir staatlichen Datenbanken aus Arkansas, New Jersey und Pennsylvania, die umfassende Daten von vielen Tausend Menschen gespeichert hatten. Die Ergebnisse waren eindeutig: Je schwerer die Mutter in der Schwangerschaft wurde, desto schwerer war tendenziell auch der Nachwuchs. Das galt sowohl für die Geburt als auch für die mittlere Kindheit und dürfte jedes Jahr für mehrere 100 000 Fälle stark Übergewichtiger auf der Welt sorgen. Übergewicht der Mutter erhöht also offenbar unabhängig von genetischer Veranlagung und der Tendenz der Kinder, das Verhalten der Eltern zu übernehmen, die Gefahr, dass die nachfolgende Generation ebenfalls Übergewicht entwickelt.

So tragen bei starkem Übergewicht diverse Faktoren zu einem generationsübergreifenden Teufelskreis bei, der das Leiden der Betroffenen erhöht und in den kommenden Jahrzehnten katastrophale Auswirkungen auf die amerikanische Wirtschaft haben wird.

2005 prognostizierten meine Kollegen und ich, dass die Lebenserwartung in den Vereinigten Staaten aufgrund von Adipositas erstmals seit dem amerikanischen Bürgerkrieg zurückgehen würde, wenn nichts dagegen unternommen wird, und zwar um die gleiche Höhe wie durch die Auswirkungen aller Krebsarten zusammen.[36] Zum Glück hat sich diese Prognose bisher nicht bewahrheitet, doch die beängstigenden Warnzeichen sind durchaus vorhanden. Zwischen 1961 und 1983, also vor der Übergewichtsexplosion, stieg die Lebenserwartung in ganz Amerika relativ gleichmäßig an und ging in keinem County signifikant zurück. Von 1983 bis 1999 hingegen sank die Lebenserwartung für Männer in elf Countys und die für Frauen sogar in 180 Countys signifikant ab. Besorgniserregend daran ist, dass die Gegenden, in denen die Lebenserwartung relativ oder absolut zurückging, auffällig eng mit denen zusammenhingen, in denen starkes Übergewicht besonders verbreitet war (also vor allem im Süden und im Mittleren Westen). Dieser Trend hat sich im nachfolgenden Jahrzehnt fortgesetzt.[37]

Die Behandlungskosten für übergewichtsbedingte Krankheiten in den USA belaufen sich Schätzungen zufolge auf

190 Milliarden Dollar pro Jahr (Wert von 2005) und entsprechen damit 20,5 Prozent der Gesamtausgaben im Gesundheitssystem, indirekte Kosten durch geringere Produktivität noch nicht eingerechnet.[38] Das vielleicht Erschreckendste ist ein Bericht der unabhängigen Brookings Institution, in der folgende Rechnung aufgemacht wird: Wenn alle 12,7 Millionen stark übergewichtigen Kinder in den USA auch als Erwachsene noch adipös sind, könnten die lebenslangen erhöhten Kosten für die Gesellschaft sich auf über 1,1 Milliarden Dollar summieren (rund 92 200 Dollar pro Kopf).[39] Diese gewaltigen Summen könnten Medicare in den Bankrott treiben, die Krankenversicherungskosten erhöhen und letztlich darüber entscheiden, ob noch ausreichend Geld für die Infrastruktur (also Schulen, Verkehrswesen, Kommunikationseinrichtungen und Forschung) vorhanden ist. All dies hat unmittelbare Auswirkungen auf die künftige internationale Wettbewerbsfähigkeit der amerikanischen Wirtschaft.

Diese düstere Entwicklung ließe sich abwenden. Neuere Forschungen animieren zu einem Paradigmenwandel in der Einstellung zu Entstehung und Behandlung von Übergewicht.

Kapitel 3

Die Fakten

»Wenn es heißt, ›die dicke Frau hatte das Heilmittel selbst in der Hand – oder eher zwischen den Zähnen‹..., dann deuten wir damit an, starkes Übergewicht sei für gewöhnlich nur das Ergebnis unzureichender Buchführung über die Ernährung... [Obwohl die Logik vermuten lässt, dass Körperfett] sich verringern ließe, indem man die Waagschalen zu geringerer Aufnahme oder höherem Verbrauch oder beidem verändert..., [ist das] Problem [...] keineswegs so einfach und unkompliziert, wie es dargestellt wird.«

Von den Herausgebern des JAMA, 1924[1]

Im letzten Jahrhundert bezog man sich beim Körpergewicht immer wieder auf die Gesetze der Physik: dass Energie weder erschaffen noch zerstört werden kann. Kalorienzufuhr minus Kalorienverbrauch bedeutete somit die Anzahl der gespeicherten Kalorien. Seit wir von verlockendem Essen umgeben sind, neigen wir dieser These zufolge dazu, mehr Kalorien zu verzehren, als wir verbrennen können. Der Überschuss wird in Form von Fett eingelagert (siehe Abbildung unten, *Die Theorie des kalorischen Gleichgewichts*). Diese Einstellung betrachtete Körperfett als passives Objekt – wie Wasser in der Badewanne. Bei zu viel Körperfett muss man einfach weniger essen (den Zulauf drosseln) und sich mehr bewegen (den Ablauf öffnen). Die Menschen, die dazu nicht in der Lage sind, wissen angeblich zu wenig oder haben sich nicht im Griff. Deshalb werden sie zu gesunder Ernährung und besserer Selbstkontrolle angehalten. Dummerweise hat dieser Ansatz in der Praxis bisher jämmerlich versagt.

1959 nahm ein Team aus Philadelphia und New York erstmals medizinische Diätprogramme systematisch unter die Lupe. Dabei konzentrierte man sich auf die qualitativ besten Studien der vorherigen 30 Jahre.[2] Die Forschungsgruppe kam zu einem alarmierenden Ergebnis: Die Diäten halfen nichts. Viele Teilnehmer sprangen ab, und diejenigen, die durchhielten, bauten nicht viel Gewicht ab. Zu-

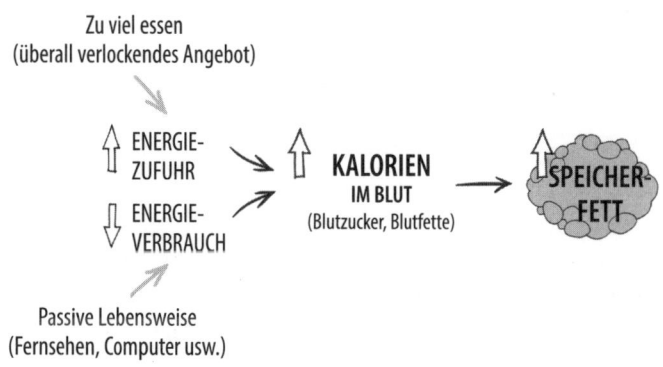

Die Theorie des kalorischen Gleichgewichts

dem nahmen viele derer, die es doch schafften, in den zwei Jahren darauf das meiste wieder zu. Die Autoren betonten, dass diese Ergebnisse »zwar kläglich erscheinen, aber dennoch [wahrscheinlich] besser sind als diejenigen eines normalen Arztes«.

Nimmersatt und ich

> Ich habe schon viele Diäten hinter mir. Anfangs war ich immer erfolgreich, doch dann kam unweigerlich die Plateauphase, und anschließend nahm ich fast alles wieder zu. Ich brauche etwas, was mir wirklich hilft.
>
> *– Betty T., 76, Garland, Texas*
> *7 kg leichter, 7,5 cm weniger Bauchumfang*

Über 30 Jahre später berief die Gesundheitsbehörde NIH Anfang der 1990er Jahre ein Expertengremium ein, das aktuelle Methoden für freiwilligen Gewichtsabbau unter die Lupe nehmen sollte.[3] Die Ergebnisse waren denen aus der ersten Untersuchung frappierend ähnlich. Die Teilnehmer, die eine Diät durchhielten, nahmen nur maximal zehn Prozent ab und gewannen das meiste Gewicht binnen eines Jahres zurück. Nach fünf Jahren hatten sie fast alles wieder zugenommen. Neuere Statistiken sind ebenso ernüchternd. Einer Umfrage zufolge hat nur einer von sechs amerikanischen Erwachsenen mit hohem BMI jemals für mindestens ein Jahr mindestens zehn Prozent Körpergewicht abgebaut.[4] Und selbst diese bescheidene Zahl, die nur einen

Bruchteil des Übergewichts der Angesprochenen betrifft, ist vermutlich übertrieben, da Menschen bei eigenen Angaben gern dazu neigen, ihre Erfolge zu übertreiben. Bei Kindern helfen die meisten Interventionen ebenso wenig und zeigen nur »kleine Veränderungen des relativen Gewichts oder der Adipositas und erhebliche Rückfälligkeit«.[5] Diesen Daten zufolge scheint die konventionelle Behandlung von starkem Übergewicht auf breiter Front zu scheitern.

Das Problem besteht nicht im richtigen Kalorienzählen und auch nicht in Selbstbeherrschung, sondern vielmehr in der aktuellen Grundüberzeugung zur Ursache (und Behandlung) von Übergewicht. Wie die Herausgeber des *JAMA* so klar hervorhoben, bestanden schon im frühen 20. Jahrhundert Zweifel an der Theorie des kalorischen Gleichgewichts. Im 21. Jahrhundert, in dem wir uns noch leichter überessen können, dürfte dieses Fazit kaum anders ausfallen.

Der Einfluss der Biologie

Kalorien sparen lässt das Körpergewicht eine Zeit lang zurückgehen. Das vermittelt die Illusion, wir hätten unser Gewicht auch langfristig unter Kontrolle. Die meisten Körperfunktionen lassen sich jedoch nur kurzzeitig bewusst beeinflussen. Beispielsweise können viele Menschen durch schnelles Atmen für einige Minuten den Kohlendioxidgehalt im Blut senken, doch kaum jemand hält das längere Zeit durch.

Die Wissenschaft weiß bereits seit Jahren, warum traditionelle Diäten auf die Dauer nicht helfen, auch wenn dieses Wissen gern missachtet wird. Sobald wir die Kalorienzufuhr einschränken, kommen Gegenmaßnahmen in Gang, mit denen sich der Körper vor stärkerem Gewichtsverlust schützen will. Je mehr ein Mensch abnimmt, desto heftiger wehrt sich sein Organismus.

In einer klassischen Studienreihe aus den 1980er-Jahren bekam eine Gruppe Freiwilliger an der Rockefeller Universität in New York so wenig zu essen, dass sie zehn bis 20 Prozent ihres Körpergewichts abbauten. Anschließend wurde der Stoffwechsel der Teilnehmer gründlich untersucht.[6] Unabhängig davon, ob die Teilnehmer zu Beginn der Studie ein normales oder ein hohes Körpergewicht gehabt hatten, ging bei ihnen die Stoffwechselrate erheblich zurück – weit mehr, als allein durch die Gewichtsveränderung erklärbar wäre. Und natürlich hatten sie mehr Hunger.

Diese Ergebnisse erklären eine Erfahrung, die allen, die schon einmal eine Diät gemacht haben, sehr vertraut ist. Wenn man weniger Kalorien zu sich nimmt, schaltet der Körper auf bessere Effizienz um und verbrennt weniger Kalorien. Gleichzeitig steigt das Verlangen nach zusätzlichen Kalorien. Diese Kombination – mehr Hunger bei verlangsamtem Stoffwechsel – ist das Patentrezept für einen Fehlschlag. Nach einigen Wochen Kalorienentzug (und lange bevor das angestrebte Gewicht in Sicht ist) hat man die Sache satt und packt sich mit einem Becher Eis aufs Sofa, anstatt zum Sport zu gehen. Doch selbst wenn man sich heroisch überwindet, eisern bei der gewählten Ernährung bleibt und weiter schwitzt, geht die Stoffwechselrate dennoch zurück. Um weiterhin abzunehmen, muss man dann noch massiver Kalorien sparen.

Die körpereigene Gewichtssteuerung funktioniert übrigens auch andersherum: Wenn man Freiwillige zwingt, unter exakt bestimmten Testbedingungen durch Überessen Gewicht zuzulegen, gerät ihr Stoffwechsel kräftig in Gang, und sie verlieren in der Regel bald jegliches Interesse an Nahrung. Nach dem (ersehnten) Ende der Zwangsmast sinkt das Gewicht normalerweise rasch wieder auf das individuelle Ausgangsniveau.[7]

Eine erhebliche Gewichtsveränderung in die eine oder andere Richtung ist für jeden Menschen schwierig. Schlanken Menschen fällt es genauso schwer, 20 Kilo zuzunehmen, wie es dicken Menschen schwerfällt, dieselbe Menge an Gewicht abzubauen. Sobald wir zu wenig oder zu viel essen, bringen biologische Reaktionen das Gewicht wieder auf den Ausgangspunkt zurück, den sogenannten »Setpoint«, der genetisch vorprogrammiert zu sein scheint (siehe Grafik *Der körpereigene Setpoint*). Wer also von den Eltern »Dickmachergene« geerbt hat, der wird durch die biologische Regulierung des Körpergewichts in einen höheren Bereich geschubst als jemand, der keine solche Veranlagung übernommen hat.

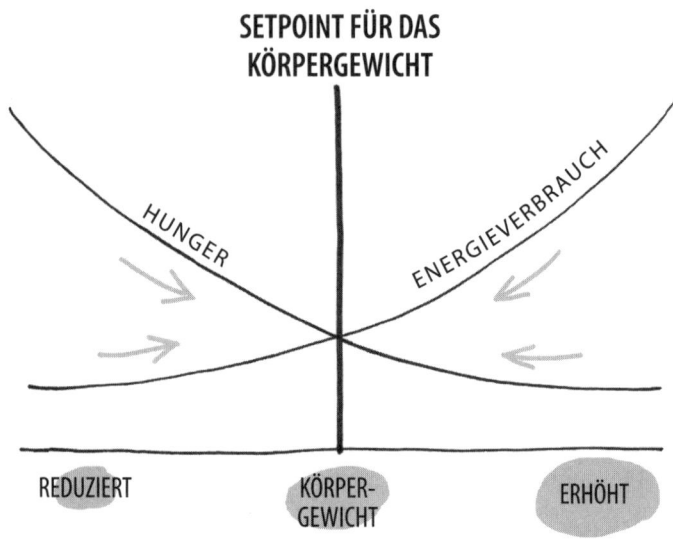

Der körpereigene Setpoint

Was passiert, wenn man bei Fieber die Temperatur gewaltsam senken will, indem man in Eiswasser steigt? Der Körper wehrt sich mit Schüttelfrost und einer Verengung der Blutgefäße, um die Hitze zu erhalten, und man empfindet rasch ein überwältigendes Verlangen nach einem warmen, trockenen Ort. Deshalb sind Eisbäder heutzutage nicht mehr besonders beliebt. Acetylsalicylsäure erscheint uns deutlich effektiver, weil sie bei Fieber den »Setpoint der Körpertemperatur« absenkt, wodurch die übermäßige Hitze leichter (und angenehmer) abgebaut wird. Die Vorstellung, Übergewicht würde auf der Kalorienbilanz beruhen, gleicht der Vorstellung, Fieber beruhe auf einem unausgewogenen Wärmehaushalt. Technisch betrachtet ist das gar nicht so verkehrt, aber auch nicht gerade hilfreich.

Wenn aber auf die Dauer nicht die Willenskraft, sondern die Biologie über das Körpergewicht entscheidet, wie kommt es dann weltweit zu dem starken Gewichtsanstieg? Und vor allem: Was können wir dagegen tun? Die Antwort steckt in unseren Fettzellen.[8]

Der Sinn und Zweck von Körperfett

Dank unserer Gewichtsbesessenheit schauen wir auf Körperfett verächtlich herab. Dabei handelt es sich beim Fettgewebe um ein hoch spezialisiertes Organ, das für Gesundheit und Lebensdauer von großer Bedeutung ist. Neben diversen anderen Funktionen bildet es ein schützendes Polster um innere Organe – wie die Nieren – und isoliert uns gegen Kälte. Gleichzeitig vermittelt Körperfett Gesundheit und spricht (an den richtigen Stellen) unser Schönheitsempfinden an. Vor allem jedoch dient es als Treibstofflager: eine strategisch platzierte Kalorienreserve gegen den Hungertod.

Im Vergleich zu anderen Spezies unserer Größe haben Menschen ein ausgesprochen großes Gehirn, das unglaublich viele Kalorien benötigt. Die Ansprüche des Gehirns an den Stoffwechsel sind so hoch, dass es im Ruhezustand ein Drittel aller aufgenommenen Kalorien verbraucht. Und dieser Kalorienbedarf steht absolut im Vordergrund. Bei einer

Unterbrechung der Energiezufuhr verlieren wir prompt das Bewusstsein, und es kommt zu Veränderungen der Hirnaktivität, Koma und Tod. Das ist ein echtes Problem, weil eine ausreichende Kalorienversorgung in der Menschheitsgeschichte bis vor gar nicht allzu langer Zeit keineswegs gesichert war. Unsere Vorfahren mussten lange Hungersnöte überstehen, wenn die Jagd fehlschlug, eine wichtige Ernte ausfiel, der Winter lang und hart war oder man an Bord eines Schiffes den Ozean überquerte. Körperfett war in solchen Fällen überlebenswichtig.

Nach ein paar Stunden ohne Nahrung muss der Körper auf seine Energiespeicher zurückgreifen. Die drei Hauptnährstoffe sind auf allen abgepackten Lebensmitteln aufgelistet: Kohlenhydrate, Eiweiß und Fett. Die Kohlenhydrate, auf die der Körper zugreifen kann, speichert er in der Leber und – von reichlich Wasser umgeben – in gelöster Form in den Muskeln. Gespeichertes Fett hingegen liegt in stark konzentrierter Form vor, weil Fettgewebe sehr wenig Wasser enthält. Zudem haben reine Kohlenhydrate und Proteine nicht einmal halb so viele Kalorien pro Gramm wie reines Fett, weshalb sie relativ schlechte Energiequellen darstellen. Aus diesem Grund enthalten Leber und Muskeln nicht annähernd so viele Kalorien wie Fettgewebe (nur knapp ein Sechstel der gespeicherten Menge). Selbst ein muskulöser Mann würde ohne Fettgewebe bei Nahrungsentzug innerhalb weniger Tage verhungern, doch die meisten schlanken Erwachsenen haben ausreichend Körperfett, um viele Wochen zu überleben.

Die Fettzellen sind dabei keineswegs passive Speicher.

Sie nehmen nach einer Mahlzeit aktiv überschüssige Kalorien auf, die sie zu einem späteren Zeitpunkt kontrolliert und genau nach Bedarf wieder freisetzen. Zusätzlich reagiert Fettgewebe auf eine Vielzahl chemischer Botenstoffe und neuronaler Signale zur Feinabstimmung von Stoffwechsel und Immunsystem. Sobald die Fettzellen jedoch nicht richtig funktionieren, wird es problematisch.

Wenn das Fett hungert

Die landläufige Meinung lautet: Wenn jemand zu viele Kalorien aufnimmt, kommt es automatisch zu einer Gewichtszunahme, und die Fettzellen nehmen den Überschuss passiv in sich auf (siehe Seite 63, *Die Theorie des kalorischen Gleichgewichts*). Ohne ausdrückliche Anweisung machen Fettzellen allerdings so ziemlich gar nichts – schon gar nicht im Rahmen ihrer Hauptfunktionen, der Speicherung und Freisetzung von Kalorien.

Insulin: Dünger für die Fettzellen

Das Verhalten der Fettzellen wird von vielen Substanzen im Körper oder in unserer Ernährung unmittelbar beeinflusst, insbesondere von Insulin. Dieses Hormon, das für seine blutzuckersenkende Wirkung bekannt ist, wird in der Bauchspeicheldrüse erzeugt. Probleme mit der Produktion oder der Wirkung von Insulin führen zu den üblichen Diabetesformen, besonders Typ 1 (früher als juveniler Diabetes bezeichnet) und Typ 2 (eine häufige Komplikation bei starkem Übergewicht). Doch Insulin steuert weit mehr als den Blutzucker; es wirkt sich auf den Kalorienstrom im gesamten Körper aus.

Wenn wir etwas essen, steigt bald darauf der Insulinspiegel, um die frischen Kalorien – Glukose aus Kohlenhydraten, Aminosäuren aus Proteinen und freie Fettsäuren aus dem Fett in unserer Nahrung – zur Nutzung oder Speicherung ins Körpergewebe zu schleusen. Einige Stunden später nimmt die Insulinmenge wieder ab und gestattet dem gespeicherten Treibstoff, ins Blut zurückzukehren, damit das Gehirn und der Rest des Körpers ihn verwerten können. An dieser Choreografie haben auch andere Hormone und biologische Faktoren Anteil, doch das Insulin spielt die unangefochtene Hauptrolle.

Sein Einfluss auf die Kalorienspeicherung ist so massiv, dass man es als den ultimativen *Fettzellendünger* bezeichnen könnte. Bei Ratten, denen man Insulin spritzte, sank beispielsweise der Blutzucker stark ab (Hypoglykämie), sie fraßen mehr und nahmen zu – sogar, wenn sie weniger Futter bekamen als eine Kontrollgruppe.[9] Umgekehrt hatten Mäuse, bei denen die Insulinproduktion aufgrund einer Genmanipulation gedrosselt war, gesündere Fettzellen, sie verbrannten mehr Kalorien und wurden nicht dicker, nicht einmal mit einem Futter, das normale Mäuse mästete.[10]

Beim Menschen führt eine hohe Insulinausschüttung durch die Bauchspeicheldrüse aufgrund genetischer oder anderer Gründe zu einer Gewichtszunahme.[11] Patienten mit Typ-1-Diabetes, die zu viel Insulin erhalten, entwickeln daher Übergewicht, wohingegen diejenigen, die zu wenig Insulin bekommen, Gewicht abbauen – egal, wie viel sie essen. Auch Arzneimittel, welche die Bauchspeicheldrüse animieren, mehr Insulin zu erzeugen, gehen mit einer Gewichtszunahme einher, und solche, die eine Insulinausschüttung bremsen, mit Gewichtsabnahme.[12]

Wenn zu viel Insulin also die Fettzellen dazu bringt, größer zu werden und sich zu vermehren, was bringt die Bauchspeicheldrüse dazu, mehr Insulin auszuschütten? Natürlich Kohlenhydrate, besonders Zucker und stark verarbeitete Stärkelieferanten, die rasch zu Zucker zerlegt werden.[13] Im Grunde genommen alle abgepackten, »fettarmen« Produkte, die vornehmlich aus verarbeitetem Getreide, Kartoffeln oder konzentriertem Zucker bestehen und sich in unsere Ernährung eingeschlichen haben, während wir uns ganz auf weniger Fett konzentriert haben.

Die nimmersatten Fettzellen

Das bisher Erwähnte zählt zum Basiswissen Endokrinologie, das jeder Medizinstudent im ersten Jahr wissen sollte. Es läuft jedoch auf eine erstaunliche Möglichkeit hinaus. Die übliche Denkweise zur Epidemie der Fettleibigkeit lässt sich nämlich umdrehen: *Nicht das Überessen lässt unsere Fettzellen wachsen, sondern unsere Fettzellen wurden auf Wachstum programmiert, und deshalb essen wir zu viel.*

Zu viele stark verarbeitete Kohlenhydrate treiben nach einer Mahlzeit den Blutzucker in die Höhe. Dann erzeugt die Bauchspeicheldrüse mehr Insulin, als wir in der Menschheitsgeschichte je benötigt hätten. Ein hoher Insulinspiegel regt die Fettzellen an, sich zu viel Glukose, Fettsäuren und andere kalorienreiche Substanzen aus dem Blut einzuverleiben. Das läuft wie bei jenen deckenhohen Gitterdrehtüren an älteren Ausgängen (siehe nachfolgende Abbildung): Man kann sie problemlos in die eine Richtung passieren, nicht jedoch in die andere. Insulin schubst die Kalorien in die Fettzellen, verhindert aber auch, dass sie wieder herauskommen. Deshalb geht dem Körper nach einigen Stunden vorzeitig der Treibstoff aus. Das Gehirn registriert dieses Problem und sendet einen unmissverständlichen Hilferuf aus: Wir bekommen Hunger, und der steigt rasch an. Durch Essen können wir die Kalorienmenge im Blut rasch wieder heben, und am schnellsten geht das mit stark verarbeiteten Kohlenhydraten. Das weiß natürlich auch das Gehirn und macht uns deshalb vor allem Lust auf stärke- und zuckerreiche Nahrung. Wonach greift man instinktiv, wenn der Blutzucker in den Keller geht: nach dem Obstteller, dem Glas Vollmilch, einer großen Hähnchenbrust oder einer Zimtschnecke (alle mit gleich viel Kalorien)?

Meistens erliegt man der Versuchung und schnappt sich die Zimtschnecke oder eines der zahllosen anderen verlockenden Kohlenhydratprodukte, die heute an jeder Straßenecke ausliegen. Das allerdings löst die »Energiekrise« nur kurzfristig, weil der Blutzucker nun erneut in die Höhe schnellt und abfällt. So nehmen wir auf die Dauer immer schneller zu.

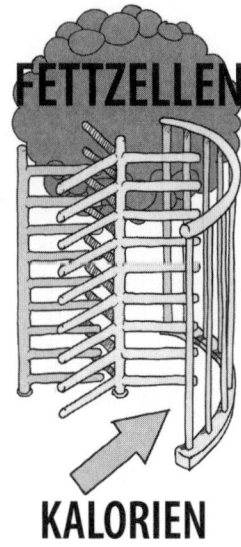

Einbahnstraße für Kalorien

Nimmersatt und ich

Ich habe schon alles Mögliche versucht, um abzunehmen. Am Ende sitze ich doch immer wieder vor einem Stück Kuchen oder den Keksen, greife zu und bin hinterher völlig frustriert. Kalorienarme Diäten funktionieren einfach nicht. Irgendwann ist der Punkt erreicht, wo es dich innerlich zerreißt.

– Eric D., 44, Catonsville, Maryland
9,5 kg leichter, 7,5 cm weniger Bauchumfang

Das Gehirn schlägt Alarm

Wenn man bei einer kalorienarmen Diät dem Drang, mehr zu essen, widersteht, fällt die Menge der verfügbaren Kalorien im Blut immer wieder ab. Daraufhin gerät das Gehirn in Panik – was angesichts der katastrophalen Folgen auch nur einer kurzzeitigen Unterbrechung der Energieversorgung nachvollziehbar ist. Jetzt aktivieren sehr alte Teile im Gehirn, die den Stoffwechsel überwachen, unser inneres Notfallsystem: Wir werden entsetzlich hungrig, können nur noch an Essen denken und schütten Stresshormone wie Epinephrin (Adrenalin) und Kortisol aus, um wenigstens die in Fettgewebe und Leber gespeicherten Kalorien zu mobilisieren. Die Kombination aus reichlich Stresshormonen und wenig Blutzucker entspricht einem Hungerzustand, der normalerweise erst nach stundenlangem Fasten eintreten würde. Jetzt müssen wir entweder dem Hunger nachgeben oder die gespeicherten Kalorien ins Blut lassen. Wenn solche Zustände häufiger eintreten, schaltet der Stoffwechsel einen Gang zurück. Dann wird Abnehmen nahezu unmöglich. Der übliche Rat, »weniger Essen, mehr Bewegung«, läuft an der wahren Ursache vorbei, ist mit Nebenwirkungen behaftet und bei den meisten Menschen zum Scheitern verurteilt. Aus diesem Grund können kalorienarme Diäten die Sache tatsächlich noch schlimmer machen.

Zu viele Kalorien im Körper, aber zu wenige am richtigen Ort

Die Situation ist so ähnlich wie bei einem Ödem, wo Wasser aus den Blutgefäßen austritt und sich anderswo im Körper ansammelt, zum Beispiel in den Beinen, wo sich Schwellungen bilden. Einerseits liegt im Körper zu viel Wasser vor, andererseits empfinden die Betroffenen einen unstillbaren Durst, weil im Blut, wo das Wasser benötigt wird, zu wenig davon vorhanden ist. Menschen mit Ödemen dazu anzuhalten, weniger zu trinken, ist ebenso wenig hilfreich wie weniger essen zum Gewichtsabbau, denn es missachtet die wahre Ursache. Dank Insulin (und anderer Faktoren, auf die wir später noch eingehen) sind die Fettzellen auf übermäßige Kalorieneinlagerung programmiert. Daraufhin setzt ein chronisches Überessen ein, weil man dennoch die Kalorienzufuhr zum Gehirn aufrechterhalten und alles kompensieren muss, was von den überaktiven Fettzellen eingesaugt wird. Bis die wahre Ursache angegangen wird, kann man diesen Kampf nur verlieren, und die zusätzlichen Kalorien führen zu noch stärkerer Gewichtszunahme. In Wahrheit besteht nämlich ein Verteilungsproblem: Wir haben nicht zu viele Kalorien, sondern zu wenige an der richtigen Stelle. Übergewicht scheint ein Zustand des Überflusses zu sein, tatsächlich jedoch befürchtet der Körper zu verhungern.

Diese radikal andere Sichtweise (die in der Abbildung *Die Fettzellentheorie zu Adipositas* auf Seite 78 illustriert ist) zeigt, dass der Verzehr von stark verfeinerten Kohlenhydraten – wie der Zimtschnecke oder einem Croissant –

dazu führt, dass der Körper zu viele Kalorien als Fett speichert. Gleichzeitig geht die Anzahl der im Blut verfügbaren Kalorien zurück, und man entwickelt innerhalb weniger Stunden Hunger und große Lust auf bestimmte Lebensmittel. Mit der Zeit drosselt eine Ernährung, die sich auf leicht verfügbare Kohlenhydrate stützt, den Stoffwechsel und entfaltet im Körper noch andere unerwünschte Wirkungen. Genau das haben meine Kollegen und ich in den letzten 20 Jahren wissenschaftlich belegen können.

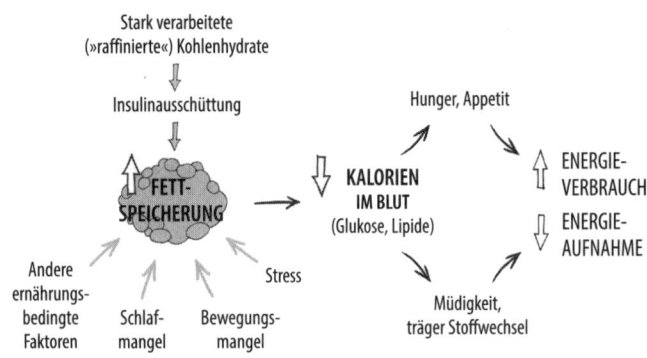

Die Fettzellentheorie zu Adipositas

Nicht jedes Frühstück ist gleich

In unserer ersten Studie, die wir Mitte der 1990er-Jahre durchführten und 1999 veröffentlichten[14], setzten wir zwölf stark übergewichtigen Jugendlichen nach einer Nacht in unserer Forschungsabteilung jeweils eines von drei Frühstücken vor. Jedes Frühstück hatte gleich viele Kalorien, aber unterschiedlich viele Kohlenhydrate in unterschiedlicher Zusammensetzung. Eines war Haferbrei aus Instanthaferflocken, also stark verarbeiteten Kohlenhydraten. (Haferflocken sind zwar theoretisch Vollkorngetreide, doch bei der Instantform wird das Korn sehr fein pulverisiert und dann bei hohen Temperaturen gegart.) Das zweite Frühstück war ein Brei aus klassischen Vollkornhaferflocken, deren Kernstruktur beim Quetschen weitgehend intakt bleibt. Das Kochen und die Verdauung dauern hierbei länger als bei Instantflocken und lassen Blutzucker und Insulin daher nicht so stark ansteigen. Der Nährstoffgehalt war mit etwa 65 Prozent Kohlenhydraten und 20 Prozent Fett bei beiden Haferbreien gleich. Das dritte Frühstück war ein Gemüseomelett mit Früchten. Diese Mahlzeit enthielt mehr Proteine und Fett, weniger Kohlenhydrate und keinerlei Getreide.

Wie zu erwarten waren Blutzucker und Insulin nach dem jeweiligen Frühstück – Instanthaferbrei, Vollkornhaferbrei und Omelett mit Frucht – stark, mittelmäßig oder nur wenig erhöht. Doch jedem Hoch folgt ein Tief: Bereits eine Stunde nach dem Instanthaferbrei fiel der Blutzucker der Probanden rapide ab und lag vier Stunden später durchschnittlich zehn Milligramm pro Deziliter unter dem Blutzucker der Vergleichsteilnehmer und sogar unter dem Morgenzucker (nach der nächtlichen Essenspause). Ein solcher Unterschied ist ausreichend, um so hungrig zu machen, dass man etwas isst.[15] Auch die Menge der freien Fettsäuren – die zweite Säule der Energieversorgung im

Blut – war vier Stunden nach dem Instanthaferbrei niedriger als nach den anderen Mahlzeiten. Das ist ein doppelter Störfaktor für den Stoffwechsel. Und diese Ergebnisse sind wissenschaftlich keineswegs als Randnotiz zu betrachten, wie die Veränderungen der Stresshormone zeigen. Vier Stunden nach dem Instanthaferbrei stieg das Adrenalin stark an, nach den anderen Mahlzeiten hingegen nicht. Das Gehirn registrierte also eine *echte Stoffwechselkrise*. Einige unserer Teilnehmer reagierten nach den Instanthaferflocken sogar mit Schwitzen und Zittern (Anzeichen für eine Hypoglykämie).

Mittags bekamen die Jugendlichen jeweils dieselbe Mahlzeit, und nachmittags durften sie sich dann von großen Platten mit leckerem Essen nach Herzenslust bedienen. Hier standen Brot, Bagels, Wurstaufschnitt, Streichkäse, normaler Käse, Brotaufstriche, Kekse und Früchte bereit. Nach den Instanthaferflocken griffen sie überdurchschnittlich oft zu und verzehrten rund 1400 Kalorien, nach den Vollkornhaferflocken blieb es bei 900 Kalorien und nach Omelett mit Frucht sogar bei nur 750 Kalorien. Das ist ein Unterschied von 650 Kalorien nach Mahlzeiten mit gleicher Energiemenge, lediglich in unterschiedlicher Form!

Vergleichbare Auswirkungen ließen sich von verschiedenen Forschungsteams in über einem Dutzend Studien nachweisen.[16] Wenn die Bevölkerung also Tag für Tag und bei jeder Mahlzeit nur einen Bruchteil dieses Unterschieds von 650 Kalorien zu sich genommen hat, wäre dies eine gute Erklärung für das meiste Übergewicht, das sich seit

Kapitel 3: Die Fakten

den 1970ern angesammelt hat, als der Verzehr stark verarbeiteter Kohlenhydrate kräftig zunahm. Offenbar können Mahlzeiten bei gleicher Kalorienmenge nach einigen Stunden ein sehr unterschiedliches Essverhalten auslösen, wie die Abbildung unten, *Hormone und Hunger nach Mahlzeiten mit und ohne raffinierte Kohlenhydrate*, zeigt.

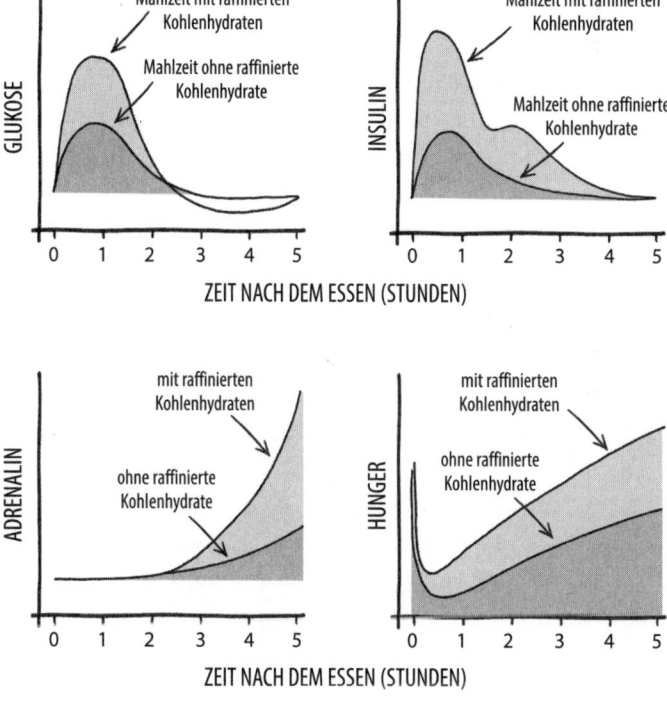

Hormone und Hunger nach Mahlzeiten mit und ohne raffinierte Kohlenhydrate

Das Gehirn und der schnelle Zuckerkick

Was geschieht im Gehirn, wenn man zu viele raffinierte Kohlenhydrate verzehrt hat, sobald die verfügbare Energiemenge im Blut in sich zusammenfällt? Um dies herauszufinden, ließen wir zwölf Männer mit hohem BMI zwei Milchshakes trinken, einen mit Maissirup (also schnell verfügbaren, stark verarbeiteten Kohlenhydraten) und einen mit ungekochter Maisstärke (also langsam verfügbaren Kohlenhydraten). Ansonsten hatten beide Shakes die gleiche Menge an Hauptnährstoffen (Protein, Fett und Kohlenhydrate) und waren vergleichbar süß, was durch leicht unterschiedliche Mengen künstlicher Süßstoffe erreicht wurde. Die Milchshakes wurden in zufälliger Reihenfolge ausgeteilt. Weder die Teilnehmer noch die Prüfärzte wussten, welcher zuerst kam.

Die Ergebnisse wurden im *American Journal of Clinical Nutrition* veröffentlicht.[17] Wie in unserer ersten Studie waren Blutzucker- und Insulinspiegel nach dem schnell wirkenden Milchshake in den ersten ein bis zwei Stunden erhöht. Doch vier Stunden später fiel der Blutzucker hier stark ab, und die Probanden meldeten mehr Hunger als bei dem anderen Shake. Zu diesem Zeitpunkt führten wir Gehirnscans mit funktioneller Magnetresonanzbildgebung (fMRT) durch. Dabei fiel eine Hirnregion, der Nucleus accumbens, auf, die nach dem schnell wirkenden Shake wie ein Leuchtfeuer aufblitzte. Dieser Effekt trat bei allen Teilnehmern derart deutlich und durchgängig auf, dass eine starke statistische Relevanz anzunehmen ist. Der Nucleus accumbens gilt als Zentrum für Belohnung, Verlangen und Sucht – einschließlich des suchthaften Verlangens nach Alkohol, Tabak oder Kokain. Die Aktivierung dieser Hirnregion während einer Diät zur Gewichtsreduktion dürfte die Willenskraft aushebeln, sodass wir der Zimtschnecke nur schwer widerstehen können.

Das Konzept der Abhängigkeit ist in Bezug auf Nahrung umstritten, denn im Gegensatz zu anderen Substanzen ist Nahrung nun einmal lebensnotwendig. Diese Studie deutet jedoch darauf hin, dass stark verarbeitete Kohlenhydrate grundlegende Belohnungsschaltkreise im Gehirn kapern können – nicht etwa weil sie so unglaublich schmackhaft sind (beide Milchshakes waren gleich süß), sondern wegen ihrer direkten Wirkung auf den Stoffwechsel. Hunger ist ohnehin schwer erträglich, doch wenn der Nucleus accumbens beteiligt ist, streckt man die Waffen.

Die Art der Kalorien beeinflusst die Anzahl der verbrannten Kalorien

Positiv betrachtet demonstrieren diese beiden stichpunktartigen Studien, dass der Teufelskreis sich bereits mit der nächsten Mahlzeit unterbrechen ließe. Das wirft sofort die Frage auf: Hält die Wirkung länger als einen Tag an? Um dies zu prüfen, teilten wir 21 junge Erwachsene in einer längeren Ernährungsstudie sieben Monate lang in drei Gruppen. Anfangs gaben wir ihnen bewusst so wenig Nahrung, dass sie zehn bis 15 Prozent abnahmen (rund elf Kilo). Danach stabilisierten wir ihr Gewicht auf dem neuen, niedrigeren

Niveau, während wir ihnen allmählich mehr Nahrung zugestanden. Anschließend prüften wir drei verschiedene Ernährungsformen jeweils einen Monat lang. Die Teilnehmer erhielten die gleiche Menge Kalorien bei unterschiedlicher Zusammenstellung der Hauptnährstoffe: Gruppe 1 bekam einen hohen Kohlenhydratanteil (60 Prozent) entsprechend offiziellen Ernährungsempfehlungen der Regierung; Gruppe 2 erhielt einen mäßigen Kohlenhydratanteil (40 Prozent), der sich am Vorbild der Mittelmeer-Diät orientierte; Gruppe 3 durfte nur sehr wenig Kohlenhydrate essen (zehn Prozent), was etwa der Atkins-Diät entspricht. Dabei stellten wir fest, dass die Teilnehmer mit der kohlenhydratarmen Ernährung im Vergleich zu denen mit kohlenhydratreicher Ernährung jeden Tag 325 Kalorien mehr verbrannten. Das entspricht etwa einer Stunde mäßig anstrengender körperlicher Aktivität im Gegensatz zu einer Stunde Fernsehen. Sie verbrannten auch 150 Kalorien mehr als die Gruppe mit mäßiger Kohlenhydratzufuhr, was einer Stunde leichter körperlicher Betätigung entspricht.

Die kohlenhydratreiche Ernährung hatte zudem die schlimmste Wirkung auf Risikofaktoren für Herzkrankheiten wie Insulinresistenz, Triglyzeride und HDL-Cholesterin. Diese Ergebnisse, die 2012 im *JAMA* erschienen[18], zeigen, dass für den Körper keineswegs alle Kalorien gleich sind. Die *Art* der Kalorien, die der Körper aufnimmt, beeinflusst die *Menge* der Kalorien, die er verbrennt.

Die genannte Studie hat zwei Einschränkungen. Zum einen haben wir zwar möglichst viele Aspekte aus den Bereichen Ernährung und Lebensweise einbezogen, aber wir konnten die Teilnehmer nicht rund um die Uhr beobachten. Daher wissen wir nicht mit Sicherheit, wie gut sie sich zu Hause, auf Festen oder auf Reisen an die Vorgaben gehalten haben. Zum anderen dauerte die jeweilige Diät nur einen Monat. Um die tatsächliche dauerhafte Wirkung einer Ernährungsform zu beurteilen, sind weitaus längere Interventionen erforderlich, was bei freiwilligen Teilnehmern ausgesprochen kostspielig und herausfordernd sein kann. Deshalb haben wir auch eine Spezies untersucht, bei der sich Ernährung und Umfeld beliebig lange exakt kontrollieren lassen.

Wie man mit weniger Kalorien dicker wird

Für eine Studie, die später in *The Lancet* erschien[19], untersuchten wir zwei Gruppen Ratten aus derselben Zuchtlinie, deren Nahrung sich ausschließlich in der Art der Kohlenhydrate unterschied. Die eine Gruppe erhielt Bohnenstärke (Amylose), also zähe, kleine Moleküle, die nur langsam verdaut werden. Die andere Gruppe bekam Kartoffelstärke (Amylopektin), welche in lockeren, leicht verdaulichen Molekülen vorliegt. Wir stellten die Gesamtfuttermenge pro Tier so ein, dass jedes Tier während der gesamten 18 Wochen der Studie (was rund 15 Rattenjahren entspricht) sein Gewicht hielt.

Bereits nach sieben Wochen brauchten die Tiere, die schnell verfügbare Kohlenhydrate bekamen, weniger Nahrung als diejenigen, die langsam verdauliche Kohlenhydrate fraßen, um nicht übermäßig zuzunehmen – *der Beweis, dass ihr Stoffwechsel sich verlangsamte*. Am Ende der Studie analysierten wir die Körperzusammensetzung, um festzustellen, wie bestimmte chemische Marker im Körper der Tiere verteilt waren. Obwohl beide Gruppen genau gleich viel wogen, wiesen die Ratten, die schnell verdauliche Kohlenhydrate bekommen hatten, 70 Prozent mehr Körperfett (und eine deutliche Reduzierung ihrer Muskelmasse) auf.

Diese Ergebnisse stehen in vehementem Widerspruch zur Theorie des kalorischen Gleichgewichts. Normalerweise heißt es, dass Kaloriensparen der optimale Weg ist, um Gewicht abzubauen oder nicht zuzunehmen. Und genau das haben wir bei den Ratten mit den leicht verwertbaren Kohlenhydraten getan: Wir haben sie letztlich auf eine kalorienarme Diät gesetzt. Doch obwohl sie *weniger* fraßen, hatten sie am Ende *mehr* Fett im Körper, und auch ihre Risikofaktoren für Herzkrankheiten hatten sich signifikant erhöht. Im Einklang mit der Fettzellentheorie zu Adipositas (siehe Seite 78) erhöhten die schnell verfügbaren Kohlenhydrate den Insulinspiegel, wodurch die Kalorien als Fett eingelagert wurden – auf Kosten der mageren Muskelmasse und allgemeinen Gesundheit der Tiere.

Nun sind Nagetiere natürlich keine Menschen, und wir brauchen letztlich größer angelegte klinische Studien mit ausreichend langer Laufzeit, um allgemeingültige Antworten zu bekommen. Andererseits gibt es inzwischen mehr Daten zu der Frage, wie die Zusammensetzung der Ernährung die Körperzusammensetzung beeinflusst. Iris Shai von der israelischen Ben-Gurion-Universität, Meir Stampfer von der Universität Harvard und ihre Kollegen teilten mehrere Hundert Erwachsene mit hohem Taillenumfang zwei Gruppen zu. Den einen wurde eine fettarme Diät empfohlen, den anderen eine kohlenhydratarme Mittelmeerdiät. Anschließend ermittelte man über 18 Monate hinweg sorgfältig die Veränderungen beim Körperfett. Vorabauswertungen deuten darauf hin, dass die Diäten unabhängig vom Gewichtsverlust sehr unterschiedliche Auswirkungen auf den Fettgehalt in Bauchraum, Herz, Leber, Bauchspeicheldrüse und anderen Organen hatten.* Bei einem ähnlichen Ansatz verordnete ein Team an der Penn State Universität 48 Erwachsenen sechs Wochen lang eine cholesterinsenkende Ernährung. Zusätzlich erhielt die eine Gruppe täglich 250 Extrakalorien aus fettreichen Mandeln, die andere Gruppe bekam die gleiche Kalorienmenge in Form eines kohlenhydratreichen Muffins. Bei den Teilnehmern, die Mandeln erhalten hatten, ging das Bauchfett signifikant zurück.[20]

Breit angelegte Datenerhebungen wie im Rahmen der *Nurses' Health Study* und der *Health Professionals Follow-Up-Study* bestätigen ebenfalls, was stark verfeinerte Kohlenhydrate anrichten. Ein Harvard-Team untersuchte, wie sich Veränderungen bei bestimmten Lebensmitteln in aufeinanderfolgenden Vierjahreszeiträumen von 1986 bis 2006 auf das Körpergewicht auswirkten. Die Ergebnisse veröffentlichten sie 2011 im *New England Journal of Medicine*.[21] Ganz oben auf der Liste für Gewichtszunahme standen

---

* Unveröffentlichte Ergebnisse mit freundlicher Genehmigung von Iris Shai.

Kartoffelprodukte und gezuckerte Getränke, dicht gefolgt von stark verarbeitetem Getreide. Nüsse, Vollmilch und Käse hingegen hatten keinen Einfluss auf eine Gewichtszunahme *oder gingen mit Gewichtsverlust einher.* Offenbar sind die fettreichen Lebensmittel, die wir seit Jahrzehnten meiden, der Schlüssel zum Abnehmen!

Falsche Ernährung schließt Kalorien in den Fettzellen ein

Eine gute Analogie für das Energiemanagement des Körpers ist ein schlichter Treibstofftank. Nehmen wir einmal an, jemand heizt seine etwas abgelegene Waldhütte mit komprimiertem Erdgas (siehe Abbildung rechts zur *Analogie Gastank*). Wenn es drinnen kühl wird, signalisiert der Thermostat dem Tank, dass mehr Treibstoff benötigt wird. Prompt öffnet sich das Auslassventil, und es strömt Gas zum Kamin und erzeugt dort Wärme. Sobald die Temperatur im Haus die gewünschte Höhe erreicht, teilt der Thermostat dem Tank dies mit, und das Ventil schließt sich.

Wenn der Besitzer nun – aus falscher Sparsamkeit – den Tank mit minderwertigem Gas füllen würde, worauf das Ventil verstopft, wäre der Gasaustritt teilweise gedrosselt. Der Kamin bekäme nicht ausreichend Treibstoff, und es wäre kalt in der Hütte. Intelligent wäre es nun, das System zu reinigen und auf einen besseren Treibstoff umzusteigen. Der geizige Besitzer hingegen entscheidet sich dafür, mehr Gas in den Tank zu füllen, um dadurch den Druck zu erhöhen. Diese Notlösung kann durchaus eine gewisse Zeit

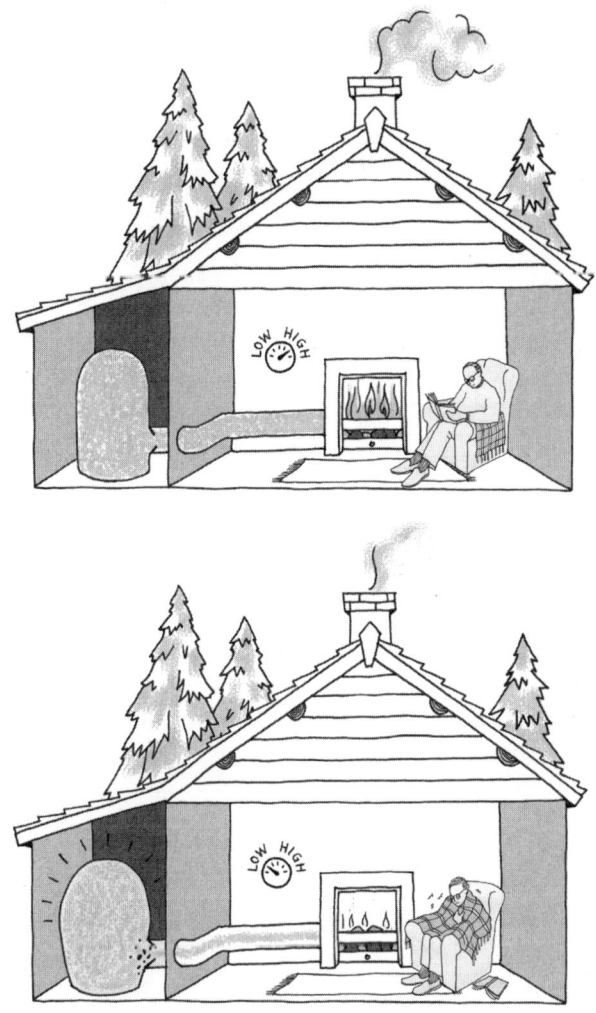

Analogie Gastank: Kritisch wird es, wenn das Auslassventil verlegt ist und kein Gas mehr aus dem Tank austreten kann.

überbrücken, weil der erhöhte Druck anfangs mehr Gas aus dem Tank zwängt.

So ähnlich sind wachsende Fettspeicher ein Versuch, die erschwerte Freisetzung von Kalorien aus den Fettzellen zu überwinden, die bei minderwertiger Ernährung entsteht. Allerdings ist diese Strategie keine Dauerlösung. Solange das Ventil verlegt ist – ob bei unserem Hausbesitzer oder bei Übergewichtigen –, wird die eigentliche Situation immer schlimmer. Die Rückstände verstopfen weiterhin das Ventil (der Mechanismus zur Freisetzung von Fettkalorien) und erfordern einen immer höheren Druck im Tank (mehr Körperfett), um die Hütte warm zu halten (also den Stoffwechsel am Laufen) – bis irgendwann ein kritischer Punkt erreicht ist.

Rebellisches Fett

Der Körper kann eine übermäßige Gewichtszunahme über längere Zeit ohne ernste Folgen abfedern. Im Gegensatz zu anderen Organen kann Fett erstaunlich viele Kalorien aufnehmen und sich dabei ausdehnen, ohne dass seine eigentliche Funktion darunter leidet. Diese Fähigkeit ist jedoch nicht unbegrenzt. Irgendwann ist eine kritische Schwelle überschritten, ab der die Fettzellen Stresssignale aussenden. Jetzt eilt das Immunsystem zur Rettung hinzu, und die Lage beginnt zu eskalieren.

Chronische Entzündungsbereitschaft

Hunger und Infektionen zählen für Lebewesen zu den größten Bedrohungen. Deshalb überrascht es wenig, dass Körperfett, in dem Kalorien gespeichert sind, und das Immunsystem, das Krankheitserreger abwehrt, eng miteinander verbunden sind. Das Körperfett enthält unsere konzentriertesten Energiespeicher – ein Schlaraffenland für alle Bakterien, die sich dort einnisten können. Vielleicht patrouillieren die weißen Blutkörperchen aus diesem Grund unablässig durch das Fettgewebe, immer auf der Suche nach Fremdsubstanzen.[22] Weiße Blutkörperchen und Fettzellen produzieren jeweils eine Vielzahl chemischer Botenstoffe, die einander beeinflussen und zur Optimierung von Stoffwechsel, Immunität und allgemeiner Gesundheit beitragen. Diese gut ausgewogene Wechselbeziehung gerät bei starkem Übergewicht (Adipositas) leider aus dem Lot.

Wenn die Fettzellen eine bestimmte Größe erreichen, die von Mensch zu Mensch unterschiedlich sein kann, gerät vieles aus dem Ruder. Die inneren Mechanismen der Zellen können unter der Belastung leiden, dass sie so viel Fett aufrechterhalten müssen. Manchen Zellen mangelt es an Sauerstoff, weil sie so groß geworden sind, dass ihre Blutversorgung nicht mehr ausreicht. Das erzeugt Stress, und manche können sogar absterben, wodurch chemische Substanzen frei werden, die Gewebeschäden melden. Bei diesem Notsignal rufen die vorhandenen weißen Blutkörperchen nach Verstärkung durch andere Immunzellen und gehen selbst zum Angriff über. Eine solch prompte Reak-

GESUNDES FETT

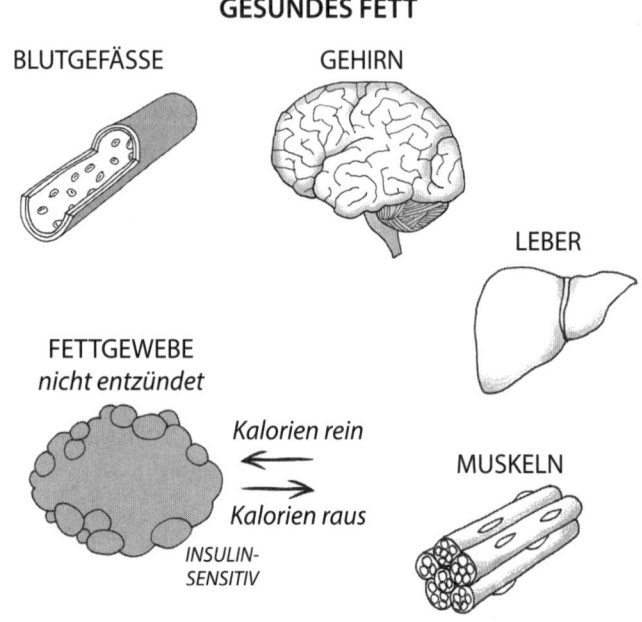

tion kann bei einem Befall durch Krankheitserreger lebensrettend sein, aber wenn keine Infektion abgewehrt werden muss, macht sie die Lage nur noch schlimmer.[23]

Normalerweise wird das Immunsystem nur mobilisiert, wenn eine Bedrohung oder eine Verletzung vorliegt. Dann soll es Erreger zerstören und den Schaden beseitigen, und sobald diese Aufgaben erledigt sind, beruhigt es sich ziemlich rasch. Bei einer Daueraktivierung kann diese mächtige Waffe sich jedoch gegen den Körper selbst richten und eine chronische Entzündungsbereitschaft hervorrufen. Besonders schädlich ist dieser Prozess bei Autoimmunkrankhei-

»REBELLISCHES FETT«

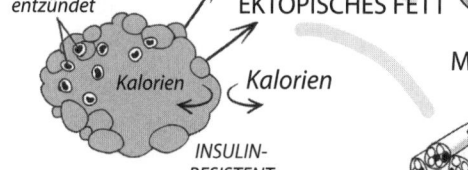
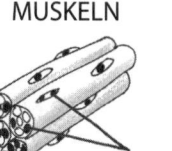

Insulinresistenz, chronische Entzündungen und systemische Erkrankungen

ten wie Morbus Crohn, Gelenkrheuma, Lupus erythematodes und Multipler Sklerose.

Bei starkem Übergewicht setzt die Aktivierung des Immunsystems durch die gestressten Fettzellen einen eskalierenden Entzündungszyklus in Gang, der schlimme Folgen haben kann (siehe Abbildung oben zu Insulinresistenz, chronischen Entzündungen und systemischen Erkrankungen). Die Situation ähnelt jetzt der von dem Gasspeicher unter Überdruck: Früher oder später platzen Ventile, das Gas strömt unreguliert ins Haus und bringt den Besitzer in Lebensgefahr. Denn das entzündete Fettgewebe gibt jetzt ein Gemisch aus giftigen Substanzen ins Blut ab, worauf sich die Krankheit im ganzen Körper verteilen kann. Chronische Entzündungen in den Wänden der Blutgefäße lassen die Arterien enger werden (Arteriosklerose) und bereiten den Boden für einen Herzinfarkt oder Schlaganfall. In der Leber können chronische Entzündungen eine Hepatitis oder eine Zirrhose auslösen. In den Muskeln führen sie zum Verlust magerer Muskelmasse, in der Lunge zu Asthma und im Gehirn zu weiteren Stoffwechselverschiebungen und möglicherweise auch zu neurodegenerativen Problemen wie der Alzheimerkrankheit (die manche Wissenschaftler inzwischen als Typ-3-Diabetes bezeichnen[24]).

Insulinresistenz, Typ-2-Diabetes und andere Gesundheitsprobleme

In diesem Stadium, das oft nach jahrelanger unaufhörlicher Gewichtszunahme eintritt, kann es zu einer Plateauphase kommen, weil die chronische Entzündung eine Insulinresistenz auslöst, sodass die Fettzellen nicht noch mehr Kalorien aufnehmen und einlagern können. Insulinresistenz ist ein komplexes Konzept. Am besten stellt man sich das Insulin als Schlüssel vor, der genau in ein Schloss passt (den Insulinrezeptor), das im ganzen Körper auf der Oberfläche von Zellen vorhanden ist. Normalerweise schließt das Insulin diesen Rezeptor problemlos auf; dann öffnet sich die Zelle und nimmt Glukose auf. Gleichzeitig regt Insulin bestimmte Wachstumsprozesse in der Zelle an und ändert dazu die Aktivität diverser Gene. Bei Insulinresistenz ist sozusagen das Schloss rostig geworden. Deshalb steigt die Insulinmenge im Blut, damit die Zelltür irgendwie doch noch aufgedrückt werden kann. Allerdings tritt Insulinresistenz nicht überall gleichmäßig auf – das eine Organ kann ein bisschen zu wenig auf das Insulin reagieren (weil seine Rezeptoren besonders eingerostet sind), andere Organe erhalten zu viel (weil ihre Rezeptoren noch relativ rostfrei sind). Dieses Ungleichgewicht trägt zu den medizinischen Folgen von Adipositas bei.

Auf jeden Fall ist das Gewichtsplateau bei Insulinresistenz ganz und gar nicht so segensreich, wie es zunächst erscheint. Die chronischen Entzündungen blockieren auch die Aufnahme und Freisetzung von Kalorien durch die Fettzellen, womit sie Hunger und Überessen weiter anfeuern. Inzwischen können überschüssige Kalorien nirgendwo mehr hin und sammeln sich daher an unpassenden Orten wie Leber oder Muskeln. Diese anomalen Fettdepots, das *ektopische Fett*, verschlimmern die Insulinresistenz und bereiten der Entstehung von Diabetes den Weg.[25]

Wenn die Bauchspeicheldrüse ermüdet und nicht mehr ausreichend Insulin erzeugen kann, um die Insulinresistenz zu überwinden, kommt es zu Typ-2-Diabetes. An diesem Punkt kann der Körper Kohlenhydrate nicht mehr richtig verarbeiten. Der Blutzucker steigt über den Normalbereich (maximal 126 Milligramm pro Deziliter nüchtern oder bis zu 200 Milligramm pro Deziliter zwei Stunden nach Glukoseverzehr). Ein chronisch hoher Blutzucker und andere Stoffwechselveränderungen bei Diabetes setzen die Organe im Körper zusätzlichem Stress aus und erhöhen damit deutlich das Risiko für Herzinfarkt, Nierenversagen, Erblindung, Amputation und andere ernste Komplikationen.

Ironischerweise wird seit den 1970ern bei Diabetes eine fettarme, kohlenhydratreiche Ernährung empfohlen – also genau das, was überhaupt erst zu diesem Problem geführt hat. Wir geben einem Menschen mit Laktoseintoleranz doch auch keine Laktose (Milchzucker)! Worin liegt die Logik, wenn man jemandem so viele Kohlenhydrate verabreicht, der per definitionem eine Kohlenhydratintoleranz hat?

Wenn chronische Entzündungen den Hypothalamus erfassen, folgen neue schwere Probleme.[26] Der Hypothalamus ist ein sehr alter Teil des Gehirns und gilt als Kontrollzentrum für den Stoffwechsel. Er liegt am Schnittpunkt zweier imaginärer Linien, von denen die eine von der Nasenwurzel zum Hinterkopf verläuft und die andere von der einen oberen Ohrkante zur gegenüberliegenden. Der Hypothalamus interpretiert körperliche Signale wie das Fettzellenhormon Leptin (auf das wir in Kapitel 2 näher eingegangen sind) und Signale aus dem restlichen Gehirn, um Hunger und Stoffwechsel so anzupassen, dass das Körpergewicht nicht allzu heftig schwankt. Eine Schädigung dieser Hirnregion kann zu extremem Übergewicht führen, das sich praktisch jedem Behandlungsversuch widersetzt.

In Laborversuchen entwickelten normale Mäuse, die adipositasfördernde Nahrung erhielten, relativ bald eine Entzündung des Hypothalamus, bei der die dortigen Gehirnzellen geschädigt wurden. Umgekehrt sind Mäuse, die aufgrund einer genetischen Manipulation gegen Entzündungen des Hypothalamus immun sind, auch vor Adipositas geschützt.[27] Erste Studien an adipösen Menschen konnten Schädigungen im Gehirn nachweisen, die denen bei Tieren ähneln.[28] Solche Befunde belegen, dass eine Gewichtszunahme nahezu irreversibel sein kann, solange keine Maßnahmen ergriffen werden, um die Entzündung des Hypothalamus rückgängig zu machen.

Unvermeidlich ist dabei auch das Anwachsen kardiovaskulärer Risikofaktoren wie Bluthochdruck, hoher Triglyzeridspiegel, wenig »gutes« HDL-Cholesterin und eine Fettleber, die zusammen das metabolische Syndrom darstellen. Moderne Medikamente können einige dieser Faktoren eine Zeit lang beherrschen, aber bis die wahren Probleme – hoher Insulinspiegel und chronische Entzündungen – angegangen werden, drohen Herzinfarkt und Schlaganfall.

Nimmersatt und ich

In Phase 1 hatte ich Angst vor dem vielen Fett, weil ich einen hohen Cholesterinspiegel habe. Man hat uns eingeschärft, nicht viel Fett zu essen. Am Ende jedoch hatten

sich meine Laborwerte so verbessert, dass mein Arzt die Cholesterinsenker glatt halbieren konnte.
– Betty T., 76, Garland, Texas
8 kg leichter, 7,5 cm weniger Bauchumfang

Nach kardiovaskulären Erkrankungen ist Krebs die zweithäufigste Todesursache in Amerika und macht vielen Menschen große Angst. Auch hier kann eine ungesunde Ernährung ein Risiko darstellen. Insulin fördert nämlich nicht nur das Wachstum von Fettzellen, sondern stimuliert Gewebe im ganzen Körper. Bei stark übergewichtigen Erwachsenen können durch Insulin und ähnliche wachstumsfördernde Substanzen (wie Hormone, die zu den insulinähnlichen Wachstumsfaktoren zählen) jahrzehntelang Zellen im ganzen Körper überstimuliert werden. Wenn man zu viele stark verarbeitete Kohlenhydrate isst, wird die Situation noch schlimmer. Irgendwann können sich dann einzelne Zellen von dem normalen molekularen System zur Wachstumssteuerung lösen, und der Krebs beginnt. Chronische Entzündungen können diese bösartigen Veränderungen beschleunigen, was für Krebserkrankungen von Speiseröhre, Magen, Dickdarm, Bauchspeicheldrüse, Lunge, Prostata und der weiblichen Brust beschrieben wurde. Die amerikanische Gesellschaft für klinische Onkologie (ASCO) kam kürzlich zu dem Schluss, dass Adipositas knapp 100 000 Krebserkrankungen pro Jahr verursacht, das Rückfallrisiko erhöht und für 15 bis 20 Prozent aller krebsbedingten Sterbefälle verantwortlich ist.[29]

Das rebellische Fett besänftigen

In großen Langzeitstudien besteht ein enger Zusammenhang zwischen Körpergewicht und übergewichtsbezogenen chronischen Krankheiten[30], aber diese Beziehung ist nicht in Stein gemeißelt. »Birnenförmige« Menschen können große Mengen Fett auf gesunde Weise speichern (besonders an Hüfte, Gesäß und Oberschenkeln) und bleiben länger von Insulinresistenz und chronischen Entzündungen verschont.[31] Bei anderen, die (besonders bei viel Bauchfett) einen »apfelförmigen« Körper entwickeln, kann der Übergang von normalem zu entzündetem Fettgewebe bereits bei einem relativ geringen Körpergewicht einsetzen. Man spricht von »dünnen Dicken«, auf Englisch TOFI (»Thin Outside, Fat Inside«).[32] Ein schlanker Körper schützt also keineswegs automatisch vor Insulinresistenz und chronischen Entzündungen. Vielmehr besteht für Millionen Menschen bei entsprechender genetischer Veranlagung und unpassender Ernährung ein Risiko für alle oben genannten Risikofaktoren.

Seit 50 Jahren redet man uns ein, eine fettarme Ernährung könne uns vor chronischen Krankheiten schützen. Diese Vorstellung war der Ausgangspunkt für die klinische Studie der *Women's Health Initiative*, die 1991 begann (und deren enttäuschende Ergebnisse in Kapitel 2 dargestellt wurden, siehe Seite 42 ff.) und beeinflusste auch das Design der Studie *Look Ahead*, die zehn Jahre später einsetzte. Das Ziel von *Look Ahead* war ein Rückgang bei der koronaren Herzkrankheit, da das Herz bei Diabetes häufig in Mitleidenschaft gezogen wird. Die Studie lief in 16 klinischen Zentren der USA. 5000 Erwachsene mit Typ-2-Diabetes wurden zwei Gruppen zugeteilt: Die einen bekamen eine fettarme Diät und mussten ihr Leben erheblich umstellen, die anderen wurden normal behandelt. 2013 veröffentlichte das *New England Journal of Medicine* die Ergebnisse der Studie[33], die wegen »Fruchtlosigkeit« vorzeitig abgebrochen wurde. Eine Analyse durch unabhängige Statistiker stellte bei den Teilnehmern, denen intensiv eine fettarme Ernährung nahegebracht wurde, *kein* Absinken bei Herzkrankheiten fest und auch *keine* Aussichten, dass dies noch eintreten könnte.

Durch Zufall erschienen im selben angesehenen Journal im gleichen Jahr auch Ergebnisse der Studie PREDIMED.[34] Diese Studie hatte rund 7500 spanische Erwachsene mit Risikofaktoren für eine Herzkrankheit in drei Gruppen aufgeteilt, die eine der folgenden Ernährungsformen erhielten: mediterrane Ernährung mit viel Olivenöl, mediterrane Ernährung mit vielen Nüssen oder eine konventionelle fettarme Ernährung. Dabei ging es weder um Kaloriensparen noch um Abnehmen. Auch PREDIMED wurde vorzeitig abgebrochen, diesmal allerdings, weil die Wirkung alle Erwartungen *übertraf*. Beide Gruppen mit fettreicher Ernährung wiesen eine derart signifikante Reduzierung an kardiovaskulären Erkrankungen auf (rund 30 Prozent), dass die Fortsetzung der Studie für die Teilnehmer der konventionellen Gruppe unethisch gewesen wäre.

Diese beiden aktuellen Studien dürften der Sargnagel für die übliche fettarme Ernährung sein. Vor allem aber zeigen sie, dass bereits bescheidene Verbesserungen unserer

Ernährung – das heißt mehr Fett und weniger raffinierte Kohlenhydrate – bei jedem Körpergewicht übergewichtsbezogenen Krankheiten vorbeugen. Offenbar besänftigt hochwertige Ernährung die tobenden Fettzellen schon ohne Gewichtsverlust. Wer zusätzlich Gewicht abbaut, hat gesundheitlich große Fortschritte zu erwarten.

Appetit, Fressattacken und »Lebensmittelabhängigkeit«

Die meisten Menschen verlieren hin und wieder die Kontrolle über ihr Essverhalten, auch wenn sie dies später bereuen. Wer hätte sich beim Weihnachtsessen noch nie zu sehr vollgestopft und hinterher unter Magendrücken gelitten? Warum jedoch erliegen wir regelmäßig unseren Gelüsten und essen viel zu viel, obwohl wir hinterher starke Schuldgefühle entwickeln und unbedingt weniger wiegen wollen? Eigentlich könnte man alle Übergewichtigen (also die Mehrzahl der Erwachsenen) als essgestört einstufen, weil sie sich wiederholt überessen.

Essstörungen werden normalerweise als Problem der Impulskontrolle und somit als psychologisches Problem eingestuft. Aus diesem Grund gehört zur Behandlung eine Verhaltenstherapie, durch die man lernen soll, Auslöser zu meiden, weniger mit »gefährlichen« Lebensmitteln in Kontakt zu kommen und Handlungsalternativen zu entwickeln. Leider scheitert dieser Ansatz häufig daran, dass er die biologischen Antriebe von Gelüsten ausblendet.

Ein Beispiel hierfür ist Morbus Addison, eine ernste Hormonstörung, die meist bei Heranwachsenden und jungen Erwachsenen ausbricht. Bei dieser Erkrankung sind die Nebennierendrüsen nicht mehr in der Lage, Aldosteron zu produzieren, ein Hormon, das den Nieren hilft, Natrium zurückzuhalten. Morbus Addison ist mithilfe einer Hormonersatztherapie gut behandelbar, doch die Diagnose wird häufig erst so spät gestellt, dass im Körper bereits gefährlich wenig Natrium vorliegt. Auf diesen Zustand reagiert der Körper mit konsequenter Logik: Er entwickelt großen Appetit auf Salz, weil er die fortwährenden Salzverluste über den Harn ausgleichen möchte. Stellen Sie sich nun einen Jugendlichen vor, der Heißhunger auf Chips, Brezeln und andere salzige Lebensmittel entwickelt. Die besorgten Eltern suchen mit ihm vielleicht einen Psychologen auf, und der schlägt eine Gesprächstherapie vor, um den emotionalen Ursachen des ungewöhnlichen Essverhaltens auf den Grund zu gehen. Die Therapie *kann* aber gar nicht helfen, weil es sich um ein biologisches Problem handelt – zu hoher Kochsalzverlust über den Harn.

Auch bei Fressattacken sind psychologische Behandlungsansätze nur eingeschränkt wirksam, wenn die Fettzellen zu viele Kalorien absaugen und dem Rest des Körpers zu wenig übrig lassen. Ehe potenzielle biologische Einflüsse behandelt sind, lässt sich eine mögliche psychische – oder gar psychiatrische – Komponente eines Verhaltensproblems wie einer Essstörung unmöglich abklären.

Wie in diesem Kapitel bereits angesprochen, fordern die übermäßigen Insulinmengen, die eine Reaktion auf stark verfeinerte Kohlenhydrate darstellen, Fettzellen auf, zu viele Kalorien aufzunehmen, sodass zu wenige Kalorien dort ankommen, wo sie benötigt werden. Wenn die Kalorienmenge im Blut zurückgeht, schlägt das Gehirn Alarm. Das erzeugt Hunger und Appetit, und zwar besonders auf stark verarbeitete Kohlenhydrate – Chips, Knäckebrot, Kekse, Kuchen, Süßigkeiten und Ähnliches. Dafür gibt es einen simplen Grund: Mit Kohlenhydraten geht es uns blitzschnell besser. Dummerweise geht es uns bald darauf aber auch stundenlang schlechter, weil der Suchtzyklus gerade in die nächste Runde gegangen ist. Insofern sind stark verarbeitete Kohlenhydrate Suchtmittel, bei denen die schnelle Aufnahme durch den Körper die Abhängigkeit erhöht.[35] Naturbelassene Cocablätter, bei denen das Kauen und Verdauen eine Weile dauern, gelten in Südamerika seit Langem als unbedenkliches Mittel gegen Höhenkrankheit und andere Beschwerden. Wenn man jedoch den aktiven Bestandteil Kokain herauslöst und für eine schnellere Wirkung konzentriert, kommt es zu einer gefährlichen körperlichen und psychischen Abhängigkeit.

Hierzu möchte ich ein Gedankenexperiment vorschlagen. Stellen Sie sich vor, Sie hätten sich gerade mit Ihrem Mann (oder Ihrer Frau) gestritten. Die beste Freundin (oder der beste Freund) ist nicht erreichbar, und irgendwann stehen Sie vor dem Kühlschrank und suchen Trost beim Essen. Gehen wir nun davon aus, dass der Kühlschrank nun ausschließlich die folgenden vier Dinge enthält, die jeweils 400 Kalorien liefern:

Brot – 5 Scheiben (stark verarbeitete Kohlenhydrate)
Beeren – 750 Gramm (unverarbeitete Kohlenhydrate)
Butter – 12 Teelöffel (Fett)
Beef Jerky (Trockenfleisch) – 5 Portionen à 30 Gramm (Protein)

Was könnten Sie am schnellsten essen? Was würde die wenigsten Warnsignale des Körpers erzeugen (Sättigung, Unbehagen oder gar Übelkeit)? Wonach hätten Sie am schnellsten wieder Hunger? Was würde am ehesten eine Fressattacke auslösen? Vermutlich wäre Brot die Antwort auf all diese Fragen. An anderen Dingen kann man sich lange nicht so leicht überessen, und wenn doch, macht man diesen Fehler so schnell nicht wieder.

Manche Menschen leiden in der Tat an schwerwiegenden Essstörungen wie Bulimie, bei der gezielte psychotherapeutische oder auch psychiatrische Hilfe erforderlich ist. Zudem kann auch das beste Essen eine emotionale Leere nicht füllen. Eine Psychotherapie kann sehr wichtig sein, um bestimmte Herausforderungen im Leben zu bewältigen und eine positive Verhaltensänderung einzuleiten. Stark verarbeitete Kohlenhydrate bereiten einer Fressattacke jedoch auch bei stabiler Psyche den Boden. Wenn man sie weglässt, können gewisse problematische Verhaltensweisen sich spontan bessern. Bei den meisten vollwertigen Lebensmitteln teilt einem der Körper unmissverständlich mit, wann er genug hat.

Nimmersatt und ich

Es ist tatsächlich möglich, die Gier abzulegen! Das hätte ich nie für möglich gehalten, aber seit ich dieses Programm befolge, bin ich angenehm gelassen. Die Gedanken kreisen nicht mehr ständig ums Essen. Inzwischen spüre ich, dass sich Kohlenhydratsättigung körperlich anders anfühlt, nämlich unangenehmer – wie ein gestrandeter Wal. Früher hatte ich immer dieses scheußliche Gefühl, dass ich satt war, mir aber trotzdem noch etwas fehlte.

– Pamela G., 56, Chantilly, Virginia
3,5 kg leichter, 8 cm weniger Bauchumfang

Denkanstoß

Optimale Gesundheit beruht auf einem ausgewogenen Gleichgewicht gegensätzlicher biologischer Abläufe – Kontraktion und Entspannung des Herzmuskels, Einatmung und Ausatmung, Wachzustand und Schlaf. Wenn das Herz sich wiederholt zu stark zusammenzieht oder die Atmung zu tief ist, leidet der Körper. Für die Ernährung gilt dasselbe. Nach einer Mahlzeit strömen Kalorien in den Körper und füllen die Energiespeicher wieder auf. Einige Stunden später wendet sich das Blatt, und die Kalorien fließen aus den Speichern zurück. Normalerweise ist das eine übergangslose Choreografie, die dem Körper gesundheitlich guttut. Dank unserer modernen Ernährung mit industriellen Fertigprodukten ist dieser Rhythmus jedoch gestört (siehe Abbildung auf Seite 81, *Hormone und Hunger nach Mahlzeiten mit und ohne raffinierte Kohlenhydrate*), sodass das Blut unmittelbar nach dem Essen von überschüssigen Kalorien überschwemmt wird und bald darauf ein Mangel folgt. Auf diese Extreme reagiert der Körper mit seinen Mitteln, indem er zunächst während der Kalorienflut den Insulinspiegel hochsetzt und anschließend – bei Energiemangel – mehr Stresshormone erzeugt. Er leidet jedoch unter diesen Hormon- und Stoffwechselschwankungen, die möglicherweise auch das Gehirn beeinträchtigen.[36]

In einer sorgfältig kontrollierten Ernährungsstudie setzten Wissenschaftler an der britischen Universität Wales 71 jungen Studentinnen jeweils ein Frühstück mit langsam oder schnell verdaulichen Kohlenhydraten vor und testeten anschließend bestimmte kognitive Funktionen. Nach dem schnell verdaulichen Frühstück war das Erinnerungsvermögen den ganzen Vormittag eingeschränkt, besonders wenn es um schwierige Wörter ging. Mehrere Stunden nach der Mahlzeit war dieser Effekt mit einem 33-prozentigen Defizit am stärksten ausgeprägt.[37] Zu ähnlichen Ergebnissen kam ein Team in Toronto bei einer Studie mit 21 diabetischen Patienten: Nach einer Mahlzeit mit schnell verdaulichen Kohlenhydraten waren verbale Merkfähigkeit, Arbeitsgedächtnis, selektive Aufmerksamkeit und exekutive Funktion schlechter als nach einer Mahlzeit mit derselben Menge Kohlenhydrate in langsam verdaulicher Form.[38]

Diese kognitiven Defizite von Kindern und jungen Erwachsenen können auf die Dauer zu einer ADS-Diagnose führen, dem Aufmerksamkeitsdefizitsyndrom mit oder ohne Hyperaktivität. Natürlich gibt es heutzutage viele Gründe für Konzentrationsstörungen bei Kindern – zu viel Zeit vor dem Bildschirm, zu wenig Schlaf und vieles mehr. Aber diese und andere Studien deuten darauf hin, dass der übermäßige Konsum raffinierter Kohlenhydrate zu dem Problem beiträgt.

Mal angenommen, Sie setzen Ihrem Zwölfjährigen morgens einen Vollkorntoast mit fettfreiem Streichkäse und ein Glas Orangensaft vor (was den Vorgaben der *Lebensmittelpyramide von 1992* entspräche, siehe Seite 18). Das klingt zwar sehr gesund, aber diese Lebensmittel sind alle stark verarbeitet und enthalten zu wenig Protein und Fett als Gegengewicht zu dem Anteil schnell verdaulicher Kohlenhydrate. Spätestens zur großen Pause sackt die Kalorienmenge im Blut massiv ab, und die Stresshormone steigen an – nicht die beste Voraussetzung für Konzentration und ruhiges Lernen. Interessanterweise wirken die stimulierenden Mittel gegen ADS in ähnlicher Form auf das Stresshormon Adrenalin ein. Wäre es möglich, dass diese Mittel den Blutzuckerschwankungen entgegenwirken, die aufgrund der heute für Kinder üblichen stark verarbeiteten Nahrung auftreten?

Wie reagiert unser allgemeines Wohlbefinden auf den Dauerbeschuss von Körper und Geist durch die moderne, stark verarbeitete Nahrung? Wer ein Gefühl dafür bekommen möchte, sollte sich überlegen, wie viele Arzneimittel und stimmungsverändernde Substanzen wir einnehmen, für die zudem noch ständig Fernsehwerbung läuft. Morgens brauchen wir Koffein, um wach zu werden, abends Alkohol, um wieder runterzukommen, und nachts womöglich ein Beruhigungs- oder Schlafmittel. Hinzu kommen Ibuprofen gegen Schmerzen, Antazida gegen Verdauungsbeschwerden und Pillen gegen erektile Dysfunktion. Abgeschlagenheit, Reizbarkeit, Ängste, Konzentrationsstörungen, Depressionen und andere psychische Symptome behandeln viele Menschen bevorzugt mit Arzneimitteln. Könnte die richtige Ernährung, die den Insulinspiegel stabilisiert und das Entzündungsgeschehen eindämmt, die Abhängigkeit von der Chemie beenden? Wissenschaftliche Ergebnisse deuten darauf hin.

Der Grund für die ganze Verwirrung

Jahr für Jahr finanziert die Pharmaindustrie diverse klinische Studien, die unter strengen Auflagen die Wirksamkeit neuer Medikamente testen, von denen man sich Gewinne in Milliardenhöhe erhofft. Wo so viel Profit winkt, setzen die Arzneimittelhersteller alles daran, dass die Forschung korrekt abläuft. Phase-3-Studien haben gewaltige Budgets (manchmal über 100 Millionen Dollar), zahlreiche Teilnehmer (üblicherweise viele Tausend), einen langen Beobachtungszeitraum (häufig viele Jahre), hoch qualifiziertes Personal, Maßnahmen zur Sicherstellung der korrekten Durchführung (beispielsweise die kostenlose Abgabe des

Medikaments) und umfangreiche Vorgaben zur Qualitätssicherung.

Die Ernährungsforschung hingegen kämpft mit kärglichen Budgets. Wenn wir unsere Ernährung so verbessern könnten, dass sich Adipositas vermeiden und behandeln ließe, würden dadurch zwar große Einsparungen erzielt, aber es würde kein Konzern unmittelbar davon profitieren. In Amerika wurden die entsprechenden Mittel des NIH zusammengestrichen, wohingegen die Kosten für klinische Arzneimittelforschung weiterhin eskalieren.[39] Deshalb sind die meisten Studien zum Gewichtsabbau drastisch unterfinanziert und erhalten oft nur ein paar Hunderttausend Dollar, worunter die Qualität leidet. Viele derartige Studien haben nur ein paar Dutzend, mitunter ein paar Hundert Teilnehmer und dauern nicht sehr lange (maximal ein Jahr). Das Personal ist unterschiedlich qualifiziert, die Ressourcen zur Sicherstellung einer Verhaltensänderung begrenzt und die Qualitätskontrolle nicht immer durchgehend gewährleistet. Üblicherweise geht es bei Interventionsstudien nur um Empfehlungen zum Essverhalten, nicht aber um konkrete Hilfe für den Einkauf und die Zubereitung der Mahlzeiten. Bei einer derart begrenzten Unterstützung ändern die meisten Teilnehmer ihr Verhalten nur in geringem Maße, und die Vergleichsgruppen (bei denen zum Beispiel die einen fettarm essen sollen, die anderen kohlenhydratarm) ernähren sich letztlich relativ ähnlich. Dass bei solchen Studien keine Gruppe besonders viel Gewicht abbaut, ist somit wenig erstaunlich.

Derartige Untersuchungen wurden mitunter nach dem

Motto »Diäten sind sowieso alle gleich« oder »Hauptsache, man hält sich überhaupt an die Diät, egal an welche« fehlinterpretiert. Das stimmt jedoch nicht. In anderen Bereichen der klinischen Forschung würden solche fehlerhaften Schlussfolgerungen genauerer Betrachtung nicht standhalten. Würden wir ein vielversprechendes neues Krebsmedikament ernsthaft verwerfen, nur weil die Teilnehmer der Testgruppe es zum Teil gar nicht erst genommen haben?

Ein paar neuere Studien haben zum Glück den richtigen Ansatz gewählt. 2008 veröffentlichte das *New England Journal of Medicine* die Ergebnisse der DIRECT-Studie[40], in der an 322 Teilnehmern mit hohem BMI eine konventionelle, fettarme Ernährung mit der Mittelmeerernährung (mittlerer Fettgehalt) und der fettreichen Atkins-Diät verglichen wurde. Die Untersuchung wurde in einer Firma in Israel durchgeführt, wo die Teilnehmer – zusätzlich zur üblichen Aufklärung über Ernährungsfragen – ihre tägliche Hauptmahlzeit entsprechend ihren Diätvorgaben erhielten. Auf diese Weise wurde dafür gesorgt, dass die drei Gruppen sich wirklich unterschiedlich ernährten. Die Ehepartner wurden ebenfalls einbezogen, um die häusliche Unterstützung sicherzustellen. Die Studie dauerte zwei Jahre, was ein ausreichender Zeitraum war, um eventuelle längerfristige Unterschiede zu beobachten.

Die Diätziele wurden dabei zwar nicht vollständig erreicht, doch die Ergebnisse dieser bemerkenswerten Studie stehen in deutlichem Kontrast zu den nicht besonders aussagekräftigen Ergebnissen weniger hochwertiger Untersuchungen. Die Gruppe mit der fettreichen Ernährung nahm am meisten ab, gefolgt von der mit der mäßig fetten Ernährungsform. Am wenigsten Gewicht konnten die Teilnehmer mit der fettarmen Ernährung abbauen. Aus statistischer Sicht waren die Unterschiede hochsignifikant. Hinzu kam, dass die fettreicheren Diäten günstigere Auswirkungen auf Triglyzeride, HDL-Cholesterin und – bei den Teilnehmern mit Diabetes – auch den Blutzucker hatten. Um die vorherrschende Verwirrung zu Diäten zu beenden, brauchen wir mehr derart sorgfältig kontrollierte Studien.

Leere Kalorien: ein verbreiteter Irrtum

Wenn die Kalorienbilanz als Erklärung für Adipositas herhalten soll, besteht das fundamentale Problem, dass alle Kalorien gleich viel zählen, egal woher sie stammen. Das führt zu Milchmädchenrechnungen. Nach dieser Auffassung hätten ein Törtchen und ein Pfirsich die gleiche Wirkung auf den Körper, solange es bei der entsprechenden Kalorienmenge bleibt – das widerspricht jedem rationalen Ernährungsverständnis. Wenn dieser Trugschluss zuträfe, bräuchten wir keine Ernährungsberater mehr, die uns doch in erster Linie erklären sollen, was wir essen sollen und was nicht. Leider sind manche Kalorien gleicher als andere! Zur Lösung des Dilemmas haben die Ernährungsexperten das Konzept der »leeren Kalorien« ersonnen. Aus dieser Sicht ist zu viel Limonade nicht ratsam, allerdings nicht wegen der negativen Auswirkungen des darin enthaltenen Zuckers. Das Hauptproblem ist bei dieser Sichtweise, dass der Zucker – Kalorien ohne Fasern, Vitamine, Mineralien und andere essentielle Nährstoffe – andere, nährstoffreichere Lebensmittel ersetzt. Dieses Argument wurde 2014 in einem Leitartikel des renommierten *American Journal of Clinical Nutrition* vorgebracht[41]:

> »Als offiziell anerkannte Diätexpertin werde ich sicher niemandem raten, mehr Zucker zu essen. Wir müssen jedoch klarstellen, dass zugesetzter Zucker 4 kcal/g liefert, genau wie alle anderen verdaulichen Kohlenhydrate, und keinen höheren Einfluss auf die Gewichtszunahme hat als andere Kalorienquellen. Die Empfehlung (...), weniger Zuckerzusätze zu verzehren, soll Kalorien sparen und zugleich die Nährstoffdichte erhöhen.«

Will man uns ernsthaft einreden, ein Becher Cola wäre genauso »gesund« wie ein großer Apfel (beide mit rund 100 Kalorien), solange wir dazu eine Portion Metamucil (Psylliumfasern) und eine Multivitamintablette zu uns nehmen?

Das soll natürlich nicht heißen, dass die Nährstoffe keine Rolle spielen. Nährstoffkenntnisse haben geholfen, Mangelerscheinungen wie Pellagra (Mangel an Vitamin B3, Niacin), Skorbut (Mangel an Vitamin C) und Rachitis (Mangel an Vitamin D) zu besiegen. Doch in Bezug auf die explosionsartige Zunahme chronischer Krankheiten infolge von Überernährung hat sich die Fixierung auf Nährstoffe als sinnlos erwiesen.[42] Wie bereits wiederholt erwähnt, können

Lebensmittel mit ähnlichem Nährstoffgehalt Hormone und Stoffwechsel völlig unterschiedlich beeinflussen, indem sie festlegen, ob wir unsere Kalorien speichern oder verbrennen, Fett oder Muskeln bilden, hungrig oder satt sind, mit unserem Gewicht kämpfen oder mühelos ein gesundes Gewicht halten und ob wir unter chronischen Entzündungen leiden oder davor gefeit sind. In Kapitel 4 werden wir untersuchen, wie sich diese neu entdeckten Eigenschaften nutzen lassen, um ein durchschlagendes Konzept für Gewichtsabbau und Prävention zu schaffen.

Kapitel 4

Die Lösung

Vergesst die Kalorien.
Konzentriert euch auf Qualität.
Den Rest erledigt der Körper.

In Kapitel 3 haben wir gesehen, warum klassische Diäten selten funktionieren. Zu einer übermäßigen Gewichtszunahme kommt es, wenn die Fettzellen zu viele Kalorien aufnehmen und speichern, sodass im Rest des Körpers zu wenig Energie vorliegt. Fett- und kalorienarme Diäten lösen dieses Grundproblem nicht, sondern machen die Sache eher schlimmer. Angesichts des Kalorienentzugs verfällt der Körper in den Hungermodus und wehrt sich. Hunger und die Gier nach bestimmten Nahrungsgruppen nehmen zu, der Stoffwechsel wird langsamer. Das ist das perfekte Rezept für Gewichtszunahme und ein gestörtes Essverhalten.

Effektiver ist eine *Umprogrammierung der Fettzellen* auf Gewichtsabbau, indem man sich so ernährt, dass der Insulinspiegel sinkt und Entzündungen zurückgehen. Daraufhin beruhigen sich die Fettzellen nämlich wieder und geben die überschüssigen Kalorien bereitwillig her. Wenn der Körper

Kapitel 4: Die Lösung **115**

besseren Zugang zu seinen Speichern hat, läuft der Stoffwechsel runder, der Hunger geht zurück, und man nimmt ganz von selbst ab. Das ist Diät ohne das Gefühl, es würde einem etwas fehlen.

In diesem Kapitel nehmen wir die einzelnen Komponenten dieses Ansatzes genauer unter die Lupe. Wenn Sie von der ganzen Wissenschaft jedoch allmählich genug haben, dürfen Sie gern sofort zu Teil 2 vorblättern und die *Nimmersatt-Lösung* in die Tat umsetzen.

Die Hauptnährstoffe – Kohlenhydrate, Protein und Fett

Miniquiz Nr. 1:
Welche Mindestmenge Kohlenhydrate braucht der Mensch, um auf Dauer zu überleben?

(Antwort siehe Seite 119)

Welche Hauptnährstoffe benötigt der Körper, um rundum effektiv zu funktionieren? Die Antwort dürfte Sie überraschen. Der Körper braucht täglich eine gewisse Menge Proteine, um Gewebe zu reparieren und die biochemischen Reaktionen im Stoffwechsel aufrechtzuerhalten. Er braucht auch ein paar Gramm essenzielle Fettsäuren (Omega-3- und Omega-6-Fettsäuren) für die Zellmembranen und die Kommunikation zwischen den Zellen. Abgesehen von diesen Mindestanforderungen lässt sich unser Energiebedarf mit den Hauptnährstoffen in nahezu beliebiger Kombination decken. Das Einzige, was wir nicht zwingend brauchen, sind Kohlenhydrate.

Wenn der Körper keine Kohlenhydrate bekommt, kann er die nötige Energie für das Gehirn auch aus Proteinen und Fett erzeugen. Biologisch sind wir in Bezug auf die Hauptnährstoffe ausgesprochen flexibel – deshalb konnten die Inuits in der Arktis mit ihrer traditionellen Ernährung überleben, die praktisch ausschließlich auf Land- und Wassertieren beruhte. Viele Jäger-und-Sammler-Gesellschaften in weniger extremen Breiten verzehren hingegen einen hohen Pflanzenanteil und essen Fleisch nur als Beilage.[1]

Heute stehen Lebensmittel in den Industrieländern in praktisch unbegrenzter Fülle zur Verfügung. Damit lautet die entscheidende Frage: Welcher prozentuale Anteil an Kohlenhydraten, Protein und Fett ist für das Körpergewicht und die Prävention chronischer Krankheiten optimal? Darin unterscheiden sich natürlich die beliebtesten Diäten zur Gewichtsreduktion – von der kohlenhydratlastigen Ornish-Diät bis hin zur extrem kohlenhydratarmen ketogenen Diät (siehe Abbildung auf Seite 117, *Beliebte Diäten zur Gewichtsreduktion im Vergleich*).

Phase 1 von *Nimmersatt* ist im rechten Bereich der Darstellung angesiedelt, neben der Atkins-Diät (wobei Phase 1 weniger streng ist). Phase 2 ähnelt in Bezug auf die Nährstoffzusammenstellung South-Beach- und Zone-Diät sowie den verschiedenen Paleokonzepten. Phase 3 nähert sich der typischen Mittelmeerdiät an. Diese Schlussphase liegt ziemlich genau in der Mitte der Abbildung, womit sie die am wenigsten restriktive Option darstellt.

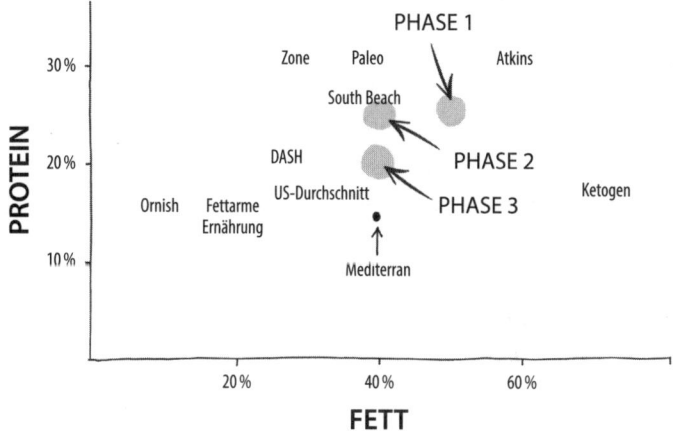

Beliebte Diäten zur Gewichtsreduktion im Vergleich

In den zwei Wochen der Phase 1 halbieren wir die Gesamtkohlenhydratmenge von den üblichen 50 Prozent der Gesamtkalorienzufuhr auf 25 Prozent (das sind je nach Energiebedarf 100 bis 150 Gramm Kohlenhydrate). Eine Senkung der Kohlenhydratzufuhr ist die schnellste und einfachste Methode, den Insulinspiegel zu senken und das Abnehmen in Gang zu bringen. In den Phasen 2 und 3 steigt der Kohlenhydratanteil moderat auf bis zu 40 Prozent der Gesamtkalorienmenge. Entscheidend für alle Phasen ist dabei die Art der Kohlenhydrate, auf die wir im nächsten Abschnitt eingehen.

Abgesehen von den biologischen Grundvoraussetzungen spielen bei der Gewichtskontrolle die Proteine eine wichtige Rolle. Das liegt teilweise daran, dass sie die Glukagonausschüttung anstoßen.[2] Glukagon, das ebenfalls in der Bauchspeicheldrüse erzeugt wird, ist ein Gegenspieler von Insulin. Es löst die gespeicherte Energie aus den Zellen und beugt dem Energieloch einige Stunden nach dem Essen vor. Auf diese Weise ergänzen sich die beiden Substanzen im Stoffwechsel. In der passenden Menge können Proteine somit Kohlenhydrate ausbalancieren.

Bevor Sie jetzt jedoch zum 600-Gramm-Steak greifen, steht zu beachten, dass es für die Proteinmenge, die der Körper verarbeiten kann, biologische Grenzen gibt, die deutlich enger gesteckt sind als für andere Hauptnährstoffe. Eine Proteinzufuhr, die 35 bis 40 Prozent der Gesamtkalorienzufuhr übersteigt, überschreitet die Fähigkeit der Leber, Aminosäuren (die Bausteine von Protein) zu verarbeiten. Damit steigen die Ammoniakmengen in den giftigen Bereich an.[3] Von Natur aus hören Menschen auf zu essen, bevor sie diesen Obergrenzen auch nur annähernd nahe kommen. Beim *Nimmersatt*-Programm bekommen Sie 100 bis 140 Gramm Eiweiß pro Tag. Das deckt in den Phasen 1 und 2 etwa 25 Prozent der Kalorienzufuhr. In Phase 3, wo sich Körpergewicht und Kalorienmenge stabilisieren, sinkt der Proteinanteil dann auf 20 Prozent ab.

Die restlichen Kalorien stammen aus Fett, insbesondere aus Olivenöl und Nüssen. Wie in Kapitel 3 erläutert, zählen diese Fette zu den gesündesten Bestandteilen der Diät. Sie verlangsamen das Verdauungstempo, machen viele Stunden satt und senken deutlich das Herzrisiko. Außerdem kann man damit wunderbar kochen – Schluss mit spartanischen, fettarmen Dressings, Saucen oder Aufstrichen! In Phase 1 deckt das Fett rund 50 Prozent der Kalorienmenge und ersetzt damit alle stark verarbeiteten Kohlenhydrate. Diese Menge senkt die Insulinausschüttung, beruhigt die Fettzellen und bringt den Stoffwechsel wieder ins Lot. In Phase 3 sinkt der Fettanteil dann auf 40 Prozent ab und entspricht damit ungefähr dem Kohlenhydratanteil (je nach individueller Toleranz). Damit besteht mehr Flexibilität bei der Lebensmittelauswahl.

Antwort Miniquiz Nr. 1:
0

Wenig Kohlenhydrate oder komplexe Kohlenhydrate?

Miniquiz Nr. 2:
Welches der folgenden Lebensmittel treibt Blutzucker und Insulin nach dem Verzehr Kalorie für Kalorie am meisten in die Höhe?
A) Kartoffeln (gebacken)
B) Speiseeis
C) Tafelzucker (pur)

(Antwort auf Seite 127)

Menschen mit erheblichen Stoffwechselproblemen wie ernster Insulinresistenz oder Typ-2-Diabetes profitieren unter Umständen von einer langfristigen Kohlenhydratrestriktion auf 25 Prozent des Tageskalorienbedarfs (wie in Phase 1) oder womöglich noch weniger. Vorabauswertungen aktueller Studien ergaben, dass manche Personen auf eine ketogene Diät – also die Streichung praktisch aller Kohlenhydrate – mit erheblichen Verbesserungen ihrer Gesundheit reagieren.[4] Ohne Kohlenhydrate sinkt die Insulinausschüttung deutlich ab, und der Körper greift für Brennstoff nicht mehr in erster Linie auf Zucker, sondern auf Ketone (direkte Fettabbauprodukte) zurück. Manche Forscher halten Ketone für eine Art »Supertreibstoff«, der geistige Leistung, körperliche Ausdauer und das allgemeine Wohlbefinden verbessert und möglicherweise auch Alterungsprozesse hinausschiebt.[5] Eine ketogene Diät oder andere extrem kohlenhydratarme Ernährungsformen sind langfristig jedoch gar nicht so leicht zu befolgen, und auch mögliche unerwünschte Nebenwirkungen sind noch nicht abschließend geklärt. Im Normalfall ist eine so radikale Einschränkung nicht erforderlich.

Nicht nur die Art der Kalorien beeinflusst den Körper auf unterschiedliche Weise, sondern auch die Art der Kohlenhydrate. Alle Kohlenhydrate werden letztlich in Zucker zerlegt, doch das Tempo, in dem die Verdauung dies bewerkstelligt, unterscheidet sich je nach Kohlenhydratquelle erheblich. Dieser Unterschied ist die Grundlage für den glykämischen Index (GI)[6].

Der GI ordnet kohlenhydrathaltige Lebensmittel gemäß ihrem Einfluss auf den Blutzucker von 0 (keinerlei Einfluss) bis 100 (gleicher Einfluss wie Traubenzucker, also Glukose). Die meisten stärkehaltigen Lebensmittel heben den Blutzucker sehr stark an und haben daher einen hohen GI-Wert.

Stark verarbeitete Getreideprodukte – wie Weißbrot, polierter Reis oder typische Frühstückscerealien – sowie Kartoffeln werden so schnell verdaut, dass ihr GI sogar den von Tafelzucker (Saccharose) überschreitet. Man könnte zum Frühstück anstelle einer Schüssel ungezuckerter Cornflakes auch gleich eine Portion Zucker ohne Cornflakes essen. Geschmacklich bestünde ein Unterschied, aber die Wirkung ist vom Hals abwärts relativ dieselbe. Minimal verarbeitetes Vollkorngetreide, stärkearmes Gemüse, ganze Früchte, Bohnen, Nüsse und ungesüßte Milchprodukte beeinflussen den Blutzucker nicht so massiv und haben daher niedrigere GI-Werte.

Ein ähnliches Konzept ist die sogenannte glykämische Last (GL), die den unterschiedlichen Kohlenhydratgehalt bestimmter Speisen beschreibt (siehe Tabelle in Anhang A, Seite 439, *Die glykämische Last kohlenhydrathaltiger Speisen*).[7] Wassermelone hat beispielsweise einen hohen GI, doch eine normale Portion enthält gar nicht so viele Kohlenhydrate, sodass die glykämische Last durchaus moderat ausfällt. Speisekartoffeln hingegen haben einen hohen GI *und* viele Kohlenhydrate pro Portion, also auch eine hohe GL. Wenn das alles jetzt verwirrend erscheint: Der GI lässt sich am besten mit einer Skala vergleichen, die anzeigt, wie bestimmte Lebensmittel im Labor eingestuft werden. Die GL hingegen bezieht sich mehr auf die Auswirkungen im Alltag. Aus medizinischer Sicht lässt sich anhand des GL-Werts mit etwa 90-prozentiger Zuverlässigkeit abschätzen, wie stark der Blutzucker im Rahmen einer echten Mahlzeit auf den Verzehr reagiert. Das ist weitaus hilfreicher als das

Zählen von Kohlenhydraten, das Diabetiker früher lernen mussten.

Die Auswirkungen von glykämischem Index und glykämischer Last auf Körpergewicht und diverse andere Gesundheitsdaten wurden in vielen Hundert Studien untersucht.[8] An der umfangreichsten klinischen Studie dieser Art nahmen 773 Erwachsene aus acht Ländern Europas teil, die mit einer Standarddiät mindestens acht Prozent ihres Körpergewichts abgebaut hatten.[9] Diese Personen wurden per Zufall Ernährungsprogrammen mit unterschiedlich hohem GI und Proteinanteil zugewiesen. Nach sechs Monaten hatte die Gruppe mit der Kombination *niedriger GI und viel Protein* (niedrigste GL) das neue Körpergewicht zuverlässig gehalten und nicht wieder zugenommen. Das ist für eine Diätstudie ein eindrucksvoller Erfolg! Die Teilnehmer mit der Kombination *hoher GI und wenig Protein* (höchste GL) hatten am meisten zugenommen, und diejenigen mit den anderen beiden Kombinationen – *niedriger GI und wenig Protein* oder *hoher GI und viel Protein* (beide mit mittlerer GL) – lagen bei der Gewichtszunahme im Mittelfeld. Diese Daten entsprechen einer Dosis-Reaktionskurve, die bei Medikamentenstudien häufig zu beobachten ist, bei Ernährungsstudien jedoch selten. Die Auswertung ist eindeutig: Mit schrittweisem Rückgang der GL ergaben sich fortschreitend bessere Ergebnisse.

Selbst wenn es nur um die Kontrolle des Körpergewichts geht, stehen Ernährungsformen mit einem hohen GI oder einer hohen GL in Beobachtungsstudien mit chronischen Krankheiten in Zusammenhang. Eine Metaanalyse, die alle veröffentlichen Daten zu diesem Thema einbezog, stellte fest, dass Menschen mit einer Ernährung mit hohem GI im Vergleich zu Menschen, die eher Lebensmittel mit niedrigem GI verzehren, ein 20 Prozent höheres Diabetesrisiko aufweisen.[10] Es liegt nahe, dass der übermäßige Anstieg und das anschließende Absinken des Blutzuckers bei einer Bevorzugung von Lebensmitteln mit hohem GI die insulinproduzierenden Zellen in der Bauchspeicheldrüse besonderem Stress aussetzen. Wenn diese Zellen aufgrund einer Insulinresistenz, chronischen Entzündungen oder genetischen Risikofaktoren ohnehin schon am Anschlag arbeiten, kann eine Ernährungsform mit hohem GI den Ausschlag zum Diabetes geben.

Hoher GI und hohe GL in der Ernährung haben auch einen engen Bezug zum Herzinfarktrisiko. In einer Studie an rund 75 500 Frauen verdoppelte eine Ernährung mit hoher GL das Risiko, innerhalb von zehn Jahren eine koronare Herzkrankheit zu entwickeln.[11] Umgekehrt bedeutet dies, dass der Umstieg von einer Ernährung mit hoher glykämischer Last auf eine Ernährung mit niedriger glykämischer Last das Herzinfarktrisiko glatt halbieren könnte – und genau das zeigte sich in klinischen Studien an bestimmten Medikamenten wie Acarbose, welche die Kohlenhydratverdauung im Darm verlangsamen.[12] (Im Gegensatz zu einer Ernährung mit niedriger glykämischer Last haben solche Arzneimittel allerdings Nebenwirkungen.)

Hinzu kommt, dass zuckerlastige Ernährungsformen (hoher GI, hohe GL) in Langzeituntersuchungen mit Brustkrebs, Gebärmutterkrebs und Darmkrebs, aber auch mit Schlaganfall, Gallenblasenerkrankungen, Fettleber und Depressionen in Verbindung gebracht wurden, wobei hier genauere Analysen erforderlich wären.[13]

Trotz klarer Hinweise auf die Vorzüge einer Ernährung mit niedrigem GI kommt es bei kleinen oder kurzfristigen Studien zu widersprüchlichen Ergebnissen (was in der Ernährungsforschung die Regel ist). Ein Team aus Boston und Baltimore teilte 163 Erwachsene in vier Diätgruppen mit unterschiedlicher Kohlenhydratmenge und unterschiedlichem GI ein, wobei die Kalorienzufuhr während der gesamten Studie konstant blieb. Nach dreieinhalb bis fünf Wochen zeigten sich bei den Teilnehmern, bei denen der Schwerpunkt auf einem niedrigen GI gelegen hatte, keine Verbesserungen von Insulinsensitivität, Blutfetten oder Blutdruck.[14] Meine Kollegen und ich hielten dagegen, dass diese Studie möglicherweise nicht lange genug gedauert hatte, um potenziell wichtige Wirkungen zu erkennen.[15] In einer anderen Studie teilte man 316 Erwachsene aus dem Vereinigten Königreich per Losentscheid drei Diätgruppen zu, die 16 Wochen lang unterschiedlich viel Getreide bekamen. Obwohl die Studie mehr als dreimal so lange dauerte wie die Untersuchung aus Boston und Baltimore, blieben 22 Herzgefäß-Risikofaktoren (wie Körpergewicht, Blutfette und Blutdruck) unverändert.[16] Aufgrund kurzzeitiger Studien verwerfen wir jedoch nicht die Empfehlung, stark verfeinertes Getreide durch Vollkorngetreide zu ersetzen. Schließlich melden andere klinische Studie mit GI-armen Ernährungsformen signifikante Verbesserungen bei Insulinresistenz, chronischen Entzündungen und Serumlipiden, und zwar vor allem dann, wenn Kalorienzufuhr und Körpergewicht natürlichen Schwankungen unterliegen durften.[17]

Im Vergleich zu extrem kohlenhydratarmen Diäten wie der Atkins-Diät sind die Auswirkungen einer Ernährung mit niedrigem GI anfangs nicht ganz so dramatisch. Allerdings halten nur wenige Menschen eine extrem kohlenhydratarme Ernährungsform längere Zeit durch. Auf die Dauer jedoch zahlt sich die Ernährung mit niedrigem GI aus. Schon das Umsteigen von stark verarbeiteten Kohlenhydraten auf Lebensmittel mit niedrigem GI kann das Körpergewicht reduzieren und das Risiko für chronische Krankheiten senken, ohne dass man gleich eine ganze Gruppe nahrhafter (und wohlschmeckender) Lebensmittel ausklammern muss.

Ein zweiter Vorteil einer Ernährung mit wenig verarbeiteten Lebensmitteln mit niedrigem GI sind weniger Magenbypass-Operationen.[18] Vollwertige Lebensmittel werden zumeist langsamer verdaut, weshalb manche Nährstoffe den gesamten Dünndarm passieren. Dabei ähneln sie bestimmten Hormonen, die den Stoffwechsel anregen und Sättigung vermitteln (ein Rückkopplungsmechanismus, der als die »Dünndarmbremse« bezeichnet wird). Stark verarbeitete Industrieprodukte – die in modernem Fastfood gipfeln – werden bereits in den ersten Abschnitten des Dünndarms verdaut. Das ist für diesen eingebauten Mechanismus zur Gewichtsregulierung zu früh, sodass die enge Verbindung von Fastfood-Konsum zu Übergewicht und Typ-2-Diabetes kaum überrascht.[19] Gegen die Folgen der zu stark verfeinerten Lebensmittel (die in Amerika einen Großteil der Ernährung ausmachen[20]) greifen wir zunehmend zum Skalpell. Der häufigste derartige Eingriff, der Roux-en-Y-Magenbypass, erzeugt im Magendarmtrakt eine Umleitung, durch die auch leicht verdauliche Nahrung weiter unten im Dünndarm ankommt. So sind die Betroffenen schneller satt, ganz egal, was sie essen. Offenbar haben wir durchaus die Wahl: Wir können operativ einen Teil unseres Verdauungssystems umgehen oder aber stark verarbeitete Nahrungsmittel meiden.

Alle Phasen meines Programms stützen sich auf vollwertige, natürliche, langsam verdauliche Lebensmittel. In Phase 1 verzichtet man für zwei Wochen auf Getreideprodukte, Kartoffeln und konzentrierten Zucker (abgesehen von Bitterschokolade in kleinen Mengen). Kohlenhydrate stammen in dieser Zeit ausschließlich aus Produkten mit sehr niedrigem GI, also aus stärkearmem Gemüse, einheimischen Früchten, Bohnen und Nüssen. Trotzdem werden Sie bei drei Mahlzeiten und zwei Snacks pro Tag, die nur aus hochwertigen, sättigenden Lebensmitteln bestehen, weder Hunger haben noch das Gefühl, dass Ihnen etwas fehlt. Die meisten Menschen sind überrascht, wie leicht sie ohne stark verfeinerte Kohlenhydrate auskommen!

In Phase 2 kommen geringfügig verarbeitetes Getreide, stärkereiches Gemüse (abgesehen von Kartoffeln), Südfrüchte (wie Bananen) und etwas Zucker hinzu. Und in Phase 3 darf man auch – mit Bedacht – einige stärker verarbeitete Kohlenhydrate ergänzen. So bleibt je nach individueller Toleranz die maximale Flexibilität erhalten. Auch Menschen, die sich glutenfrei ernähren müssen, können das

Kapitel 4: Die Lösung   **127**

Nimmersatt-Konzept leicht anpassen, denn es gibt durchaus glutenfreies Vollkorngetreide.

Antwort Miniquiz Nr. 2:
A) gebackene Kartoffeln

Die Fettarten

Miniquiz Nr. 3:
Was ist ungesünder fürs Herz, Weißbrot oder Butter?

(Antwort auf Seite 132)

Im 20. Jahrhundert geriet Fett in den Ruf, der ungesündeste Hauptnährstoff zu sein. Gesättigte Fette waren als schlimmstmögliches Fett verschrien.[21] Gesättigte Fette wie Butter oder Kokosfett werden bei Zimmertemperatur fest, wohingegen einfach ungesättigte Fette (aus Olivenöl oder Nüssen) und mehrfach ungesättigte Fette (aus fettem Fisch und bestimmten Nüssen, Kernen und Saaten) bei Zimmertemperatur flüssig sind.

Der schlechte Ruf der gesättigten Fette stammt aus Beobachtungen in den 1960er-Jahren. Damals stellte man fest, dass sie das LDL-Cholesterin anheben, einen Risikofaktor für Herzgefäßerkrankungen. Seitdem wird der gesamten Gesellschaft geraten, möglichst wenig gesättigte Fette zu sich zu nehmen. Vor allem deshalb ist der Verzehr von Margarine aus teilweise hydrogenisiertem, gehärtetem Pflanzenöl (auch als *Transfette* bezeichnet) in den 1970er und

1980er-Jahren deutlich angestiegen. Transfette erschienen gesundheitsbewussten Verbrauchern als praktische Alternative zu Butter, weil sie bei Zimmertemperatur fest bleiben. Dummerweise waren solche unnatürlichen Fette deutlich schlimmer als gesättigte Fette und stellten sich unter den Zusätzen in der Lebensmittelindustrie geradezu als Gift heraus.[22] Erst in den letzten Jahren wurden Transfette immer stärker zurückgedrängt, doch in den USA waren sie für Zehntausende von Sterbefällen durch Herzgefäßerkrankungen verantwortlich.[23]

Inzwischen ist das Pendel wieder zurückgeschwungen, seit einige Diätbestseller den Nährwert von gesättigtem Fett rehabilitiert haben. Trotz seiner negativen Wirkung auf das LDL-Cholesterin hebt gesättigtes Fett immerhin auch das herzschützende HDL-Cholesterin, sodass das Verhältnis relativ gleich bleibt. Kohlenhydrate mit hohem GI hingegen senken das HDL-Cholesterin und lassen die Triglyzeride ansteigen, eine Kombination, die für Herz und Gefäße offenbar gefährlicher ist als gesättigte Fette.[24] Dänische Forscher bestätigten diese These anhand einer Zwölfjahresstudie mit rund 50 000 erwachsenen Teilnehmern. Dabei zeigte sich, dass ein Austausch von gesättigten Fetten durch Kohlenhydrate mit hohem GI mit einem 33 Prozent höheren Herzinfarktrisiko einherging.[25] Wenn gesättigte Fette durch Kohlenhydrate mit niedrigem GI ersetzt wurden, sank das Risiko, doch dieser Austausch findet in der Praxis normalerweise nicht statt. Sobald Menschen in westlichen Industrieländern weniger gesättigte Fette essen, greifen sie stattdessen nicht etwa zu Früchten,

Bohnen oder Nüssen, sondern eher zu raffinierter Stärke und Zucker.[26]

Zwei Metaanalysen, die starke Beachtung fanden, ergaben für die allgemeine Bevölkerung letztlich keinen Zusammenhang zwischen dem Verzehr gesättigter Fette und kardiovaskulären Erkrankungen.[27] Diese Analysen mussten den Balken allerdings notgedrungen recht niedrig ansetzen. Die durchschnittliche Ernährung in den USA und anderen westlichen Ländern ist von stark verarbeiteten Lebensmitteln geprägt, sodass die gesamte Bevölkerung für kardiovaskuläre Erkrankungen und Diabetes prädisponiert ist. Dass ein Nahrungsbestandteil das ohnehin hohe Risiko nicht noch stärker erhöht, ist daher wenig aussagekräftig.

Viele Studien zeigen, dass Ernährungsformen mit einem hohen Anteil an ungesättigten Fetten anstelle von gesättigten Fetten das Krankheitsrisiko mindern. In einer Analyse randomisierter kontrollierter Studien mit insgesamt rund 13300 Teilnehmern sank das Vorkommen kardiovaskulärer Krankheiten um 19 Prozent, wenn gesättigte Fette durch mehrfach ungesättigte Fette ersetzt wurden. Dabei ergaben sich bei den längsten Interventionen sogar noch größere Effekte.[28] Einfach ungesättigte Fette können ähnlich vorteilhaft sein.[29] Besonders besorgniserregend ist, dass gesättigte Fette chronische Entzündungen und Insulinresistenz hervorrufen können, also die biologischen Faktoren, die den Zusammenhang zwischen Adipositas und chronischen Erkrankungen herstellen. Schon nach nur einer Mahlzeit haben gesättigte Fette – verglichen mit ungesättigten Fetten – einen negativen Einfluss auf Entzündungsmarker im Blut, die Elastizität der Blutgefäße und die Insulinwirkung.[30] Im Tierversuch ließ sich nachweisen, dass eine Ernährung mit hohem Anteil an gesättigten Fetten wichtige Entzündungskaskaden aktiviert, eine Entzündung des Hypothalamus erzeugt (der Schlüsselregion für die Regulierung von Hunger und Stoffwechsel), den Insulinspiegel steigen lässt und die Fettzellaktivität verändert.[31]

Zwei aktuelle Studien liefern weitere Hinweise darauf, dass auch bei Fett keineswegs alle Kalorien gleich sind. Bei einer Untersuchung bekamen 39 normalgewichtige Erwachsene 750 Extrakalorien pro Tag in Form von Muffins, die entweder gesättigte Fette (aus Palmöl) oder ungesättigte Fette (aus Sonnenblumenöl) enthielten. Nach sieben Wochen hatten beide Gruppen erwartungsgemäß durchschnittlich 1300 Gramm zugenommen. Der Körperfettanteil und das Leberfett waren bei der Gruppe mit den gesättigten Fetten jedoch signifikant höher, wohingegen die Gruppe mit den mehrfach ungesättigten Fetten mehr mageres Gewebe vorzuweisen hatte.[32] In einer anderen Studie erhielten 34 junge Erwachsene in zwei separaten dreiwöchigen Abschnitten entweder eine Ernährung mit viel gesättigtem Fett (aus Palmöl) oder einfach ungesättigtem Fett (Ölsäure). Ansonsten waren beide Diäten identisch, und weder die Teilnehmer noch die Prüfärzte wussten, wer welche Sorte Fett bekam. Erstaunlicherweise ging bei den Teilnehmern, die gesättigte Fette verzehrten, der Ruhestoffwechsel zurück, sie waren spontan weniger körperlich aktiv und gaben vermehrt Gefühle wie Ärger oder Feindseligkeit an.[33] Wenn man die starken Wirkungen von chronischer Entzündungsbereitschaft und Insulinresistenz auf Körper und Gehirn bedenkt, überrascht es kaum, dass die Qualität der Fette, die wir zu uns nehmen, Stoffwechsel, Körperzusammensetzung, Energieniveau und sogar die Gefühlslage beeinflussen kann.

Zudem sind nicht alle gesättigten Fette gleich. Milchfett scheint zum Beispiel gesünder zu sein als gesättigte Fette aus dem Muskelfleisch von vierbeinigen Tieren (rotes Fleisch).[34] Kurzkettigere gesättigte Fettsäuren, wie sie zum Beispiel in Kokosöl vorliegen, werden schneller verstoffwechselt und bleiben nicht lange genug im Blut, um Probleme zu bereiten. Noch komplizierter wird die Geschichte, wenn man weiß, dass Menge und Art der verzehrten Kohlenhydrate einen Einfluss darauf haben, wie das Fett aus unserer Nahrung die Blutfette beeinflusst. Eine besonders gefährliche Kombination sind dabei gesättigte Fette und stark verarbeitete Kohlenhydrate.[35] Butter ohne Brot kann also tatsächlich die richtige Wahl sein.

In der erregten Debatte um die gesättigten Fette liegt die Wahrheit vermutlich wieder einmal in der Mitte – sie sind weder der wahre Sündenbock noch wirklich gesundheitsfördernd.

Bei der *Nimmersatt*-Diät bekommt man viele ungesättigte Fette, aber auch gewisse Mengen gesättigter Fette. Manche Lebensmittel mit gesättigten Fetten – zum Beispiel Sauermilchprodukte, Kokosnuss und Schokolade – können im Rahmen einer hochwertigen Ernährung ein echter Genuss sein, und es gibt keinen Grund, darauf zu verzichten.

Zudem ist ein wenig Schlagsahne über den frischen Beeren weitaus gesünder als die üblichen zuckerlastigen Desserts aus dem Supermarkt. Mit mehreren Portionen Fisch pro Woche liefert *Nimmersatt* auch langkettige Omega-3-Fette, die zu den mehrfach ungesättigten Fetten zählen und als Bausteine für wichtige entzündungshemmende Botenstoffe unverzichtbar sind.[36] Die meisten Menschen nehmen nicht genug Omega-3-Fette zu sich. Besonders bei chronischer Entzündungsneigung kann auch ein Fischölpräparat hilfreich sein. Vegetarier können ihren Nährstoffbedarf über Leinöl oder bestimmte Nüsse decken, doch der Körper kann die kurzkettigen Omega-3-Fette aus Pflanzen schlechter verwerten.

Antwort Miniquiz Nr. 3:
Weißbrot

Tierisches oder pflanzliches Eiweiß?

Miniquiz Nr. 4:
Was hat die meisten Proteine pro Gramm?

A) Hart gekochtes Ei

B) Hähnchennuggets

C) Hotdog

D) Tempeh (ein asiatisches Sojaprodukt)

(Antwort auf Seite 134)

Manche Diätbücher verteufeln Fleisch, andere preisen es als überaus hochwertiges Nahrungsmittel. Auch hier liegt die Wahrheit vermutlich in der Mitte.

Seit den Anfängen der Menschheit steuern tierische Produkte viel zu unserer Ernährung bei, weil sie Protein, Fett und andere wichtige Nährstoffe in konzentrierter Form beinhalten. Tiere aus Massenviehhaltung liefern allerdings anderes Fleisch als das, was noch unsere Großeltern verzehrt haben, oder gar das von Wildtieren, die einst erbeutet wurden.[37] Außerdem gehen mit der industriellen Fleischproduktion erhebliche ethische Probleme und Umweltzerstörung einher. Andererseits gibt es für sieben Milliarden Menschen nicht genug jagdbares Wild auf der Welt.

Erwachsene können ihren Nährstoffbedarf mit einer vegetarischen Ernährung decken, die Milchprodukte und Eier einbezieht, mitunter auch mit einer gut ausgewogenen veganen Ernährungsform, die ganz ohne tierische Produkte auskommt. Im Gegensatz zur landläufigen Meinung liefern manche Pflanzen durchaus große Proteinmengen. 120 Gramm Tempeh enthalten 23 Gramm Eiweiß, die vergleichbare Menge hart gekochte Eier 13 Gramm, Hähnchennuggets 14 Gramm und ein Hotdog 12 Gramm.

Es könnte durchaus gesund sein, Kohlenhydrate lieber durch pflanzliche als durch tierische Lebensmittel zu ersetzen. Bei den rund 80 000 Teilnehmerinnen der *Nurses' Health Study* ging ein geringerer Kohlenhydratverzehr in Kombination mit einem hohen Anteil pflanzlicher Proteine und Fette im Verlauf von 20 Jahren mit einem 30 Prozent niedrigeren Risiko für Herzkrankheit einher, wohingegen ein hoher Verzehr tierischer Proteine und Fette keinen derartigen Schutz bot.[38]

Eine mögliche Erklärung für diese Beobachtung ist, dass der relative Aminosäurenanteil in tierischen Proteinen eine höhere Insulinfreisetzung und eine geringere Glukagonfreisetzung stimuliert als der aus pflanzlichen Proteinen. Und diese Hormonkombination beeinflusst Serumcholesterin und Fettzellstoffwechsel negativ.[39] Andere mögliche Nachteile einer modernen Ernährung mit vielen tierischen Produkten umfassen ein weniger gesundes Profil der Nahrungsfette, erhöhte Eisenaufnahme (besonders bei Männern) und die ständige Aufnahme von Hormonrückständen, Konservierungsmitteln und Umweltgiften.

Wir haben stets die Wahl, wie viel Fleisch, Milchprodukte und Eier wir verzehren möchten, und dabei spielen nicht nur gesundheitliche Faktoren eine Rolle. Hier geht es auch um persönliche Vorlieben, Kultur, Ethik und Umweltschutz. Vom individuellen gesundheitlichen Standpunkt aus gibt es keinen wissenschaftlichen Grund, auf tierische Produkte zu verzichten. Schwerpunktmäßig auf Pflanzen zu setzen scheint jedoch für uns und unseren Planeten sinnvoll zu sein. Aus diesem Grund bietet *Nimmersatt* für alle Rezepte und Ernährungspläne auch vegetarische Optionen an.

Antwort Miniquiz Nr. 4:
D – Tempeh

Probiotika, Präbiotika und Polyphenole

Miniquiz Nr. 5:
Richtig oder falsch: Die Anzahl der Mikroben im menschlichen Darm ist höher als die Anzahl der Zellen im Körper.
(Antwort auf Seite 138)

Menschen hatten zu Mikroben aufgrund des ständigen Kontakts über Nahrung, Wasser, Schmutz, Tiere und andere Menschen schon immer ein inniges Verhältnis. Die Anzahl unserer Mitbewohner – Bakterien, Viren und andere Mikroorganismen – im Verdauungstrakt wird auf über 100 Billionen geschätzt[40] (gegenüber rund 35 Billionen eigenen Körperzellen). Die meisten dieser Mikroorganismen sind harmlos oder sogar vorteilhaft. In den westlichen Gesellschaften können die biologische Vielfalt und Menge des Mikrobioms jedoch aus verschiedenen Gründen leiden: weniger Mikroben in unserer hygienegeprägten, modernen Umgebung, stark verarbeitete Nahrung und häufiger Antibiotikaeinsatz.[41]

Das Mikrobiom hilft nicht nur bei der Verdauung, sondern spielt auch eine wichtige Rolle für den Erhalt einer intakten, gesunden Darmschleimhaut, jener unverzichtbaren Schranke zwischen Darminhalt und dem Körperinneren. Bei angemessener Ernährung erzeugen »gute« Bakterien Nebenprodukte der Gärung (zum Beispiel kurzkettige Fettsäuren), die den Darm pflegen und nähren und zur Verstärkung der normalerweise undurchlässigen Verbindungsstellen zwischen benachbarten Zellen beitragen. Erwünschte Darmbakterien haben zudem über komplexe Interaktionen, die erst seit Kurzem entschlüsselt werden, einen besänftigenden Einfluss auf die Immunzellen im Darm. Wenn sich im Mikrobiom jedoch die falschen Bakterien ausbreiten oder das Gleichgewicht kippt, kann die Darmschleimhaut Schaden nehmen und übermäßig durchlässig (»löchrig«) werden, wodurch unvollständig verdaute Nahrung und mikrobielle Abbauprodukte direkt ins Blut übergehen können. Bei langfristigem Kontakt zu derartigen giftigen Substanzen läuft das Immunsystem zu Hochtouren auf, was das Risiko für Diabetes und andere Komplikationen bei Adipositas erhöht.[42] Hinzu kommt, dass der zu durchlässige Darm, der *leaky gut*, mit einer erstaunlich hohen Anzahl anderer Krankheiten in Verbindung zu stehen scheint, darunter Asthma, Arthritis, Ekzem, Reizdarmsyndrom, chronisches Müdigkeitssyndrom, Depressionen, Schizophrenie, Multiple Sklerose, Alzheimer-Krankheit und andere mehr.[43]

Was hat das alles mit Gewichtsabbau zu tun? Das Darmmikrobiom von Menschen mit und ohne Übergewicht ist offenbar sehr verschieden.[44] Als dänische Forscher 192 Erwachsene mit unterschiedlichem Körpergewicht genau untersuchten, konnten sie diese aufgrund der jeweiligen Zusammensetzung der Darmbakterien in zwei Gruppen aufteilen. Die Personen mit einer eher eintönigen Darmflora wiesen im Gegensatz zu denen mit großer bakterieller Vielfalt mehr Insulinresistenz und chronische Entzündungen auf und neigten verstärkt zu Gewichtszunahme.[45]

Kapitel 4: Die Lösung

In einer Studie, die noch vor wenigen Jahren wie Science Fiction angemutet hätte, erhielten separate Mäusegruppen, die unter keimfreien Bedingungen aufgewachsen waren, Stuhltransplantate von menschlichen Zwillingen mit unterschiedlichem Körpergewicht (einer schlank, einer dick). Die Mäuse, die das Transplantat von dem schweren Zwilling bekommen hatten, wurden erstaunlicherweise signifikant dicker als die andere Mäusegruppe, die den Stuhl des schlanken Zwillings bekommen hatte. Und als man die Tiere dann mischte, breiteten sich die Bakterien der schlanken Mäuse auf die zweite Gruppe aus und schützte diese vor übermäßiger Gewichtszunahme.[46]

Wie erhält man eine gesunde Darmflora? Bei dieser Frage geht es natürlich nicht darum, auf das Händewaschen zu verzichten. Vielmehr müssen wir wie im Garten die richtige Saat einbringen, den Boden düngen und Unkraut sorgsam ausmerzen. Dazu benötigen wir Probiotika, Präbiotika und Polyphenole.

Probiotika sind gesunde, menschenfreundliche Bakterien (mitunter auch Hefen), die in bestimmten Lebensmitteln oder Ergänzungsmitteln vorliegen. Präbiotika sind Pflanzenbestandteile, die meist als Fasern oder Ballaststoffe bezeichnet werden. Sie werden im Dünndarm nicht verdaut, sondern gelangen in den Dickdarm und ernähren dort erwünschte Bakterien. Polyphenole sind pflanzliche Chemikalien, die in farbenfrohem Obst und Gemüse (besonders Beeren) vorliegen und das Wachstum giftiger Mikroben hemmen. So können die gesunden Bakterien gut gedeihen.[47] Zusätzlich werden manche Polyphenole, zum

Beispiel Kurkumin aus dem Gewürz Kurkuma, über den Darmtrakt aufgenommen und entfalten im ganzen Körper eine entzündungshemmende Wirkung.[48] Diese drei Stoffe, die dem Mikrobiom guttun, nimmt der Mensch über unverfälschte pflanzliche Lebensmittel und fermentierte Produkte mit lebenden Kulturen auf. So kann unser inneres Ökosystem für uns arbeiten anstatt gegen uns.[49]

In allen Phasen von *Nimmersatt* enthalten sowohl die normalen Gerichte als auch die vegetarischen Alternativen vielfältige pflanzliche Lebensmittel, die ein quicklebendiges, hilfreiches Mikrobiom nähren. Häufig taucht auch Joghurt auf – achten Sie auf Produkte mit lebenden Kulturen. Andere Probiotikaquellen sind fermentiertes Gemüse (also durch Gärung, nicht durch Essig erzeugte Säure), Sauerkraut, Kimchi oder Kefir. Ein hochwertiges Ergänzungsmittel mit Probiotika kommt ebenfalls in Betracht. Daneben werden in den Rezepten großzügige Mengen Gewürze empfohlen, die nicht nur Geschmack, sondern auch viele Polyphenole beisteuern. Meiden Sie bitte Emulgatoren wie Carboxymethylcellulose, Polysorbat 80 und Lecithin, die der schützenden Darmschleimhaut zusetzen können.[50]

Antwort Miniquiz Nr. 5:
Richtig

Zucker und künstliche Süßungsmittel

Miniquiz Nr. 6:
Ist Fruktose giftig?

(Antwort auf Seite 143)

Noch Ende des 20. Jahrhunderts galt Zucker als harmlos, und zuckerhaltige Getränke waren immerhin »fettfrei«.[51] Heute halten namhafte Experten den hohen Fruchtzuckerverzehr (Tafelzucker besteht zur Hälfte aus Fruktose) für das Hauptproblem der typisch amerikanischen wie europäischen Ernährung und machen ihn für die epidemische Ausweitung von Adipositas und Diabetes verantwortlich.[52] Wie bei anderen umstrittenen Punkten in diesem Kapitel ist die Wahrheit nicht ganz so einfach.

Die meisten Zuckerarten setzen sich aus drei Grundbausteinen zusammen, Glukose (Traubenzucker), Fruktose (Fruchtzucker) und Galaktose. Diese Bausteine können allein oder in unterschiedlichen Kombinationen auftreten. Verbreitete Süßungsmittel wie Tafelzucker (Saccharose), Ahornsirup, Honig oder auch Maissirup (HFCS) enthalten Glukose und Fruktose etwa zu gleichen Teilen. Da Fruchtzucker als deutlich süßer wahrgenommen wird als Traubenzucker oder Milchzucker, werden Zuckerarten ohne Fruchtzucker (wie Laktose oder Maltose) nur begrenzt verwendet.

Dank der zwanghaften Konzentration auf die Minderung des Fettkonsums ist der Konsum fruktosehaltiger Süßungsmittel (insbesondere in Form von gesüßten Getränken) seit den 1970er-Jahren massiv angestiegen.[53] Hat dieser Trend womöglich zum Anstieg von starkem Übergewicht beigetragen? Glukose (Traubenzucker) kann von allen Zellen im Körper verwertet werden; Fruktose hingegen wird ausschließlich in der Leber verarbeitet. Zu viel auf einmal überfordert die Leber – der Überschuss wird in neue Fettmoleküle umgewandelt. Irgendwann entstehen dadurch eine Fettleber und andere Stoffwechselprobleme.

Studienteilnehmer, die über die Ernährung täglich 150 Gramm Fruchtzucker aufnahmen, entwickelten im Gegensatz zu Teilnehmern, die dieselbe Zuckermenge in Form von Glukose erhielten, Insulinresistenz, höhere Triglyzeridwerte, einen höheren Blutdruck und mehr Bauchfett. Das ist durch mehrere Untersuchungen belegt.[54] Kritisiert wurde hierbei allerdings der unrealistisch hohe Fruchtzuckerverzehr, der das Dreifache der durchschnittlichen Zufuhr von rund 50 Gramm pro Tag betrug.[55] Zudem ging ein höherer Früchteverzehr – die wichtigste natürliche Quelle von Fruchtzucker – in Beobachtungsstudien mit besseren Ergebnissen einher, nicht mit schlechteren.[56] In der möglicherweise einzigen klinischen Studie dieser Art wurden 17 Erwachsene aus Südafrika gebeten, mindestens zwölf Wochen lang nahezu ausschließlich Früchte zu sich zu nehmen. Zur ergänzenden Nährstoffzufuhr waren kleine Mengen Nüsse gestattet. Die Teilnehmer verzehrten durchschnittlich 20 Portionen Früchte pro Tag und damit vermutlich mindestens 200 Gramm Fruktose. Am Ende der Studie wurden keinerlei negative Auswirkungen festgestellt, im Gegenteil: Körpergewicht und andere Herzrisikofaktoren hatten sich trotz dieser erheblichen Fruchtzuckermengen eher verbessert.[57]

Ähnlich wie beim Konzept des glykämischen Index (GI) ist das Hauptproblem von Fruktose vermutlich nicht die Gesamtmenge, sondern das Tempo der körperlichen Resorption.[58] Brot mit hohem GI beeinflusst den Stoffwechsel negativer als Bohnen mit niedrigem GI, auch wenn die Kohlenhydratmenge pro Portion vergleichbar ist. Nach dem Verzehr konventioneller Süßungsmittel wie Maissirup, weißem Zucker oder Honig erreicht Fruktose rasch die Leber. Sobald eine gewisse (kleine) Menge überschritten ist, werden Stoffwechselreaktionen angestoßen, die zur Fettbildung führen. Fruktose aus ganzen Früchten wird hingegen langsam aufgenommen, weil sie von Fasern umgeben ist und aus den Zellen der Früchte abgesondert wird. Deshalb ist die Leber auch von größeren Mengen Obst und Früchten normalerweise nicht überfordert. Die Situation ist ähnlich wie bei Alkohol, der ebenfalls primär in der Leber abgebaut wird. Mit einem Drink wird die Leber durchaus fertig; mehrere auf einmal hingegen schaden ihr.

Fruchtzucker an sich ist also nicht giftig, und Früchte zählen zu den gesündesten Lebensmitteln in der menschlichen Ernährung. Umgekehrt ist auch Traubenzucker aus Süßungsmitteln oder rasch zerlegbaren Lebensmitteln mit hohem GI nicht per se harmlos. Das Ersetzen fruktosehaltiger Süßungsmittel durch stark verarbeitete Kohlenhydrate auf Glukosebasis (ob fruktosefreier Zucker oder Stärke) ist auch keine Lösung, wie zwei kleine klinische Studien aus den 1970er-Jahren belegen. Dabei erhielten einmal 19 Männer im Rahmen einer Antarktisexpedition entweder eine Standardernährung, bei der 400 Kalorien pro Tag aus Tafelzucker stammten, oder aber eine experimentelle fruktosefreie Diät mit Glukose aus Maissirup. Nach mindestens 14 Wochen mit der jeweiligen Ernährungsform wurde kein Unterschied bei Kalorienzufuhr und Körpergewicht und kein merklicher Unterschied beim Blutzucker registriert.[59] In einer anderen Studie erhielten in einer Stoffwechselforschungsabteilung neun Erwachsene eine zuckerreiche Ernährung (70 Prozent der Kohlenhydrate in Form von weißem Zucker, in diesem Fall 675 Kalorien pro Tag) oder aber eine zuckerfreie Ernährung mit Extraportionen an Weizen- und Kartoffelstärke. Nach vier Wochen mit der jeweiligen Diät ließen sich keine Unterschiede bezüglich Körpergewicht, Glukosetoleranz, Insulinmenge oder Serumlipiden feststellen.[60] Wir brauchen natürlich weitere Arbeiten zu diesem Thema, doch in meinen Augen sind alle konzentrierten Formen von Zucker und raffinierter Stärke in Bezug auf die Verarbeitung im Stoffwechsel sehr ähnlich.

Und was ist nun mit künstlichen Süßungsmitteln, die keinerlei Fruktose und Glukose enthalten? Mit Saccharin statt Zucker sind wir doch auf der richtigen Seite, oder? Künstliche Süßungsmittel (darunter Acesulfam, Aspartam, Neotam und Sucralose) sind praktisch kalorienfrei, haben aber dennoch eine Wirkung auf den Körper.[61] Die synthetischen Substanzen stimulieren die Geschmacksknospen für Süße um mehr als das Hundertfache oder gar Tausendfache wie Zucker und gehen möglicherweise mit schädlichen Wirkungen auf die Ernährungsqualität einer. Wer regelmäßig künstliche Süßungsmittel verzehrt, findet die natürliche Süße von Obst im Zweifelsfall langweilig und Gemüse, das überhaupt nicht süß ist, inakzeptabel. Zudem können auch künstliche Süßungsmittel die Insulinausschüttung anregen, Kalorien in die Fettzellen schleusen und Hunger machen.[62] Außerdem haben auch Fettzellen eigene Rezeptoren für »süß«, die denen auf der Zunge ähneln. Möglicherweise fördern Süßstoffe daher das Fettzellwachstum, indem sie diese Rezeptoren stimulieren oder auch über andere Wege anregend wirken.[63]

Bei *Nimmersatt* gibt es in Phase 1 keinerlei Zuckerzusätze (abgesehen von dunkler Schokolade in kleinen Mengen). In den Phasen 2 und 3 können Sie je nach individueller Toleranz wieder kleine Mengen Zucker verzehren. Allerdings sollte der Süßhunger in erster Linie auf die altmodische Art gestillt werden, nämlich durch frische Früchte. Zusätzliche Süße stammt nach Möglichkeit aus Ahornsirup oder Honig, nicht aus normalem Zucker. Solche natürlicheren Quellen enthalten Nährstoffe und Polyphenole, die den Zuckergehalt teilweise ausgleichen könnten. Außerdem kommt man dank des ausgeprägteren Eigengeschmacks mit weniger aus. Künstliche Süßstoffe sind in keinem Rezept enthalten. Wenn man das übersüßte Zeug erst einmal über Bord geworfen hat, schmecken frische Früchte der Saison meist überraschend süß und aromatisch.

Antwort Miniquiz Nr. 6:
Nein

Salz

Miniquiz Nr. 7:
Richtig oder falsch: Der Kochsalzverzehr sollte möglichst stark eingeschränkt werden.

(Antwort auf Seite 147)

Viele industriell erzeugte Lebensmittel haben einen erheblichen Salzgehalt, der billige Industrienahrung im Verein mit Zucker gut schmecken lässt. Eine Portion knusprige Hähnchenstreifen kann locker 1580 mg Natrium enthalten – das liegt über den offiziellen Empfehlungen für die maximale Tageszufuhr für über 50-Jährige.[64] Ein hoher Kochsalzkonsum kann den Blutdruck erhöhen und damit auch das Risiko für Herzinfarkt, Schlaganfall und Nierenschäden. Meist stammt nur ein kleiner Teil der täglichen Kochsalzmenge aus dem Salzstreuer; das Streichen stark verarbeiteter Lebensmittel senkt den Salzverzehr wie von allein. Aber ist bei Salz tatsächlich weniger immer mehr?

Der Natriumanteil im Blut bewegt sich in einem relativ engen Rahmen. Wenn wir mehr Salz zu uns nehmen, werden die Überschüsse über die Nieren ausgeschieden. Sobald wir weniger als drei bis vier Gramm Salz pro Tag bekommen, aktiviert der Körper im Rahmen des Renin-Angiotensin-Systems (RAS) starke Hormone, die dafür sorgen, dass die Nieren Salz zurückhalten.[65] Rezeptoren für das RAS gibt es allerdings nicht nur in den Nieren, sondern auch in Fettzellen, Muskeln, Bauchspeicheldrüse, Gefäßwänden und anderswo im Körper. Wenn dieses System zu stark aktiv ist, kommt es zu einer Fettzellendysfunktion, Insulinresistenz und Entzündungen – also den typischen Problemen, die Übergewicht mit Diabetes und Herzkrankheit verbinden. Die Blockierung des RAS, zum Beispiel durch die weit verbreiteten ACE-Hemmer, senkt das Risiko für diese zwei Haupttodesursachen deutlich stärker, als durch die Wirkung dieser Medikamente auf den Blutdruck zu erwarten wäre.[66]

Eine übermäßige Einschränkung der Kochsalzzufuhr könnte also ebenfalls schädlich sein, und diese These wird durch diverse Forschungsarbeiten gestützt. Die Cochrane Collaboration, eine internationale Institution, die systematische Analysen wissenschaftlicher Ergebnisse finanziert, untersuchte 167 randomisierte klinische Studien aus den Jahren 1950 bis 2011, in denen salzarme und salzreiche Ernährungsansätze verglichen wurden. Dabei stellte sich heraus, dass eine Salzreduktion bei Weißen ohne Bluthochdruck den systolischen Blutdruck (oberer Wert) nur um 1 mm/Hg absenken konnte, den diastolischen Blutdruck hingegen gar nicht. Afroamerikaner und Menschen mit Bluthochdruck reagierten etwas deutlicher mit einer Verbesserung von 2 bis 6 mm/Hg. Allerdings ließ die Salzreduktion auch RAS-Aktivität, Adrenalin, Cholesterin und Triglyzeride steigen. Das deutet darauf hin, dass sie auch die Insulinresistenz verstärken könnte.[67]

Eine neuere Studie, die im *New England Journal of Medicine* veröffentlicht wurde, beobachtete rund 100 000 Personen über durchschnittlich vier Jahre. Das Risiko für ein größeres kardiovaskuläres Ereignis (wie Herzinfarkt oder Schlaganfall) und das Sterberisiko waren bei den Beteiligten, die drei bis sechs Gramm Natrium pro Tag zu sich nahmen – was deutlich über den üblichen Empfehlungen liegt –, im Vergleich zu denen, die weniger oder mehr verzehrten, am niedrigsten.[68] Solche Ergebnisse werden von den Medien immer gern aufgegriffen, sind aber mit Vorsicht zu interpretieren. Beispielsweise befolgen Menschen mit einem höheren Herzinfarktrisiko vielleicht eher den ärztlichen Rat, ihren Salzkonsum einzuschränken. Das höhere Risiko bei dieser Langzeitstudie spiegelt möglicherweise also nur das ohnehin vorliegende Krankheitsgeschehen, nicht etwa die Wirkung der Kochsalzzufuhr.

Wie viel Salz für den Menschen optimal ist, ist nach wie vor umstritten. Eines jedoch scheint festzustehen: Eine Ernährung, die sich in erster Linie auf Fastfood und Junkfood stützt, liefert neben massenweise stark verfeinerten Kohlenhydraten auch zu viel Salz, also eine Kombination, die für das Herz ausgesprochen ungesund ist. Bei Menschen mit Bluthochdruck oder anderen speziellen Risikofaktoren kann ein niedriger Salzkonsum den Blutdruck signifikant senken (ein wichtiges Behandlungsziel). Alle anderen hingegen scheinen von einer Salzreduktion von mittleren auf sehr niedrige Mengen kaum zu profitieren, sondern dabei eher Stoffwechselprobleme zu entwickeln. Der Blutdruck lässt sich möglicherweise besser senken, indem man weniger zugesetzten Zucker[69] und andere stark verarbeitete Kohlenhydrate[70] verzehrt, Stress abbaut und sich mehr bewegt. All dies ist Bestandteil von *Nimmersatt*.

Die meisten Menschen nehmen mit dieser Diät weniger als drei Gramm Natrium pro Tag zu sich (je nach persönlicher Vorliebe). Das liegt deutlich unter den aktuell üblichen Mengen.[71] Wer aus bestimmten Gründen nur sehr wenig Kochsalz verzehren darf, kann die Rezepte leicht an die persönlichen Bedürfnisse anpassen.

Antwort Miniquiz Nr. 7:
Falsch

Zusatzstoffe und Umweltgifte

Miniquiz Nr. 8:
Wie viele Lebensmittelzusatzstoffe sind derzeit in der EU zugelassen?

(Antwort auf Seite 148)

Intensiv industriell verarbeiteten Lebensmitteln fehlen zahlreiche gesundheitsfördernde Substanzen wie hochwertige Fette, langsam verdauliche Kohlenhydrate, wichtige Vitamine und Mineralstoffe, Fasern, Probiotika und Polyphenole. Andererseits enthalten sie erhebliche Mengen an Konservierungsstoffen, Farbstoffen, Geschmacksverstärkern, Emulgatoren und andere künstliche Zusätze. Darüber hinaus gelangen unweigerlich auch Pestizide, Kunststoffe, Antibiotika, Schwermetalle und weitere Umweltgifte in die Nahrungskette und die Wasserversorgung. Manche davon stören die Hormonregulierung in einer Form, die dem

Fettgewebe besonders zusetzt.[72] Zwei Ärzte der Universität Chicago vertraten kürzlich die ebenso provokative wie erschreckende Meinung, die Fettzellen seien dem Dauerangriff giftiger Substanzen aus unserer Umwelt ausgeliefert.[73] Ein Beispiel hierfür sind Ratten, die zum Zeitpunkt ihrer Geburt geringen Mengen Bisphenol A (BPA) ausgesetzt waren (einem chemischen Stoff, der bis vor Kurzem in vielen Kunststoffbehältern verwendet wurde), später stark zunahmen und erhebliche Veränderungen im Verhalten ihrer Fettzellen aufwiesen.[74]

Bei den meisten künstlichen Zusätzen und Umweltgiften in unserer Nahrung wurden die langfristigen Auswirkungen auf unsere Gesundheit nie geprüft.[75] Und wer weiß schon, welche Wechselwirkungen diese Chemikalien in unterschiedlichen Kombinationen im Körper entfalten? *Nimmersatt* setzt in erster Linie auf vollwertige, natürliche Lebensmittel, was die Chemiebelastung bereits deutlich zurückgehen lässt. Mit dem Kauf von Bioprodukten oder pestizidfrei erzeugtem Gemüse und einem hochwertigen Wasserfilter für zu Hause kann man die Chemie im Essen noch weiter reduzieren.

Antwort Miniquiz Nr. 8:
Mehr als 300[76]

BONUS – Miniquiz Nr. 9:
Richtig oder falsch: Haribo Primavera Erdbeeren enthalten Beeren.

(Antwort nächste Seite)

Kapitel 4: Die Lösung **149**

Antwort Miniquiz Nr. 9:
Falsch. Die Zutaten umfassen Zucker, Glukosesirup, Gelatine, Säuerungsmittel (Citronensäure), Farbstoffe (Echtes Karmin, gemischte Carotine, Kurkumin), Aroma.[77]

Personalisierte Diät: Vorbereitung auf Phase 3

Miniquiz Nr. 10:
Welcher biologische Faktor zeigt am besten an, wie jemand auf Ernährungsansätze mit unterschiedlichem Kohlenhydratgehalt reagiert?
A) Blutgruppe
B) Augenfarbe
C) Insulinausschüttung

(Antwort auf Seite 155)

99,9 Prozent des menschlichen Erbguts sind bei uns allen identisch. Deshalb überrascht es wenig, dass die Grundzüge einer gesunden Ernährung – die den gesamten Nährstoffbedarf deckt und Insulinspiegel und Entzündungsneigung niedrig hält – sich von Mensch zu Mensch nicht besonders unterscheiden. Jede Ernährungsform, die auf vollwertigen, natürlichen, langsam verdauten Lebensmitteln basiert, senkt unabhängig von Körpergewicht, Alter, Geschlecht, Abstammung und Herkunftsland das allgemeine Risiko für chronische Erkrankungen.

Aber genau wie das Risiko für viele Erkrankungen individuell verschieden ist, können manche Menschen eine ungesunde Ernährung leichter wegstecken als andere. Insbesondere junge, körperlich aktive Personen haben einen eher widerstandsfähigen, anpassungsbereiten Stoffwechsel. Andere hingegen reagieren ausgesprochen empfindlich auf raffinierte Kohlenhydrate, bestimmte Fettarten[78] (was einige der bereits erläuterten Kontroversen zu diesem Thema erklären könnte) oder die großen Unterschiede beim relativen Anteil wichtiger Hauptnährstoffe je nach Ernährungsansatz. Zusammen mit meinen Mitarbeitern forsche ich seit über zehn Jahren zu diesem Thema, und wir kamen zu dem Ergebnis, dass der Insulinausschüttung dabei eine Schlüsselrolle zukommt.

Nach dem Verzehr von Kohlenhydraten erzeugt die Bauchspeicheldrüse Insulin, damit der Blutzucker nicht zu hoch steigt. Menge und Zeitpunkt der Insulinausschüttung sind jedoch individuell sehr unterschiedlich. Um diese Unterschiede zu ermitteln, ließen wir Freiwillige (oder mitunter auch Versuchstiere) eine Glukoselösung trinken und maßen dann 30 Minuten später die Insulinmenge im Blut. Dieser Test wird als Insulin-30-Spiegel bezeichnet.

In einer Studie, die im *American Journal of Clinical Nutrition* erschien,[79] beobachteten wir 276 Erwachsene mittleren Alters aus Quebec sechs Jahre lang und unterschieden dabei je nach Ernährung unterschiedliche Kategorien. Insgesamt nahmen die Teilnehmer in diesem Zeitraum knapp drei Kilo zu (was für die Altersgruppe relativ normal ist), doch die individuelle Bandbreite war erheblich. Sie reichte von neun Kilo Gewichtsabbau bis hin zu 13,5 Kilo Gewichtszunahme. Bei Menschen, die sich kohlenhydratreich und fettarm ernähren, ist der Insulin-30-Spiegel ein guter Prognosefaktor für solche Abweichungen. Menschen mit einer geringen Insulinausschüttung nahmen nämlich im Durchschnitt praktisch gar nicht zu, wohingegen diejenigen mit hoher Insulinausschüttung durchschnittlich fünf Kilo zulegten. Bei den Teilnehmern, die sich kohlenhydratarm und fettreich ernährten, stand der Insulin-30-Spiegel hingegen in keinem Zusammenhang zur Gewichtszunahme. Hinzu kam, dass die Hypoglykämie (Unterzuckerung) einige Stunden nach Glukoseverzehr bei der Gruppe mit kohlenhydratreicher, fettarmer Ernährung stärker ausgeprägt war und ebenfalls auf Gewichtszunahme hindeutete.

Diese Studie legt nahe, dass manche Menschen aus biologischen Gründen besonders empfindlich auf Kohlenhydrate reagieren. Eine kohlenhydratreiche Ernährung verschlimmert hier die Veranlagung zu übermäßiger Insulinausschüttung und stößt einen Teufelskreis von hohem Insulinspiegel und niedrigem Blutzucker an, der zu übermäßiger Gewichtszunahme führt. Diese Menschen können ihr Risiko senken, indem sie auf eine kohlenhydratärmere Ernährung (oder, wie wir gleich sehen werden, eine Ernährung mit niedrigem GI) umsteigen.

In Kapitel 3 haben wir einen Tierversuch aus der *Lancet* angesprochen, bei dem Ratten bei Futter mit hohem GI ein höheres Körpergewicht entwickelten als Tiere, die Futter mit niedrigem GI erhielten.[80] Auch hier war der Insulin-30-Spiegel ein starker Prognosefaktor dafür, wie viel Gewicht und Fett die einzelnen Tiere in der Gruppe mit hohem GI zulegten; die Insulin-30-Reaktion war für rund 85 Prozent der Schwankungen verantwortlich. (Das ist eine bemerkenswert hohe Zahl, wenn man weiß, dass die Gesamtheit aller Gene weniger als zehn Prozent der Bandbreite beim menschlichen Körpergewicht erklärt.) In der Gruppe mit niedrigem GI war kein Zusammenhang zum Insulin-30-Spiegel nachzuweisen (siehe Abbildung unten, *Insulinausschüttung und Gewichtszunahme*).

Dieser Hypothese gingen meine Kollegen und ich in einer Langzeitstudie nach, die im *JAMA* erschien.[81] Wir ermittelten bei 73 jungen Erwachsenen die Insulinausschüttung und teilten diese dann für 18 Monate randomisiert einer Ernährungsform mit niedriger glykämischer Last (GL) oder einer fettarmen Ernährung zu. Beide Gruppen erhielten eine gleichermaßen intensive Ernährungsberatung und andere unterstützende Maßnahmen.

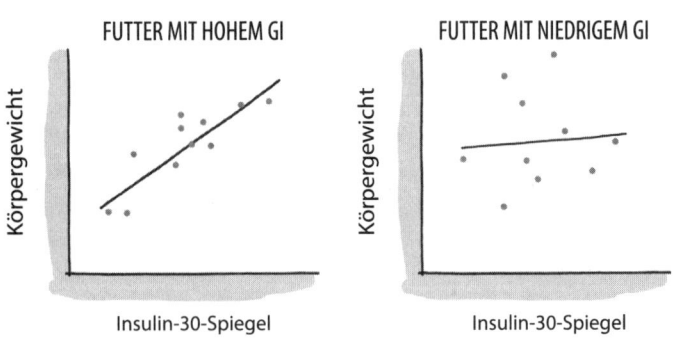

Insulinausschüttung und Gewichtszunahme bei Ratten mit Futter mit hohem GI oder niedrigem GI

Bei Teilnehmern mit niedriger Insulin-30-Reaktion gab es beim Gewichtsverlust keine signifikanten Unterschiede zwischen den beiden Diätgruppen. Diejenigen mit hoher Insulin-30-Reaktion (mehr als 57,5 Mikroeinheiten pro Milliliter) nahmen mit der Diät mit niedriger GL 4,5 Kilo mehr ab als mit der fettarmen Diät. Außerdem sprangen diejenigen mit hoher Insulinausschüttung und fettarmer Diät am häufigsten vorzeitig ab – ein Hinweis darauf, dass dieser Ernährungsansatz ihnen nicht gerecht wurde.

Die gute Nachricht ist, dass die Reaktion eines Menschen auf die Ernährung möglicherweise nicht in Stein gemeißelt ist. Schon nach einem Monat kohlenhydratarmer Ernährung schienen die insulinproduzierenden Zellen in der Bauchspeicheldrüse sich zu beruhigen, woraufhin auch Menschen mit starker Insulin-30-Reaktion mehr Kohlenhydrate tolerierten, ohne dass der Stoffwechsel gedrosselt wurde (zumindest vorübergehend).[82] Auf diese Weise können Phase 1 und 2 den Stoffwechsel neu programmieren, sodass auch bisher kohlenhydratsensitive Personen in Phase 3 ohne negative Auswirkungen gewisse Mengen raffinierter Kohlenhydrate verzehren können.

Zweifellos gibt es bei uns Menschen noch weitere biologische Unterschiede, die eine Reaktion auf verschiedene Ernährungsansätze beeinflussen (wobei es für den Einfluss der Blutgruppe keinen Beleg gibt). Auch die körperliche Aktivität spielt eine Rolle. Probanden, die fünf Mal täglich ein zuckerhaltiges Getränk erhielten, wiesen erhöhte Werte für Triglyzeride, Entzündungen und Insulin auf, wenn sie nicht mehr als 4500 Schritte pro Tag machen durften. Sobald die Teilnehmer hingegen mehr als 12 200 Schritte pro Tag liefen, blieben solche negativen Veränderungen aus.[83] Ein hoher Anteil von poliertem Reis kann bei chinesischen Bauern, die viel Feldarbeit leisten, somit für den Stoffwechsel harmlos sein. Seit die Chinesen aber millionenfach vom Land in die Städte ziehen, sich weiterhin kohlenhydratreich ernähren, aber körperlich weniger hart arbeiten, explodieren dort die Diabeteszahlen.[84]

Zu den biologischen Unterschieden gesellen sich bestimmte Vorlieben, kulturelle Gewohnheiten, Zeitmangel, Selbstdisziplin und individuelle Gesundheitsziele. Deshalb bietet *Nimmersatt* maximale Entscheidungsfreiheit, damit jeder und jede das richtige Gleichgewicht zwischen körperlichen Bedürfnissen und persönlichen Wünschen finden kann. Die Phasen 1 und 2 sind so konzipiert, dass sie die Fettzellen umprogrammieren, den Stoffwechsel aktivieren und dabei helfen, das optimale individuelle Körpergewicht zu finden. Phase 3 ermöglicht die Personalisierung. Mit dem Tagesbericht und der Monatsübersicht lassen sich Gewicht, Hunger, Appetit, Antriebskraft und allgemeines Wohlbefinden gut überwachen. Siehe dazu Seite 446, Anhang B, oder das betreffende PDF auf der eigens dafür eingerichteten Website www.goldmann-verlag.de/nimmersatt. Wenn diese Werte stabil bleiben, während Sie allmählich wieder verarbeitete Kohlenhydrate in Ihre Ernährung aufnehmen, dürfen Sie die zusätzliche Wahlfreiheit genießen (jedenfalls in vernünftigem Maße). Wenn nicht, geht man wieder einen Schritt zurück oder bleibt dauerhaft in Phase 2. Der flüchtige Genuss beim Verzehr minderwertiger Nahrung verblasst ohnehin, wenn man sich ohne solche Lebensmittel auf Dauer rundum wohlfühlt.

Antwort Miniquiz Nr. 10:
C) Insulinausschüttung

Wir haben das Ende von Teil 1 erreicht, in dem wir eine radikal neue Sichtweise auf Diät, Körpergewicht und der Verhütung chronischer Krankheiten ausgelotet haben. In Teil 2 setzen wir all diese Informationen zu einem Drei-Phasen-Programm zusammen, das einen permanenten Gewichtsabbau ermöglicht.

Teil 2

DIE LÖSUNG GEGEN DEN DAUERHUNGER

Willkommen in der Praxis!

Für die nächsten Monate – vielleicht gar für den Rest Ihres Lebens – lade ich Sie dazu ein, jeden Gedanken an Kalorien zu vergessen. Konzentrieren Sie sich ganz auf die Qualität Ihrer Lebensmittel. Essen Sie, wenn Sie Hunger haben, und essen Sie sich satt. Dabei sind nur wenige, einfache Vorgaben zu berücksichtigen.

Auf diese Weise ist der Heißhunger zu besiegen, die Fettzellen werden neu programmiert, und Sie können dauerhaft Gewicht abbauen.

Kapitel 5

Start frei für ein neues Leben

Wichtige Tabellen und Hilfsmittel

Vorbereitung: Der 7-Tage-Countdown, S. 165

Den Hunger besiegen, Fettzellen umpolen, schlank bleiben. Lebensmittel für jede Phase, S. 168

Wiegen, messen, zählen, S. 186

Küchenausstattung, S. 205

Mit eisernem Besen durch die Küche, S. 208

Vorkochen für die erste Woche von Phase 1, S. 213

Noch einmal zum Thema Hunger, S. 219

Einkaufslisten für Phase 1
(als PDF zum Download auf
www.goldmann-verlag.de/nimmersatt)

Kurzübersicht

Übliche fettarme Diäten versuchen, den Fettzellen Kalorien abzuringen, indem sie die Kalorienzufuhr begrenzen. Spätestens nach ein paar Wochen nimmt der Hunger jedoch überhand, und der Stoffwechsel schaltet einen Gang zurück.

Das *Nimmersatt*-Programm geht den Kern des Problems an, nämlich die Dauerprogrammierung der Fettzellen auf Fettspeicherung. Wenn wir den Insulinspiegel absenken und die chronischen Entzündungen eindämmen, lassen sich die Fettzellen dazu bewegen, überschüssige Kalorien wieder abzugeben. Ab diesem Zeitpunkt gehen Hunger und Heißhunger zurück, der Stoffwechsel wird aktiver, und man verliert auf natürliche Weise Gewicht.

An diesen Punkt gelangt man über drei aufeinander aufbauende Phasen:

- **Phase 1:** Eine zweiwöchige Radikalkur gegen Heißhunger und für erste Erfolge auf der Waage.
- **Phase 2:** Umprogrammierung der Fettzellen. Ohne Hungern auf dem Weg zum persönlichen, niedrigeren Setpoint. Diese Phase kann einige Wochen, ein halbes Jahr oder länger dauern, je nachdem, wie viel Übergewicht jemand mit sich herumschleppt.
- **Phase 3:** Individuelle Ernährungsanpassung an die Bedürfnisse des eigenen Körpers, damit sich nie wieder Übergewicht breitmacht.

In den Kapiteln 6 bis 8 stelle ich die entsprechenden Schritt-für-Schritt-Anleitungen mit Rezepten, Tagesplänen und Erfolgskontrollen vor, damit sich das Programm leicht befolgen lässt. Diese Kapitel enthalten zudem unterstützende Hinweise zu einem gesunden Schlaf, Spaß an Sport und Bewegung sowie Stressabbau, die zusammen mit der Diät die Lebensqualität insgesamt fördern.

Bei der Entwicklung der Rezepte und Tagespläne hatten meine Ernährungsexperten, die Köche und ich stets drei Ziele im Blick:

Kapitel 5: Start frei für ein neues Leben **161**

1. Topaktuelle wissenschaftliche Erkenntnisse in ein wirksames Rezept für *Abnehmen ohne Hungern* übersetzen, das bei minimalem Einsatz maximalen Erfolg bringt.
2. Unkomplizierte Zubereitung, die in der Regel weniger als 30 Minuten in Anspruch nimmt.
3. Gerichte, die man immer wieder essen möchte und die sich an besondere Bedürfnisse anpassen lassen, auch für Vegetarier oder bei glutenfreier Ernährung.

Viele Rezepte erinnern an echte Klassiker, doch alle entsprechen dem modernen Geschmack und sind nährstofftechnisch perfekt ausgewogen. Wer bisher Kalorien gezählt hat, wird viele »verbotene« Lebensmittel entdecken, denn bei *Nimmersatt* sind auch Sahne und ganze Eier erlaubt. Die persönlichen Appetitmacher (besonders Zucker) verlieren erstaunlich rasch an Anziehungskraft und werden von neuen, gesünderen Lebensmitteln verdrängt. Manch einer reagiert schockiert, wenn ihm der bisherige, hohe Anteil raffinierter Kohlenhydrate an der gewohnten Ernährung bewusst wird und er erst jetzt feststellt, wie unglaublich zufrieden man mit vollwertiger Nahrung sein kann.

Normale Diäten versprechen häufig einen sensationell schnellen Gewichtsverlust, der jedoch nur mit strengen Einschränkungen und einem harten Sportprogramm zu erzielen ist. Die Ergebnisse dieser Mühen sind leider nur in den seltensten Fällen von Dauer. Der einfachste Weg zum Abnehmen ist natürlich Vollfasten. Davon rate ich jedoch ab. Das *Nimmersatt*-Programm soll einen fortschreitenden, langfristigen Gewichtsabbau ermöglichen. Nach den ersten

Tagen geht es den Teilnehmern in der Regel nicht schlechter, sondern besser, weil die Fettzellen sich beruhigen und die gespeicherten Kalorien mit dem Rest des Körpers teilen. Das hebt die Energie und die Motivation, während eine solche Reaktion bei vielen anderen Diäten mit der Zeit ausbleibt.

Wie würden Sie in knapp einem Jahr am liebsten 20 bis 25 Kilo abnehmen? Drei Monate lang jede Woche anderthalb bis zwei Kilo, indem Sie jeden Tag 1200 Kalorien einsparen und zum Training gehen, um sich dann neun Monate abzumühen, dieses neue Gewicht zu halten? Oder lieber zwölf Monate lang anderthalb bis zwei Kilo abnehmen, indem Sie essen, wenn Sie Hunger haben, und sich ansonsten Ihres Lebens erfreuen?

In der Pilotphase haben die meisten Menschen zunächst ein halbes bis ein Kilo pro Woche abgenommen, manche mehr, manche auch weniger. Das Tempo ist je nach Stoffwechsellage, Gesundheitszustand, Ausgangsgewicht, Alter, körperlicher Aktivität und persönlicher Motivation individuell sehr unterschiedlich. *Nimmersatt* ist so konzipiert, dass dadurch der Setpoint des Körpers sinkt, also das Gewicht, das der Körper unbedingt verteidigen möchte. Auf diese Weise werden innerlich die passenden Bedingungen für ein nachhaltiges, optimales Gewicht geschaffen. Befolgen Sie einfach den Essensplan, essen Sie sich satt, wenn Sie hungrig sind, und lassen Sie keinen Diätbuchautor, sondern nur Ihren Körper bestimmen, in welchem Tempo Sie am besten Gewicht verlieren. Schnelles Abnehmen durch eine eingeschränkte Kalorienzufuhr ist lediglich ein Kurieren an den Symptomen. Es hilft nicht lange – also kann man sich die Mühe sparen.

Die Veränderungen auf der Waage sind ohnehin nur ein grober Anhaltspunkt für die eigentliche Sinnhaftigkeit einer Diät. 20 Kilo weniger Körperfett beeinflussen Aussehen, Fitness und Gesundheit völlig anders, als wenn man in derselben Höhe halb Fett, halb Muskeln verlieren würde. In Kapitel 3 wurde dargelegt, wie das *Nimmersatt*-Programm unmittelbar die Fettzellen beeinflusst und so eine günstigere Körperzusammensetzung (das Verhältnis von Muskelfleisch zu Fettgewebe) bewirkt. Einige Teilnehmer unserer Pilotgruppe meldeten einen rückläufigen Taillenumfang, bevor sich ihr Gewicht wesentlich veränderte. Das ist ein Hinweis darauf, dass sie in erster Linie Fett verloren, nicht etwa Muskeln abgebaut haben. Wichtiger jedoch ist, dass die Teilnehmer auch weitere günstige Entwicklungen angaben, zum Beispiel:

– Mehr Tatkraft
– Bessere körperliche Fitness
– Bessere Laune
– Größere emotionale Stabilität
– Bessere geistige Leistungsfähigkeit

Hinzu kamen Verbesserungen bei verschiedenen Gesundheitsbeschwerden und -problemen, darunter:

- Diabetes
- Risikofaktoren fürs Herz
- Gastroösophagealer Rückfluss (Sodbrennen) und Magenschmerzen
- Arthritis
- Chronische Müdigkeit
- Depressionen

Abnehmen ist heutzutage natürlich für viele ein Thema und möglicherweise der Hauptgrund, warum Sie dieses Buch gekauft haben. Mein Programm kann Ihnen zu einem dauerhaft niedrigeren Körpergewicht verhelfen. Das eigentliche Ziel ist jedoch, dass es Ihnen rundum gut geht!

Der erfolgreiche Start beginnt mit dem 7-Tage-Countdown.

DER 7-TAGE-COUNTDOWN

Tag -7: Der Überblick: Setzen Sie sich mit den Ernährungsprinzipien auseinander.

Tag -6: Ihr momentaner Gesundheitszustand. Ab jetzt sammeln Sie wichtige Gesundheitsdaten mithilfe von Tagesbericht und Monatsübersicht. Wiegen und Messen heißt die Devise!

Tag -5: Bewegung, Schlaf und Stressabbau: Finden Sie heraus, wie diese drei wichtigen Faktoren das Abnehmen und den langfristigen Erfolg unterstützen.

Tag -4: Persönliche Beweggründe und Belohnungen. Was wollen Sie mit der Umstellung erreichen? Schreiben Sie auch auf, wie Sie mit Widerständen umgehen wollen.

Tag -3: Küchenausstattung und eiserner Besen: Bereiten Sie Haus und Küche auf den Start vor.

Tag -2: Einkaufen: Bestücken Sie Kühlschrank und Speisekammer mit unbedenklichen Nahrungsmitteln.

Tag -1: Nüsse rösten, Saucen zubereiten und innerlich wappnen. Die letzten Vorbereitungen sind das Sprungbrett für Phase 1.

Vorbereitung: Der 7-Tage-Countdown*

Echte Veränderungen im Leben beruhen häufig auf Vorbereitung und Motivation. Um sich auf Erfolg zu programmieren, sollten Sie die Woche *vor* Phase 1 für eine gute Weichenstellung nutzen. So ist die Küche am Ende bestens

---

* Ich empfehle grundsätzlich Rücksprache mit dem Hausarzt, bevor Sie Ihre Ernährung grundlegend umstellen. Das gilt besonders bei bestehenden Krankheiten und gesundheitlichen Problemen. Ziehen Sie dabei auch Labortests in Erwägung, damit Sie Ihre Ausgangswerte kennen.

ausgerüstet, und Sie sind vollständig auf Veränderung gepolt. Während wir nun den Countdown durchgehen, erkläre ich die Besonderheiten der Diät, was Sie essen dürfen und was nicht, woran die Fortschritte zu erkennen sind und vieles mehr. Mit Beginn von Phase 1 haben Sie dann alle Informationen und praktischen Hilfsmittel, die Sie brauchen.

Mit den Vorbereitungen beginnen Sie am besten an einem Montag. Es kann sinnvoll sein, sich dafür eine bestimmte Tageszeit freizuhalten. Die kleinen Aufträge, die Sie jeden Tag bekommen, teilen die Vorbereitungsphase in einfache Schritte auf. Natürlich können Sie auch ganz in Ihrem Tempo vorgehen – diese Diät soll größtmögliche Flexibilität gewährleisten. Scheuen Sie sich also bitte nicht, die verschiedenen Komponenten auf Ihre persönlichen Vorlieben zuzuschneiden. Lesen Sie einfach alle Aufgaben für den Countdown durch und teilen Sie sich diese Zeit so ein, wie es Ihnen entgegenkommt. Wichtig ist nur, nicht alles auf den letzten Drücker zu machen, sondern die Punkte auf mehrere Tage zu verteilen.

Bei der Organisation hilft ein Ringbuch oder Ordner, in dem sich Einkaufslisten, Tagesberichte und andere Informationen griffbereit aufbewahren lassen. (Die Formulare können Sie auf www.alwayshungrybook.com auf Englisch oder unter www.goldmann-verlag.de/nimmersatt auf Deutsch herunterladen). Im Laufe der Zeit werden Sie viele Daten zusammentragen, ob über Hunger und Appetit, über Ihre Antriebskraft und Stimmungslage, über Ernährung, Lebensweise, Gewicht oder Taillenumfang. An diesen Informationen lassen sich Ihre Fortschritte ablesen. Sie sehen selbst, wie Ihr Körper auf bestimmte Veränderungen in der Ernährung anspricht, und können das Programm langfristig an Ihre persönlichen Bedürfnisse anpassen.

Nimmersatt und ich

Meine Refluxsymptomatik ist praktisch verschwunden. Blutwerte, Glukose und Cholesterin waren seit zehn Jahren nicht mehr so gut wie jetzt. Früher brauchte ich an vier bis fünf Tagen in der Woche einen Mittagsschlaf, heute kaum noch. Auch mein einstmals hoher Energiepegel kehrt zurück. Ich darf mich offenbar auf eine bessere Gesundheit, mehr Wohlbefinden, schöneren Sex, mehr Tatkraft und einfach ein angenehmeres Leben freuen.

– Michael B., 65, New Market, Maryland
4,5 kg leichter, 7,5 cm weniger Bauchumfang

Tag -7: Der Überblick

An diesem Einstiegstag in die Vorbereitungsphase treten wir zurück und sehen uns den Plan in groben Zügen noch einmal an. Sie müssen keine Kalorien zählen, um abzunehmen. Stattdessen konzentrieren Sie sich auf die richtigen Lebensmittel in der richtigen Kombination, damit die Fettzellen endlich die in ihnen gespeicherte Energie freisetzen. Das klappt am schnellsten, wenn man Kohlenhydrate – als den primären Auslöser der Insulinausschüttung – durch Fett ersetzt und bei jeder Mahlzeit ein gesundes Verhältnis zwischen unverarbeiteten Kohlenhydraten und Proteinen herstellt. Bei ausgewogener Nährstoffzufuhr fühlt sich der Körper nicht ausgehungert, sondern anständig ernährt, wagt sich aus dem Hungermodus und baut kampflos allmählich Gewicht ab. *Halten Sie sich einfach an den Ernährungsplan, essen Sie, wenn Sie Hunger haben, und hören Sie auf, wenn Sie satt sind.*

Das Schöne an diesem Ernährungskonzept ist, dass der Heißhunger zurückgeht oder ganz verschwindet, und zwar mitunter bereits ab dem ersten Tag.

Phase 1 verstehen: Heißhunger besiegen

Phase 1 ist im Grunde genommen das Gegenteil einer üblichen fettarmen Diät. Man bekommt nämlich einen hohen Kalorienanteil (50 Prozent) in Form von Fett, einen geringeren Anteil (25 Prozent) in Form von Kohlenhydraten und vermutlich etwas mehr Protein als gewohnt (25 Prozent, siehe Abbildung *Phase 1*). In diesen zwei Wochen sind Getreide, Kartoffeln, Zuckerzusätze und alle entsprechenden Produkte gestrichen. Aber keine Sorge, es wird Ihnen an nichts fehlen. Sie bekommen reichhaltige Saucen und Aufstriche, Nüsse und Nussbutter, Vollmilchprodukte und andere fettreiche Speisen, die früher tabu gewesen wären. Wie in allen Phasen dieser Ernährungsform kommt es auf hochwertige Proteine an, wobei immer auch vegetarische Lösungen angeboten werden.

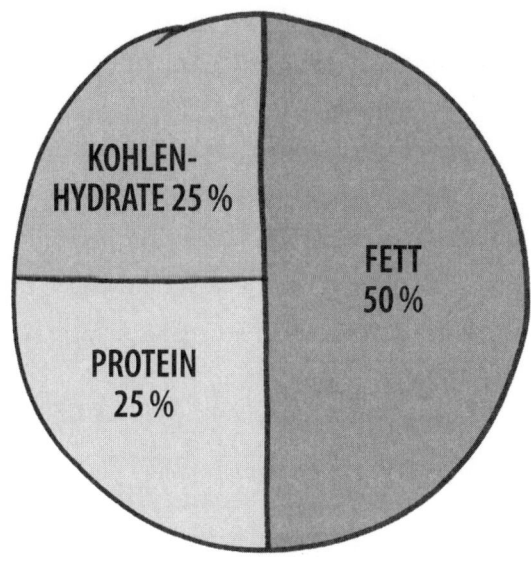

Phase 1
Zusammensetzung in Phase 1

Nimmersatt und ich

Wow! Es ist genial, wenn man etwas isst und plötzlich überlegt: »War das jetzt auch wirklich genug Fett?« So gut!
– *Angelica G., 50, Sacramento, Kalifornien*
10 kg leichter, 7,5 cm weniger Bauchumfang

Phase 1 ist der restriktivste Teil der Umstellung, jedoch weit weniger streng als stark kohlenhydratarme und ketogene Diäten, die diesen wichtigen Nährstoff fast vollständig absetzen wollen. Es gibt weiterhin natürliche Kohlenhydrate aus Früchten, Obst und aus einer breiten Palette stärkearmer Gemüsesorten. Diese Phase, die nur zwei Wochen dauert, ist nicht zur dauerhaften Ernährung gedacht, sondern soll den Körper zum Gewichtsabbau ermuntern. Die meisten Menschen kommen mit mehr Kohlenhydraten zurecht, und die nachfolgenden Phasen sind flexibler, abwechslungsreicher und lassen sich leichter auf persönliche Vorlieben zuschneiden. Nur bei ausgeprägteren Stoffwechselproblemen wie starker Insulinresistenz oder Prädiabetes kann es ratsam sein, länger in Phase 1 zu verweilen.

Phase 2 verstehen: Fettzellen umpolen

In Phase 2 wird die Fettzufuhr etwas gesenkt (auf 40 Prozent der Gesamtkalorienzufuhr), und der Kohlenhydratanteil steigt ein wenig (auf 35 Prozent). Jetzt gibt es kleine Mengen schonend verarbeitetes Vollkorngetreide (zum Beispiel Vollkornreis, kernige Haferflocken, Gerste und Quinoa) sowie stärkehaltiges Gemüse (bis auf normale Kartoffeln). Die Proteinquellen und deren Mengen bleiben gleich (25 Prozent). Phase 2 soll die Fettzellen neu trainieren, damit das Gewicht kontinuierlich sinken kann, bis es sich auf einem neuen, tieferen Setpoint stabilisiert. Dieser Prozess kann Wochen bis Monate dauern, bei anfangs hohem Übergewicht auch etliche Monate. Bitte betrachten Sie Phase 2 als Basisprogramm für Ihre Ernährung, zu dem Sie bei Bedarf stets zurückkehren können. Wer auf stark verfeinerte

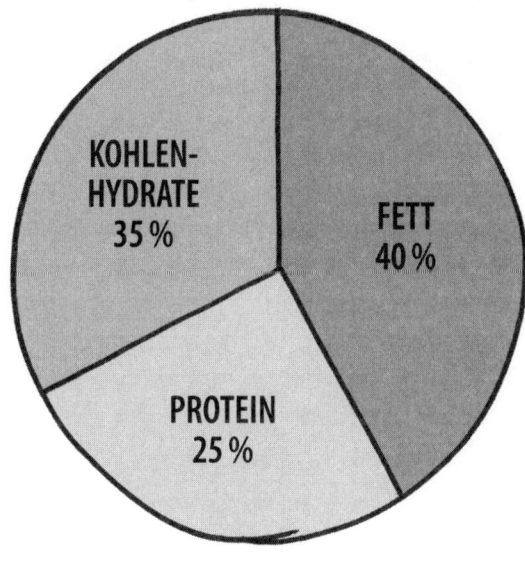

Phase 2
Zusammensetzung in Phase 2

Kohlenhydrate (die es in Phase 3 wieder gibt) zu empfindlich reagiert, bleibt am besten dauerhaft in Phase 2. Wie für alle Phasen dieses Ernährungskonzepts gilt: Hören Sie auf Ihren Hunger.

Phase 3 verstehen: Dauerhaft schlank

In dieser Phase entspricht das Verhältnis der Kohlenhydrate zu Fett und Protein der üblichen Ernährung bis Mitte des 20. Jahrhunderts, also vor der allgemeinen Fettphobie:

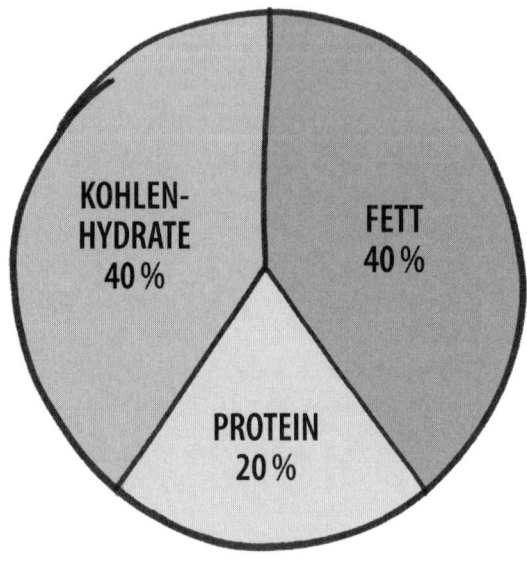

Phase 3
Zusammensetzung in Phase 3

40 Prozent Fett, 40 Prozent Kohlenhydrate und 20 Prozent Protein. (Die verschiedenen Varianten der Mittelmeerdiät haben eine vergleichbare Nährstoffverteilung.) An diesem Punkt brauchen Sie vermutlich mehr Nahrung als in Phase 1 und 2, weil Sie sich nicht mehr in erster Linie auf die Verbrennung gespeicherter Fettkalorien stützen können.

Wichtig in Phase 3 ist das Experimentieren. Sie müssen selbst herausfinden, wie viel Flexibilität Ihrem Körper guttut. Manche Menschen vertragen nach Gewichtsabbau und einer Ankurbelung ihres Stoffwechsels mehrere Portionen raffinierter Kohlenhydrate pro Tag, ohne gleich wieder in die Kohlenhydratgier und erneutes Zunehmen zu verfallen. Bei anderen sind selbst kleinere Mengen dieser Kohlenhydrate problematisch. In Phase 3 muss jeder selbst herausfinden, was sein Körper benötigt, und eine persönliche Blaupause entwerfen, anstatt sich auf willkürliche Nährstoffvorgaben zu verlassen. In dieser Zeit kommt den Tagesberichten und der Monatsübersicht (siehe Seite 446, Anhang B, oder als PDF unter www.goldmann-verlag.de/nimmersatt) besonders viel Bedeutung zu.

Nimmersatt und ich

Mein Hauptproblem beim Abnehmen war bisher immer der nagende Hunger. Bei jedem Diätversuch wurde ich unglaublich gefräßig und war nie richtig satt.

Bei diesem Ansatz schmeckte das Essen von Anfang an erstaunlich gut. Schon nach dem Frühstück ging es mir bestens. Ich glaube, die Nährstoffzusammensetzung bei dieser Mahlzeit hat bei mir einfach einen Nerv getroffen. Meine Sucht nach Zucker, süßen Getränken und Brot ist definitiv vorbei. Das ist bemerkenswert, weil ich zugleich das Gefühl habe, dass ich Herrin über meinen Appetit bin. Das ungesunde Zeug schmeckt mir einfach nicht mehr. Vielleicht esse ich mal ein Stück Geburtstagskuchen oder andere raffinierte Kohlenhydrate, aber ich bin nicht mehr wirklich scharf darauf. Es ist mehr so ein: »Oh, das wäre vielleicht mal ganz nett. Ich glaube, ich nehme ein Stück.«

Früher hätte ich gedacht: »Wie viel kann ich davon essen, ohne dass es jemandem auffällt?« Darüber freue ich mich sehr.

> *– Holly C., 37, Raleigh, North Carolina*
> *2 kg leichter, 5 cm weniger Bauchumfang*

Vorbereitung: Der 7-Tage-Countdown

Nimmersatt ist abwechslungsreich, verlockend und sättigend, denn es gibt vieles zu essen, was in üblichen Diäten verboten ist. Herzhafte Speisen wie Shepherd's Pie, überbackene Auberginen oder Taco-Salat stehen ebenso auf dem Speiseplan wie kleine Köstlichkeiten, darunter schokolierte Früchte (ja, es gibt abends fast immer ein Dessert). Gemüsemuffel werden angesichts des Angebots möglicherweise umdenken, denn sie bekommen Salate mit guten Fetten in der Sauce, Zucchini und andere grüne Gemüsesorten, die in Knoblauch und Olivenöl gebraten sind, sowie vielfältige Gemüsepfannen. Die nachfolgenden Tabellen vermitteln einen Überblick über die Lebensmittel, die in der jeweiligen Phase zur Verfügung stehen, aber auch diejenigen, die aktuell zu begrenzen oder zu meiden sind.

	Phase 1: Den Hunger besiegen	Phase 2: Fettzellen umpolen	Phase 3: Schlank bleiben
Getreide			
Alle Getreidesorten, zum Beispiel: Amarant Buchweizen Dinkel Gerste Hafer Hirse Mais Quinoa Reis Teff Weizen *Hinweis:* Siehe auch Anhang C, Seite 454 f., *Anleitung zur Zubereitung von Vollkorngetreide*	Nein.	Ja, mit Einschränkungen. Bis zu drei Portionen »intaktes« Vollkorngetreide pro Tag (maximal eine Portion pro Mahlzeit). *Hinweis:* »Intakt« bedeutet: ganze oder grob geschrotete Körner, keine Flocken und kein Mehl. (Zum Beispiel keine Haferflocken, sondern Hafergrütze oder Haferschrot.) Kein Brot, keine Pasta, kein Couscous (auch nicht als Vollkornprodukt). Kein raffiniertes Getreide wie Weißmehl oder polierter Reis. 1 Portion = 125 g gegartes Getreide (8 Esslöffel)	Ja, soweit verträglich. Bis zu vier Portionen pro Tag, in erster Linie Vollkorngetreide. Davon eventuell bis zu zwei Portionen raffiniertes Getreide pro Tag (soweit verträglich). *Hinweis:* Achten Sie bei Getreide auf Vollkornprodukte. Stark verarbeitetes Getreide sollte die Ausnahme bleiben. Kleine Mengen Weißbrot, polierter Reis oder ähnliche Getreideformen können akzeptabel sein, sofern individuell verträglich. 1 Portion = 1 Scheibe Brot oder 125 g gegartes Getreide oder Pasta

	Phase 1: Den Hunger besiegen	Phase 2: Fettzellen umpolen	Phase 3: Schlank bleiben
Stärkereiches Gemüse			
Zum Beispiel: Butternut-Kürbis Erbsen Gartenkürbis Kartoffeln Rote Bete Rübchen Süßkartoffeln Yams	Nein.	Ja, mit Einschränkungen. Essen Sie stärkereiches Gemüse (außer Kartoffeln) im Rahmen einer Mahlzeit anstelle von einer Portion Getreide. *Hinweis:* 1 Portion = 150 bis 300 g gegartes Gemüse	Ja, soweit verträglich. Essen Sie stärkereiches Gemüse im Rahmen einer Mahlzeit anstelle von einer Portion Getreide. *Hinweis:* Mit Kartoffeln bitte sparsam umgehen; betrachten Sie sie als gleichwertig zu Weißbrot.
Hülsenfrüchte			
Zum Beispiel: Edamame (Sojabohnen) Erdnüsse Kichererbsen Lima-Bohnen Linsen Pinto-Bohnen Rote Bohnen Schwarze Bohnen Wachtelbohnen Weiße Bohnen	Ja. *Hinweis:* Hülsenfrüchte sind in Phase 1 die einzigen stärkereichen Lebensmittel. Hülsenfrüchte liefern Kohlenhydrate und Protein in ausgewogenem Verhältnis, lassen den Blutzucker nicht hochschnellen und sind faserreich. 1 Portion = 90 bis 140 g	Ja.	Ja.

Kapitel 5: Start frei für ein neues Leben

	Phase 1: Den Hunger besiegen	**Phase 2:** Fettzellen umpolen	**Phase 3:** Schlank bleiben
Hülsenfrüchte (Fortsetzung)			
	Getrocknete Bohnen oder Bohnen aus der Dose sind kein Problem. Bitte keine Produkte mit Zuckerzusätzen (zum Beispiel *Gebackene Bohnen*).		
Grünes Blattgemüse und andere stärkearme Gemüsesorten			
Zum Beispiel: Blattsalat aller Art Brokkoli Chilis Feldsalat Fenchel Grünkohl Kopfsalat Mangold Möhren Paprika (grün, gelb, rot, orange) Pilze Rosenkohl Rote-Bete-Blätter Rucola Rübenblätter Spinat Tomaten Weißkohl	Ja. **Hinweis:** Stärkearmes Gemüse gehört mittags und abends immer dazu und kann auch beim Frühstück oder als Snack auftauchen. Gemüse rundet jede Mahlzeit ab, wenn die üblichen Stärketräger ausfallen (und eignet sich hervorragend, um damit die reichhaltigen Saucen und Dressings aus dem Rezeptteil zu reichen).	Ja.	Ja.

	Phase 1: Den Hunger besiegen	**Phase 2:** Fettzellen umpolen	**Phase 3:** Schlank bleiben
Grünes Blattgemüse und andere stärkearme Gemüsesorten (Fortsetzung)			
Hinweis: Siehe auch Anhang C, Seite 449 ff., *Anleitung zur Zubereitung von Gemüse*			
Früchte			
Zum Beispiel: Äpfel Aprikosen Birnen Brombeeren Erdbeeren Feigen Grapefruit Heidelbeeren Himbeeren Orangen Pfirsiche Trauben **Tropische Früchte:** Ananas Banane Cantaloup-Melone Datteln Mango Papaya Wassermelone	Ja, mit Einschränkungen. 2 bis 3 Früchte pro Tag. *Hinweis:* 1 Frucht = eine ganze Frucht (Orange, Apfel) oder 200 bis 250 g geschnittene Früchte oder Beeren. Früchte vermitteln eine natürliche Süße, die bei der Entwöhnung von übersüßtem Junkfood hilft. Ungeeignet für Phase 1: − Tropische Früchte − Trockenfrüchte (Rosinen) − Fruchtsaft	Ja. *Hinweis:* Erlaubt ist, was schmeckt. Tropische Früchte und Trockenfrüchte bitte nur in Maßen verzehren. 1 Portion Trockenfrüchte = 1 bis 2 Esslöffel Bitte keinen Fruchtsaft trinken (zu hoher Zuckergehalt).	Ja. *Hinweis:* Den Früchteverzehr an die persönlichen Bedürfnisse anpassen.

	Phase 1: Den Hunger besiegen	**Phase 2:** Fettzellen umpolen	**Phase 3:** Schlank bleiben
Proteinträger			
Zum Beispiel: Eier Fisch Joghurt Geflügel Käse Lammfleisch Meeresfrüchte Proteinpulver Rindfleisch Sonstiges Fleisch und Wild Tempeh Tofu Vegetarischer Aufschnitt	Ja. Eine Portion pro Mahlzeit. *Hinweis:* 1 Portion Protein = – 90 bis 180 g Fisch, Fleisch, Geflügel, Meeresfrüchte, Tofu, Tempeh oder veganer Aufschnitt – 3 Eier – 90 g geriebener Käse – 250 g griechischer Joghurt – 5 EL Proteinpulver (Herstellerhinweise beachten) Griechischer Joghurt enthält etwa doppelt so viel Protein wie normaler Joghurt. Hülsenfrüchte können den Proteingehalt einer Mahlzeit besonders für Vegetarier deutlich verbessern.	Ja. Eine Portion pro Mahlzeit.	Ja. Eine Portion pro Mahlzeit.

	Phase 1: Den Hunger besiegen	**Phase 2:** Fettzellen umpolen	**Phase 3:** Schlank bleiben
Fette und fettreiche Lebensmittel			
Zum Beispiel: Avocado Avocadoöl Butter Distelöl Erdnüsse Erdnussbutter (ohne Zuckerzusätze) Kokosöl Leinöl Mayonnaise Nüsse und Nussbutter Olivenöl Samen und Samenbutter Saure Sahne Schlagsahne Sesamöl (pur oder geröstet)	Ja. Bei jeder Mahlzeit. *Hinweis:* Wenn der wichtigste Proteinträger auch fettreich ist (zum Beispiel Geflügel mit Haut, fettes Fleisch, Käse, Tofu oder Tempeh), bitte wahlweise ergänzen: – 2 bis 3 Teelöffel Öl, Butter oder Mayonnaise – 1 bis 2 Esslöffel Nüsse, Kerne oder Samen – 1/4 Avocado Wenn die Proteinquelle *nicht* fettreich ist (Geflügel ohne Haut, mageres Fleisch, Meeresfrüchte, veganer Aufschnitt, Proteinpulver), verdoppeln Sie die genannten Mengen.	Ja. Bei jeder Mahlzeit, etwa 25 Prozent weniger als in Phase 1.	Ja. Bei jeder Mahlzeit, etwa 25 Prozent weniger als in Phase 1.

Kapitel 5: Start frei für ein neues Leben

	Phase 1: Den Hunger besiegen	**Phase 2:** Fettzellen umpolen	**Phase 3:** Schlank bleiben
Milch und Milchersatzprodukte			
Zum Beispiel: Joghurt (Vollmilch) Kefir (Vollmilch) Kokosmilch Mandelmilch Sojamilch Vollmilch	Ja. *Hinweis:* 1 Portion = 250 ml (meistens) Naturjoghurt und Kefir enthalten lebende, probiotische Kulturen, also »gute« Bakterien, die für Gesundheit und Wohlergehen eine große Rolle spielen. Darum sind sie im Zweifelsfall einem Glas Milch vorzuziehen. Nur ungesüßte Produkte wählen (ohne Zusatz von Zucker oder künstlichen Süßungsmitteln).	Ja.	Ja.
Kohlenhydratreiche Süßigkeiten und Snacks			
Zum Beispiel: Backwaren (Kekse, Kuchen) Chips Fruchtsaft Gummibärchen Pommes frites Sonstige Süßwaren Sorbet	Nein. *Hinweis:* Schokolade mit mindestens 70 % Kakaoanteil enthält relativ wenig Zucker und ist in allen Phasen erlaubt (bis zu 30 g täglich).	Nein.	Ja, soweit individuell verträglich. *Hinweis:* Maximal 2 Portionen stark verarbeitete Kohlenhydrate pro Tag insgesamt (ob Weißmehlprodukte oder Süßigkeiten).

	Phase 1: Den Hunger besiegen	Phase 2: Fettzellen umpolen	Phase 3: Schlank bleiben
Kohlenhydratreiche Süßigkeiten und Snacks (Fortsetzung)			
Speiseeis Süße Getränke (wie Softdrinks, Eistee, Sportgetränke, Energydrinks)			Keine stark gesüßten Getränke (ob mit Zucker oder mit Süßstoffen).
Zucker			
Zum Beispiel: Agavendicksaft Ahornsirup Birnendicksaft Dattelzucker Dextran Dextrose Fruchtsaftkonzentrat Fruktose Fruktose-Glukose-Sirup (HFCS) Gerstenmalz Glukose Honig Maissirup Maltodextrin Maltose Reissirup Rohrzucker Rübensirup Saccharose Sucanat Traubenzucker Zucker	Nein (abgesehen von dem geringen Zuckergehalt in dunkler Schokolade mit mindestens 70 % Kakaoanteil).	Ja, mit Einschränkungen. Bis zu 3 Teelöffel Zucker pro Tag, am besten in Form von Honig oder Ahornsirup. *Hinweis:* 1 Teelöffel Ahornsirup, Honig oder anderer Zucker liefert etwa 4 g Zucker. Gezuckerte Getränke sollten maximal 2 Teelöffel pro Tasse Kaffee oder Tee enthalten (1 g auf 30 ml).	Ja, soweit verträglich. Bis zu 6 Teelöffel Zucker pro Tag, am besten in Form von Honig oder Ahornsirup. *Hinweis:* In Getränken sollte der Zuckergehalt weiter auf 1 g pro 30 ml begrenzt bleiben.

	Phase 1: Den Hunger besiegen	**Phase 2:** Fettzellen umpolen	**Phase 3:** Schlank bleiben
Koffeinhaltige Getränke			
Zum Beispiel: Kaffee (in jeder Form) Tee (schwarz, grün, Oolong)	Ja, mit Einschränkungen. Bis zu 2 bis 3 Tassen pro Tag. *Hinweis:* Koffein erzeugt Insulinresistenz, aber Kaffee und Tee enthalten gesundheitsfördernde pflanzliche Substanzen, sogenannte Polyphenole. Trinken Sie am besten Grüntee (oder Kaffee, gegen Kopfschmerzen). Nicht mit Süßstoff süßen. Sahne oder Vollmilch sind erlaubt. Entkoffeinierten Kaffee dürfen Sie in beliebiger Menge trinken.	Ja, mit Einschränkungen. Bis zu 2 bis 3 Tassen pro Tag. *Hinweis:* Auf Wunsch im Rahmen des täglichen Zuckermaximums von 12 g mit 1 bis 2 Teelöffeln Zucker süßen (4 bis 8 g pro Tasse).	Ja, soweit verträglich. *Hinweis:* Auf Wunsch im Rahmen des täglichen Zuckermaximums von 24 g mit 1 bis 2 Teelöffeln Zucker süßen (4 bis 8 g pro Tasse).
Diätgetränke und Süßstoffe			
Zum Beispiel: Aspartam Diätgetränke Saccharin Stevia Sucralose	Nein. *Hinweis:* Süßstoffe und künstlich gesüßte Getränke liefern zwar keine Kalorien, hindern	Nein. *Hinweis:* Gelegentlich sind kleine Mengen Stevia akzeptabel.	Nein. *Hinweis:* Kleine Mengen Stevia sind akzeptabel.

	Phase 1: Den Hunger besiegen	**Phase 2:** Fettzellen umpolen	**Phase 3:** Schlank bleiben
Diätgetränke und Süßstoffe (Fortsetzung)			
	die Geschmacksknospen jedoch daran, die natürliche Süße aus vollwertigen Lebensmitteln auszukosten. Außerdem scheinen diese Zusätze den Stoffwechsel nachteilig zu beeinflussen. Stevia ist ein natürliches, zuckerfreies Süßungsmittel. Meiden Sie in Phase 1 jedoch auch Produkte, die mit Stevia gesüßt sind.		
Alkohol			
Zum Beispiel: Bier Gin Rum Wodka Whiskey Wein	Nein (es sind nur zwei Wochen!).	Ja, mit Einschränkungen. 1 bis 2 Drinks pro Tag (idealerweise nur am Wochenende oder bei besonderen Anlässen). *Hinweis:* 1 Drink = – 150 ml trockener Wein – 360 ml Bier – 45 ml hochprozentiger Alkohol (40 %)	Ja, soweit verträglich. 1 bis 2 Drinks pro Tag. *Hinweis:* Achten Sie darauf, wie der Alkohol bei Ihnen Gewicht, Schlaf, Energiepegel und Stimmungslage beeinflusst. Begrenzen Sie den Genuss auf eine Menge, die Sie nicht beeinträchtigt.

	Phase 1: Den Hunger besiegen	**Phase 2:** Fettzellen umpolen	**Phase 3:** Schlank bleiben
Alkohol (Fortsetzung)			
		Wenn diese Menge den Diäterfolg behindert, den Alkoholkonsum bitte zurückschrauben oder einstellen.	

Nimmersatt und ich

Das Geniale an diesem Ansatz ist, dass er persönliche Unterschiede berücksichtigt. Ich war in Sorge, weil ich kein Gluten, kein Soja und keine Bohnen esse (damit ging es mir einfach nicht gut). Jetzt habe ich neue Energie! Und ich habe so viel gefuttert, dass ich eigentlich hätte zunehmen müssen!

– Lisa K., 43, Albertville, Minnesota
3,5 kg leichter, 5 cm weniger Bauchumfang

Mit dieser groben Übersicht können Sie sich nun sicher besser vorstellen, wie Ihre Ernährung sich im Rahmen der Diät verändert. Doch bevor Sie einkaufen gehen, sind noch weitere Punkte zu bedenken. Zunächst einmal brauchen wir Ihre gesundheitlichen Ausgangsdaten.

Tag -6: Ihr momentaner Gesundheitszustand: Werden Sie zum Datensammler!

Ab dem heutigen Tag sammeln Sie wichtige Gesundheitsdaten. So haben Sie eine klare Ausgangsbasis und können Ihre Fortschritte verfolgen. Viele Teilnehmer der Pilotphase fanden das regelmäßige Datensammeln ebenso motivierend wie aufschlussreich.

Ausgangsdaten bestimmen

Wiegen. Wiegen Sie sich gleich morgens – nach der Toilette und vor dem Frühstück. Diese erste Zahl steht für Ihr Ausgangsgewicht, auch wenn die Diät erst nächste Woche anfängt. Tragen Sie dieses Gewicht in Ihre Monatsübersicht ein (siehe Seite 448, Anhang B, oder unter www.goldmann-verlag.de/nimmersatt, bitte in ausreichender Anzahl kopieren oder ausdrucken).

Nach dem Wiegen verstauen Sie Ihre Waage außerhalb Ihrer Sichtweite. Während der Diät sollen Sie sich bitte nur einmal die Woche wiegen.

Je nach Wasserzufuhr und anderen Faktoren unterliegt das Körpergewicht natürlichen Schwankungen. Veränderungen von einem Tag auf den anderen sind daher wenig aussagekräftig. Zudem ist das Gewicht – wie bereits erwähnt – besonders anfangs nur ein grober Anhaltspunkt für die wahre Wirkung einer Diät. Bei der *Nimmersatt*-Diät geht es in hohem Maße um ein besseres Verständnis für die inneren Signale des Körpers zur Gewichtsregulierung. Diese Signale nehmen viele Menschen leider gar nicht mehr wahr und reagieren daher kaum auf die Bedürfnisse ihres Körpers nach gesunder Nahrung, ausreichend Schlaf, Stressabbau und regelmäßiger Bewegung. Klassische Diäten machen diese Entfremdung nur noch schlimmer, denn sie verlangen, dass wir den Hunger (ein tief verankertes biologisches Signal) ignorieren und uns stattdessen auf äußere Rückmeldungen wie den Zeiger an der Waage oder Kalorienmengen konzentrieren.

Kleine Kinder reagieren instinktiv besser auf körperliche Signale. In einer Studie setzte man Kindern unterschiedlichen Alters verschiedene Mengen Nudeln mit Käsesauce vor. Sie durften essen, so viel sie wollten. Die kleineren Kinder aßen immer dieselbe Menge, unabhängig von der Portionsgröße. Ältere Kinder hingegen aßen mehr, wenn die Portionsgröße anwuchs.[1] Vielleicht können wir angesichts der Konfrontation mit Riesenportionen stark verarbeiteter Nahrung nicht mehr wahrnehmen, wann es reicht.

Der Verzicht auf stark verarbeitete Nahrung trägt automatisch zu einer verbesserten Körperwahrnehmung bei. Im Einzelfall kann es allerdings eine Weile dauern, bis man Hunger und Sättigung wieder korrekt erkennt. Ignorieren Sie also lieber die Waage als Ihren Hunger. Sobald der Körper bekommt, was er braucht, bekommen auch Sie, was Sie sich wünschen.

Bauchumfang messen. Normalerweise denken wir bei Übergewicht nur an die Waage. Dabei ist der Bauchumfang noch wichtiger, denn er zeigt an, wie viel Fett wir in unserem »Hochrisikogebiet« mit uns herumtragen, der Körpermitte. Wenn zwei Personen jeweils zehn Zentimeter Bauchumfang abbauen, die eine jedoch zehn Kilo abnimmt und die andere nur fünf – wer profitiert mehr? Beide haben gleich viel Bauchfett verloren (was sich am Taillenmaß ablesen lässt), aber derjenige, der *weniger* Gewicht abgebaut hat, hat mehr Muskelmasse erhalten. Das wäre für Aussehen, Gesundheit und Langzeiterfolg die bessere Ausgangslage. Der Bauchumfang ist, was das langfristige Risiko für Herzkrankheit, Diabetes und andere übergewichtsbezügliche Komplikationen betrifft, ein sichererer Indikator als das Körpergewicht.

Legen Sie in Höhe des Bauchnabels ein Maßband um die Taille und messen Sie auf einen Zentimeter genau. Diese Messung wird monatlich wiederholt und in der Monatsübersicht eingetragen.

Körpergröße messen (auf Wunsch). Anhang der Körpergröße können Sie Ihren Body Mass Index (BMI) bestimmen. Natürlich wissen Sie ungefähr, wie groß Sie sind, doch mit den Jahren kann ein Körper sich verändern. Irgendwann schrumpfen wir. Wenn die letzte Messung schon eine Weile her ist, bitten Sie einen Angehörigen oder Freund um Hilfe oder markieren Sie Ihre Größe selbst mit einem Bleistift an der Wand. Danach können Sie mit dem Zollstock nachmessen.

Blutwerte bestimmen lassen (auf Wunsch). Es lohnt sich, vor der Diät die Ausgangswerte zu ermitteln. Oder Sie verwenden die Werte vom letzten Check-up. Damit haben Sie eine Momentaufnahme von Ihrem Stoffwechsel und können anhand der Veränderungen sehen, wie Ihr Körper auf die Diät anspricht. Wichtige Werte wären:

- Nüchternfettprofil mit HDL-Cholesterin, LDL-Cholesterin und Triglyzeriden (kardiovaskuläre Risikofaktoren).
- Nüchternglukose, Nüchterninsulin und HbA1c (Risikofaktoren für Diabetes mit Insulinresistenz).
- C-reaktives Protein, hohe Empfindlichkeit (CRP, ein Entzündungsmarker).

Blutdruck messen (auf Wunsch). Der Blutdruck wird beim Arzt eigentlich immer gemessen. Fragen Sie beim nächsten Besuch nach Ihren letzten Werten.

Erfolgskontrolle

Tagesbericht und Monatsübersicht sind wichtige Bausteine, die Ihnen helfen werden, entscheidende Körpersignale wahrzunehmen, Fortschritte zu erkennen, Ihre Reaktionen auf Veränderungen von Ernährung und Lebensweise richtig einzuschätzen und Phase 3 auf Ihre biologischen Bedürfnisse abzustimmen. Außerdem kann das Ihre Motivation steigern. Kopieren Sie die Vorlagen in Anhang B, siehe Seite 446, oder laden Sie sie auf www.goldmann-verlag.de/nimmersatt herunter. Sie brauchen für jeden Diättag einen Tagesplan und für jeden Monat eine Monatsübersicht. Fangen Sie gleich heute damit an. Wer mit Papier arbeitet, kann die Bögen im Diätordner oder in einer separaten Mappe abheften.

Im Tagesbericht beantworten Sie Fragen zu Hunger, Heißhungerattacken, Sättigungsgefühl, Antriebskraft und Wohlbefinden im Laufe des Tages auf einer Skala von 0 (ganz schlimm) bis 4 (optimal). Aus den Antworten errechnen Sie Ihre Gesamtpunktzahl (zwischen 0 und 20). Danach schreiben Sie auf, wie viele stark verarbeitete Kohlenhydrate Sie an diesem Tag zu sich genommen haben. Nach Beginn der Diät notieren Sie auch, ob Sie aktiv etwas für Stressabbau, Bewegung oder einen guten Schlaf getan haben. In der Vorbereitungsphase überspringen wir diesen Teil jedoch. Zum Schluss tragen Sie die Gesamtpunktzahl in die Monatsübersicht ein. Verwenden Sie dafür einen farbigen Stift, der die Anzahl der Portionen an stark verarbeiteten Kohlenhydraten symbolisiert, die an diesem Tag verzehrt wurden (grün für 0, gelb für 1 bis 2, rot für 3 oder mehr). So kann man später auf Anhieb erkennen, wie sich Symptome, Körpergewicht und Bauchumfang im Laufe der Zeit verändern und wie Ernährungsveränderungen Ihre Ergebnisse beeinflussen.

Tag -5: Bewegung, Schlaf und Stressabbau

Die Ernährung hat einen enormen Einfluss auf die Fettzellen, aber auch andere Verhaltensweisen spielen eine große Rolle. Zu wenig Schlaf oder Bewegung oder zu viel Stress lassen den Insulinspiegel steigen, fördern chronische Entzündungen, mauern das Fett in den Fettzellen ein und unterminieren die Auswirkungen einer guten Ernährung. In unserer modernen, schnelllebigen Welt fällt es vielen schwer, ausreichend Schlaf, Bewegung und Entspannung zu finden. Deshalb wird diesen drei »lebenserhaltenden« Faktoren in allen drei Phasen besondere Aufmerksamkeit geschenkt. Schon kleine Veränderungen in diesen Bereichen können erhebliche Synergien erzeugen: Stressabbau lässt uns besser schlafen; wer gut ausgeruht ist, traut sich körperlich mehr zu; dadurch steigt die Motivation, sich gesund zu ernähren. Wie bei der Diät setzen wir auch hier nicht auf Vorschriften und Verbote, sondern auf mehr Lebensfreude.

Bewegungsfreude und die »Passeggiata«. Wenn es bei Gewichtsabbau lediglich um eine geringere Kalorienzufuhr und einen erhöhten Kalorienverbrauch ginge, könnte man zwar 20 Minuten auf dem Laufband schwitzen, doch schon eine Handvoll Rosinen würde die ganze Mühe zunichtemachen. Glücklicherweise verbraucht körperliche Aktivität nicht nur Kalorien, sondern verringert zugleich die Insulinresistenz und unterstützt dadurch den Gewichtsabbau. Dazu muss man nicht stundenlang trainieren. Eine Studie an älteren Erwachsenen mit Diabetesrisiko stellte fest, dass schon drei 15-minütige Spaziergänge nach dem Essen jeweils 24 Stunden lang die Blutzuckerregulierung verbesserten. Sie waren damit mindestens genauso hilfreich wie ein langer Spaziergang von 45 Minuten Dauer.[2] Wer sich mehrmals am Tag vom Schreibtisch oder von der Couch löst, kann zugleich besser Stress abbauen. In Italien hat man ein hübsches Wort für solche Spaziergänge, man spricht von einer *Passeggiata*. Kein Italiener trägt bei seiner *Passeggiata* einen Schrittzähler oder einen Pulsmesser – hier geht es einzig und allein um den Spaß: ins Freie gehen, mit den Nachbarn plaudern, nach einem langen Tag mit der Familie zusammenkommen und die letzten Sonnenstrahlen genießen. Die Bewegung und das Licht, das dieser Gang verschafft, helfen zugleich bei der Kalibrierung der inneren Uhr. Die *Passeggiata* ist angenehme Bewegung, die zu einer guten Verdauung und Insulinwirkung beiträgt, Stress abbaut und einen gesunden Schlaf fördert.

Unabhängig von Ihrer persönlichen Fitness kann die *Passeggiata* Bewegung wieder angenehm, leicht und entspannend erscheinen lassen – keine lästige Pflicht, die man schwitzend durchstehen muss. Beginnen Sie in Phase 1 mit einem ergänzenden täglichen Spaziergang gleich nach dem Abendessen. Wenn Sie bereits regelmäßig Sport treiben, wunderbar! Dann haben Ihre Fettzellen beste Voraussetzungen. Doch in Phase 1 sollte man es nicht übertreiben, weil der Körper Zeit braucht, sich auf die neue Ernährungsform einzustellen. Machen Sie also zusätzlich Ihren Abendspaziergang, aber schrauben Sie Ihr aktuelles Sportprogramm vorübergehend um ein Drittel zurück.

In Phase 2 setzen Sie die *Passeggiata* fort und fügen 30 Minuten mäßige bis starke körperliche Aktivität hinzu, die Ihnen richtig Spaß macht. Das kann gern auch Ihr bisheriges Sportprogramm sein. Je nach Fitness und ärztlichem Rat sollten Sie möglichst drei bis vier Mal in der Woche trainieren. Manche Menschen haben nach jahrelanger Fehlernährung und sitzender Lebensweise wenig Muskelmasse (Sarkopenie). Gerade dann ist Bewegung besonders wichtig, und zwar nicht in erster Linie zur Kalorienverbrennung, sondern zur Erhöhung von Muskelmasse und zur Verbesserung der Insulinsensitivität. In Phase 3 fügen Sie dann eine Bewegungsform hinzu (oder gehen dazu über), die Ihnen wirklich Freude bereitet und bei der Sie lange bleiben können.

Unabhängig vom Fitnessstand unterstützen die relativ blutzuckerneutralen Mahlzeiten Ihre körperliche Aktivität, indem sie den Zugriff auf die Fettreserven erleichtern, die unsere beste Energiequelle darstellen.[3]

Den Schlaf für heilig erklären. Über 30 Prozent der erwachsenen Amerikaner schlafen nachts weniger als sechs Stunden, obwohl der Körper normalerweise erst mit sieben bis acht Stunden optimal funktioniert.[4] Wir sind so darauf versessen, unsere Tage noch mehr vollzupacken, dass wir uns mit Kunstlicht, Fernsehen, Computer und Telefon bis zur letzten Sekunde wachhalten und uns dann wundern, warum wir so schlecht einschlafen oder durchschlafen. Den Preis für den Schlafmangel zahlt unsere Gesundheit. Helles Licht unterdrückt die Melatoninausschüttung (die uns eigentlich das Einschlafen erleichtern sollte), und die folgenden Schlafstörungen behindern den normalen Rhythmus der Stresshormone (die uns eigentlich das Wachbleiben ermöglichen sollen).[5] Nach einer schlaflosen Nacht reagieren wir reizbar und fauchen unsere Mitmenschen an, was für noch mehr Stress sorgt. Bei Schlafmangel verändert sich die Reaktion des Belohnungssystems im Gehirn in Bezug auf Junkfood. Man isst dann tendenziell mehr Kalorien, insbesondere in Form von Lebensmitteln mit hoher glykämischer Last.[6] (Und man vertilgt diese Kalorien zum ungünstigsten Zeitpunkt für die Fettzellen, nämlich mitten in der Nacht.)

Die Fettzellen leiden am meisten unter Schlafmangel. Laut einer Studie der Universität Chicago geht die Insulinempfindlichkeit der Fettzellen bereits nach nur vier Tagen Schlafentzug (4,5 Stunden Schlaf pro Nacht) substanziell zurück.[7] Eine andere Studie kam zu dem Ergebnis, dass ungesunde Veränderungen von Insulinsensitivität und Stoffwechsel bereits nach nur einer stark verkürzten Nacht (mit vier Stunden Nachtschlaf) auftreten können.[8] Langfristig erhöht Schlafmangel das Risiko für starkes Übergewicht, Typ-2-Diabetes und Herzkrankheiten.[9]

Heute widmen wir uns deshalb dem Schlafzimmer, das wir in sechs Schritten auf Vordermann bringen, bis es wieder den optimalen Raum für erholsamen Schlaf darstellt. Schlechte Schlafgewohnheiten verschwinden nicht immer von jetzt auf gleich, aber das Ergebnis kann das Leben verändern. Ihr Schlafzimmer sollte ausschließlich für die drei L reserviert sein: Liegen, Lesen, Liebe.

1. *Den Thermostat drosseln:* Ein kühles Schlafzimmer fördert einen tiefen Schlaf. Es gibt auch Hinweise, dass die kühle Umgebung den Stoffwechsel aktivieren kann, indem sie das fettverbrennende braune Fettgewebe aktiviert.[10]

2. *Den Fernseher abschalten:* Spätes Fernsehen kann das Nervenkostüm auf Hochtouren bringen, besonders bei Gewaltdarstellungen in Film oder Nachrichten. Genau dann, wenn man eigentlich zur Ruhe kommen möchte, werden

noch einmal Stresshormone ausgeschüttet. Während des *Nimmersatt*-Programms konzentrieren wir uns auf die Ernährung, sollten aber auch prüfen, was wir unserem Gehirn zumuten. Ist diese Kost hochwertig? Ist sie nahrhaft? Nach acht Uhr abends brauchen wir die neuesten Nachrichten nicht mehr – die hören wir auch noch am nächsten Tag.

3. *Smartphone und Computer abschalten:* Noch eben die neuesten Mitteilungen auf Facebook oder Twitter abzurufen oder womöglich noch zu arbeiten ist schlimmer als Fernsehen. Im Bett halten wir Laptop und Phone dicht vors Gesicht und setzen uns damit blauem Licht aus, das den Schlaf stört. In den zwei bis drei Stunden vor dem Einschlafen sollte man eine App wie f.lux (https://justgetflux.com) einsetzen, die dieses Licht automatisch dimmt und filtert, um diesen Effekt herabzusetzen. Besser noch wäre die Regel »Kein Bildschirm im Schlafzimmer«. Ob beruflich oder privat – E-Mails haben Zeit bis morgen.

4. *Weniger Licht:* Aus demselben Grund sollten Sie Deckenlampen dimmen und für die Nachttischlampe eine gedämpfte Lichtquelle verwenden. Straßenlaternen oder die Morgensonne kann man mit verdunkelnden Vorhängen, Rollos oder Jalousien aussperren. Alternativ bietet sich eine Schlafmaske an.

5. *Lärm aussperren:* Entfernen Sie alle Geräuschquellen aus dem Schlafzimmer. Hier sollte eine ruhige Atmosphäre herrschen. Wenn dies nicht möglich ist, zum Beispiel weil

man an einer belebten Straße wohnt oder in einer lauten Nachbarschaft, helfen Apps oder Geräte, die über »White Noise« Gegenlärm erzeugen, ein schwach eingestellter Ventilator oder Ohrstöpsel.

6. *Abendrituale:* Der Mensch ist ein Gewohnheitstier, und Einschlafrituale haben großen Einfluss auf die Schlafqualität. Legen Sie eine regelmäßige Bettzeit fest, mit der Sie mindestens sieben bis acht Stunden Schlaf bekommen (individuell auch mehr!), und passen Sie Ihre abendlichen Aktivitäten entsprechend an. Wählen Sie bestimmte beruhigende Tätigkeiten, die Sie jeden Abend in der gleichen Reihenfolge durchführen. Statt des Espressos nach dem Abendessen bietet sich ein Spaziergang mit der Familie, Freunden oder dem Hund an. Schalten Sie das meiste Licht frühzeitig ab, damit das Gehirn merkt, dass Sie sich auch innerlich auf »Abschalten« vorbereiten. Hilfreich sind daneben ausgiebiges Räkeln, eine warme Dusche oder (mein Favorit) ein warmes Bad mit Mineralsalzen (zwei Tassen Glaubersalz in der Wanne auflösen, ein paar Tropfen Lavendelöl hinzufügen und zehn bis 15 Minuten genießen). Eine fünfminütige Entspannungsübung einschieben, Naturgeräusche hören (Wellen am Strand, Wasser in einem Bach, der Wind, der durch die Bäume streicht), eine Runde Kuscheln mit dem Partner – erlaubt ist, was gefällt, nur sollte es möglichst jeden Abend stattfinden. Auf diese Weise können Gehirn und Körper auf trägen Autopilotmodus herunterschalten und sind wirklich schlafbereit, sobald das Licht ausgeht.

Natürlich fällt jeder mal in alte Gewohnheiten zurück, und nicht jede Nacht verläuft perfekt. Tun Sie einfach Ihr Bestes und denken Sie an die vielen Vorteile, die ein gesunder Nachtschlaf zu bieten hat. Nicht ohne Grund nennen viele Hollywoodgrößen Schlaf als wichtigsten Schönheitstipp. Halten Sie diesen nächtlichen Jungbrunnen also rein. Ihr Schlaf ist heilig, und Ihr Schlafzimmer ist Ihr Heiligtum. Schützen Sie es.

Persönliche Stressabbaumethoden einführen. Positiver Stress kann eine motivierende Herausforderung darstellen, wenn wir in einer Sportart neue Bewegungen erlernen oder gut vorbereitet eine Präsentation vortragen. Zu viel Stress über einen zu langen Zeitraum kann jedoch das sorgsam austarierte hormonelle Gleichgewicht im Körper durcheinanderbringen und die Fettzellen auf Gewichtszunahme umpolen. Das wichtigste Stresshormon, Kortisol, greift Muskeln und Knochen an und baut Bauchfett auf. Solchen gefährlichen Folgen können wir durch bewussten täglichen Stressabbau entgegenwirken.

Beginnen Sie bitte ab heute mit regelmäßigen Entspannungsübungen Ihrer Wahl, ob progressive Muskelentspannung, Yoga, Tai Chi, Tiefenatmung, Meditation, Gebet, Tagebuch führen oder anderes. Einer aktuellen Studie zufolge drosselt bereits eine einzige geführte Entspannungseinheit die Expression von Genen, die mit Insulinresistenz und Entzündungsbereitschaft zusammenhängen, und dies sogar bei Menschen, die diese Entspannungstechnik noch nie ausgeübt haben (wobei der Effekt bei regelmäßigem Einsatz am stärksten war).[11] Andere Studien zeigen, dass Methoden zur Entspannung den Blutdruck senken, Schmerzen lindern, den Schlaf verbessern und Angst und Depressionen so wirksam wie Antidepressiva eindämmen können.

Um davon zu profitieren, beginnen wir mit nur fünf Minuten am Tag. Vielleicht kennen Sie bereits eine Entspannungsmethode, die Ihnen hilft. In diesem Fall bleiben Sie einfach dabei. Ansonsten sollte man in Phase 1 jeden Abend vor dem Schlafengehen eine fünfminütige Entspannungseinheit einschieben. In Phase 2 kommt dann eine zweite Einheit im Laufe des Tages hinzu, zu dem Zeitpunkt, wo es am besten passt (und am meisten gebraucht wird). Sobald sich der Rhythmus eingespielt hat, können Sie beide Einheiten ausdehnen, bis in Phase 3 schließlich 30 Minuten pro Tag erreicht sind. Dabei ist zu beachten, dass es in erster Linie auf das tägliche Üben ankommt, nicht auf die Dauer. Jeden Tag fünf Minuten sind hilfreicher als einmal die Woche 35 Minuten.

Mit solchen kleinen, täglichen Übungseinheiten können wir dem Körper helfen, auf Gewichtsabbau umzuschalten, und gleichzeitig viele Aspekte unseres Lebens mehr genießen.

Nimmersatt und ich

Mir fällt auf, dass ich klarer denken kann. Der »Nebel« ist verflogen. Es ist, als ob mein Inneres sich entspannt hat. Das hätte ich nicht erwartet und finde es faszinierend. Ich mache eine Therapie, aber weil ich keine akute Krise habe, sehe ich meine Therapeutin oft nur einmal im Monat. Sie wusste nichts von dem Pilotprogramm, und als ich nach drei Wochen Diät wieder bei ihr war, sah sie mich an und fragte: »Was haben Sie denn gemacht? Sie wirken so wunderbar ausgeglichen.«

– Ann R., 61, Windsor Heights, Iowa
3 kg leichter, Bauchumfang nicht angegeben

Tag -4: Persönliche Beweggründe und Belohnungen

Ihr höchstpersönliches »Weil«

Sie finden es bestimmt erfreulich, dass man bei dieser Diät nicht hungern muss, um abzunehmen, und dass der Körper sich so verändert, dass man weniger Hunger und mehr Energie hat und sich insgesamt besser fühlt. Wenn die Gier nach Kohlenhydraten abflaut, kann man ungesunden Versuchungen leichter ausweichen. Außerdem schmeckt das Essen sehr gut.

Trotz all dieser greifbaren Vorzüge kann die Veränderung eine Herausforderung bleiben. Der Abschied von alten Gewohnheiten fällt mitunter schwer, und man fällt leicht in die vertrauten Verhaltensmuster zurück. Wenn Sie einen klaren, zwingenden Grund definieren – Ihr höchstpersönliches Motiv –, können Sie sich im entscheidenden Moment daran festhalten.

Ihr persönliches Motiv sollte mit zentralen Lebensfragen

zusammenhängen, also den großen Lebenszielen, elementaren Beziehungen oder Ihren wichtigsten Plänen für die Zukunft. Vielleicht sind Sie auf ein Abenteuer aus, zum Beispiel den Rucksackurlaub mit Partner, Kindern oder Enkeln. Oder es besteht große Dringlichkeit, weil Sie erfahren haben, dass Sie Prädiabetes haben, und sich nun vor Diabetes schützen wollen.

Es ist immer einfach, der kurzfristigen Belohnung (dem Schokoladenkuchen) den Vorzug zu geben und dabei langfristige Ziele (weniger Gewicht) über Bord zu werfen. Der Alltagsstress kann kluge Entscheidungen deutlich erschweren. Wenn man sich angesichts der Versuchung auf das persönliche Motiv besinnen kann, fällt das Durchhalten deutlich leichter. Dabei helfen verschiedene Methoden.

Aufschreiben. Schreiben Sie Ihr persönliches Motiv auf, und schließen Sie einen Vertrag mit sich: »Ich laufe nächstes Jahr im Mai den Halbmarathon« oder »Beim nächsten Arztbesuch habe ich bessere Blutwerte bei den Herzrisikofaktoren«. Und dann stellen Sie sich vor, Sie hätten Ihr Ziel erreicht: »Ich sehe mich strahlend über die Ziellinie laufen« oder »Ich sehe den erfreuten Blick meiner Ärztin«. Danach unterschreiben Sie! Der Moment, in dem Sie Ihre Unterschrift unter das Vorhaben setzen, erhöht die persönliche Entschlossenheit und spornt zum Durchhalten an.

Der Motivationstalisman. Ein visueller Hinweis kann den sprichwörtlichen Knoten im Taschentuch ersetzen und an das langfristige Ziel erinnern. Tragen Sie ein bestimmtes Armband oder eine Uhr, knüpfen Sie ein Bändchen oder wählen Sie eine Brosche, die für Ihr persönliches Motiv steht. Wer keinen Schmuck mag, kann ein Bild wählen, welches diesen Grund am besten symbolisiert, und es eingerahmt an einem bestimmten Ort aufstellen – auf dem Schreibtisch, im Bad oder auf dem Nachttisch. Wann immer Sie daran vorbeikommen, können Sie ein paar Sekunden an Ihr großes Ziel denken, um es stets vor Augen zu haben.

So tun als ob. Während der fünfminütigen Entspannungsphase können Sie mit dem visualisierten Ziel herumspielen. Versenken Sie sich in die sinnliche Erfahrung, Ihr Ziel zu erreichen. Wie klingt es, wie riecht es, wie fühlt es sich an, wenn Sie es geschafft haben? Wo sind Sie? Wer ist bei Ihnen? Woran denken Sie gerade? Mit solchen Techniken bereiten sich Schauspieler, Musiker und Sportler auf Auftritte und Wettkämpfe vor. Sie lassen die eigenen Beweggründe realistischer erscheinen.

Wenn-Dann-Pläne

Der Versuch, das eigene Leben positiv umzukrempeln, scheitert besonders häufig an unvorhergesehenen Stressfaktoren und Herausforderungen: »Ich würde es schaffen, wenn nicht X passiert wäre.« Natürlich fallen einem neue Wege leichter, wenn die Hindernisse ausbleiben. Aber leider hält sich das Leben meist nicht daran. Mit Schwierigkeiten müssen Sie rechnen, also sollten Sie sich fragen: »Wie gehe ich damit um?«

Aus der Verhaltenspsychologie wissen wir, dass »Wenn-Dann«-Pläne – sich mögliche Probleme vorher vorstellen und Lösungsansätze entwickeln – optimal geeignet sind, um dauerhafte Gewohnheiten zu erzeugen. Man kann damit nämlich automatische Reaktionen auf Widerstände einüben. Wenn so ein Widerstand eintritt, müssen wir uns nicht mehr fragen: »Was mache ich jetzt?«, und daraufhin in alte Gewohnheiten zurückfallen. Da wir bereits einen Plan B bereithalten, können wir uns auf die neue Situation einlassen, ohne das eigentliche Ziel aus den Augen zu verlieren.

Entwickeln Sie also für alle schwierigen Situationen, mit denen zu rechnen ist, einen solchen Plan B. Danach heißt es *üben, üben, üben*, bis das Umschwenken automatisch erfolgen kann. Einen Teil davon kann man mental trainieren: Stellen Sie sich vor, Sie greifen nicht nach den Chips, sondern lieber nach dem Gemüse und dem herrlich cremigen Dip. So sind Sie für die reale Situation besser gerüstet.

Wer Tagebuch führt, kann eine Liste neuer Gewohnheiten anlegen, die er oder sie im Rahmen der Diät gern einführen würde. Beantworten Sie dabei stets die folgenden drei Fragen (als Beispiel haben wir jemanden gewählt, der bisher abends meist außer Haus gegessen hat und künftig gern jeden Abend kochen möchte).

1. Welche neue Gewohnheit will ich einführen?
Ich will mindestens fünf Abende in der Woche selbst kochen.
2. Wann, wo und wie mache ich das?
Montag bis Freitag, abends um sechs.

In meiner Küche.

Ich weiß rechtzeitig, was ich kochen will.

3. Was könnte mich davon abhalten, und was kann ich dagegen tun?

Ich könnte abends noch so viel zu tun haben, dass ich denke: »Jetzt ist es zu spät zum Kochen«, und mir dann doch etwas Fertiges mitbringen.

Lösung: Ich kann im Supermarkt fertig geputztes Gemüse kaufen und etwas Frisches kochen, das einfacher geht als das geplante Essen.

Daraus entsteht der »Wenn-Dann«-Plan fürs Abendessen:

Wenn ich spät von der Arbeit komme, halte ich im Supermarkt, kaufe fertig geputztes Gemüse und kann auf diese Weise schneller und leichter kochen. Oder ich sorge dafür, dass immer vorbereitetes Gemüse im Kühlschrank liegt.

Diese Lösung können Sie nun in Ruhe überdenken. Ist sie realistisch? Ist sie praktisch umsetzbar? Werden Sie das auch wirklich tun? Wenn ja, haben Sie den perfekten Plan B für dieses Hindernis. Wenn nicht, sollten Sie sich eine neue Lösung überlegen, die genauso einfach erscheint wie das mitgebrachte Essen, aber Ihren Zielen besser entspricht.

Sobald ein paar derartige Alternativen bestehen, sollten Sie diese auf kleine Karteikarten schreiben und einstecken, damit Sie jederzeit üben können. Auf diese Weise sind Sie im Zweifelsfall so gut gerüstet, dass Sie sofort zu einer klugen Reaktion übergehen können.

Allmählich nähern wir uns Phase 1.* Wenden wir uns daher der Küche zu, die für Ihren Erfolg absolut entscheidend ist.

Nimmersatt und ich

Meine Wenn-Dann-Pläne haben mir enorm geholfen! So hatte ich für typische Herausforderungen (zum Beispiel das ganztägige Meeting inklusive Mittagessen) Lösungen parat. Wenn ich meine normale Essweise nicht einhalten kann, hilft es mir, gesunde Snacks bei mir zu haben. Mit zwei Kindern fehlt ständig die Zeit zum Kochen; darum sind die vorbereiteten Mahlzeiten für uns ein echter Pluspunkt. Ich hoffe, dass ich zu Hause die ganze Familie mitziehen kann.

– Eric D., 44, Catonsville, Maryland
9,5 kg leichter, 9 cm weniger Bauchumfang

Tag -3: Küchenausstattung und eiserner Besen

Mit ein bisschen Vorbereitung am Wochenende sind viele abendliche Mahlzeiten im Laufe der Woche in maximal 20 Minuten verzehrfertig. Alle Gerichte werden Schritt für Schritt erklärt, und die Zubereitungstechniken lassen sich

---

* Um den Großeinkauf Ende der Woche besser aufzuteilen, lohnt es sich (besonders bei großen Familien), unverderbliche Dinge bereits am dritten oder vierten Tag vor dem Start einzukaufen.

auch auf andere Rezepte übertragen. Damit kann jeder ab dem allerersten Tag kochen!

Wer sowieso regelmäßig kocht oder über eine gut ausgestattete Küche verfügt, kann diesen Vorbereitungstag überspringen. Bei gewissen Zweifeln sollten Sie jedoch weiterlesen. *Nimmersatt* bringt Sie buchstäblich mit dem Essen in Kontakt. Kochen ist eine gute Methode, sich klarzumachen, was echte Nahrung ist und wodurch sich Qualität auszeichnet. Gleichzeitig spart man die Kosten für Restaurant und Schnellimbiss.

Mit den unten aufgeführten Küchenutensilien lassen sich alle Rezepte aus diesem Buch zubereiten. Streichen Sie einfach mit einem Stift durch, was bereits vorhanden ist, und besorgen Sie den Rest bis zum Beginn von Phase 1. Diese Ausstattung ist eine hervorragende Investition, die sich auf Jahre hinweg lohnt.

KÜCHENAUSSTATTUNG

Arbeitswerkzeug/Utensilien
2 große Schneidebretter (35 x 20 cm oder mehr, eines für Fisch, Geflügel und Fleisch, das andere für Früchte und Gemüse)
1 scharfes Schälmesser und ein großes scharfes Messer (für Gemüse und Fleisch; scharfe Messer sparen Zeit und Mühe)
1 Rührbesen (nicht erforderlich, wenn ein Rührstab mit Schneebesenaufsatz vorhanden ist)
1 große Salatschüssel
2 bis 3 mittelgroße Schüsseln (20 cm Durchmesser)
12 Weckgläser (500 ml) für die Zubereitung und Aufbewahrung von Saucen (der Rührstab passt da hinein!) und für geröstete Nüsse

3 oder mehr Gläser oder durchsichtige Kunststoffdosen mit Deckel (für geschnippeltes Gemüse, Früchte oder Reste)
1 Messbecher mit Markierungen für trockene und flüssige Zutaten
1 Satz Messlöffel
1 Dosenöffner
1 Knoblauchpresse (nicht zwingend)
1 Schlitzlöffel (um blanchiertes Gemüse aus heißem Wasser zu entnehmen)
1 Salatschleuder (nicht zwingend, aber sehr nützlich gegen verwässerte Dressings!)
Maschinen
1 Standmixer (nicht zwingend, wenn ein Rührstab vorhanden ist)
1 Rührstab (möglichst mit Messer- und Rührbesenaufsatz)
1 Küchenmaschine (nicht zwingend, erleichtert aber das Hacken größerer Mengen Gemüse)
Für den Herd
1 große Pfanne mit Deckel (30 cm, rostfreier Stahl)
1 Pfanne mit Sandwichboden (nicht zwingend; 30 cm, Gusseisen mit Glasdeckel oder Deckel aus rostfreiem Stahl, alternativ beschichtete Pfanne mit Deckel)
1 großer Topf mit Deckel (7 bis 8 l, am besten ein Dutch Oven)
1 kleiner bis mittlerer Topf mit Deckel
1 Dämpfeinsatz (für den großen Topf)
1 Auflaufform (22 x 30 cm, Metall oder Glas) oder 6 Souffléförmchen (je 10 bis 12 cm Durchmesser)
1 quadratische Backform (20 cm Seitenlänge, Metall oder Glas)
1 Kastenkuchenform (10 x 20 cm) oder 6 Souffléförmchen (circa 7,5 cm Durchmesser)
1 großes Backblech (etwa 25 x 35 cm, flach)

Nimmersatt und ich

Dank einiger Glasbehälter mit Deckel (250 ml und 500 ml) steht bei mir immer etwas Gesundes portionsweise bereit. Mir fällt auf, dass die Kinder sich lieber etwas aus dem Kühlschrank holen, wenn sie gleich sehen, was es ist. Ihnen ist es anscheinend zu lästig, undurchsichtige oder halbtransparente Dosen erst einmal zu öffnen.

– Monica M., 45, Great Falls, Virginia
5 kg leichter, 5 cm weniger Bauchumfang

Eiserner Besen

Nichts lädt derart zu einem Neustart ein wie eine Küche, in der es keinerlei ungesunde Zutaten mehr gibt und wo nur noch nahrhafte Dinge auf uns warten. Deshalb ist es jetzt Zeit für das große Ausmisten, damit wir für all die feinen Lebensmittel Platz schaffen, die es nächste Woche gibt. Halten Sie sich bei der Entscheidung, was geht und was bleibt, bitte an die folgende Tabelle. (Einiges brauchen Sie noch für Phase 1 und 2, also bitte aufpassen.)

Wenn Sie wegen der scheinbaren Verschwendung Schuldgefühle entwickeln, bedenken Sie bitte: Ihre Gesundheit ist weitaus wertvoller als die ungesunden Lebensmittel, die Sie gerade entsorgen. Und morgen wollen Sie einkaufen.

Mit eisernem Besen durch die Küche

	RAUS DAMIT	FÜR PHASE 2 AUFHEBEN	BEHALTEN (ODER VORRÄTE ANLEGEN, SIEHE EINKAUFSLISTE)
Gefrierschrank	**Obst/Gemüse** – Tiefgekühlte Früchte mit Zuckerzusätzen – Tiefgekühltes Gemüse mit zuckerhaltigen Gewürzmischungen (zum Beispiel glasierte Möhren) – Fruchtsaftkonzentrate **Backwaren** – Brot, Brötchen, Quiches und Ähnliches **Fertiggerichte** – Tiefkühlgerichte mit Getreide (Reis, Pasta) oder Zuckerzusätzen – Tiefkühlpizza **Süßigkeiten** – Speiseeis, Sorbet und Ähnliches – Kuchen, Kekse, Kuchenteig, Desserts	**Obst/Gemüse** – Tiefgekühlte tropische Früchte wie Mango, Papaya oder Ananas – Tiefgekühlter Mais oder maishaltige Gemüsemischungen – Tiefgekühlte Erbsen oder anderes stärkehaltiges Gemüse	**Obst/Gemüse** – Tiefkühlgemüse wie Brokkoli, Spinat, Möhren, grüne Bohnen – Tiefgekühlte Bohnenkerne, Edamame und Ähnliches – Ungesüßte Früchte und Beeren
Kühlschrank	**Backwaren** – Brot, Tortillas, Keksteig aus der Dose	**Süßungsmittel** – Ahornsirup (100 %)	**Getränke** – Mineralwasser mit und ohne Kohlensäure, ungesüßt – Ungesüßter Eistee

	RAUS DAMIT	FÜR PHASE 2 AUFHEBEN	BEHALTEN (ODER VORRÄTE ANLEGEN, SIEHE EINKAUFSLISTE)
Kühl-schrank (Fortset-zung)	**Getränke** – Saft aller Art – Gezuckerte und gesüßte Getränke aller Art, auch Diätgetränke, gesüßter Eistee, Vitaminwasser und Sportgetränke **Milchprodukte** – Fettreduzierte Milch und Milchmixgetränke – Fettreduzierter Joghurt, gesüßter Joghurt **Obst/Gemüse** – Marmelade, Konfitüre und Gelee mit Zuckerzusätzen (bis auf 100 % Fruchtanteil, solche Produkte für Phase 2 aufheben) – Tropische Früchte (Banane, Mango, Papaya, Ananas, Melone) **Fleisch** – Wurstwaren und vegane Ersatzprodukte, die Getreide, Kartoffelstärke oder Zucker enthalten		**Milch/Sojamilch** – Vollmilch – Ungesüßter Vollmilchjoghurt oder griechischer Joghurt – Ungesüßte Sojamilch, Mandelmilch oder Kokosmilch (keine Reismilch) – Käse, alle Sorten (außer fettreduzierte Varianten) – Butter – Saure Sahne, Weichkäse (Vollfett) – Schlagsahne **Eier** – Eier – Flüssigeiweiß **Gemüse/Obst** – Alle normalen Früchte und Beeren (Äpfel, Beeren, Birnen, Orangen, Zitronen) – Alle Gemüsesorten außer Kartoffeln **Fleisch/pflanzliche Proteine** – Aufschnitt – Tofu, Tempeh und andere vegetarische Proteine

	RAUS DAMIT	FÜR PHASE 2 AUFHEBEN	BEHALTEN (ODER VORRÄTE ANLEGEN, SIEHE EINKAUFSLISTE)
Kühlschrank (Fortsetzung)	**Saucen/Würziges** – Süße Pickles, süßsaure Saucen – Saucen und Aufstriche mit Zuckerzusätzen (die meisten Sorten Ketchup und Mayonnaise) **Süßes/Desserts** – Gesüßte Schlagsahne, Sprühsahne und milchfreie Ersatzprodukte; Kondensmilch – Schokoladensirup, Eissaucen – Apfelmus (gesüßt) – Pudding, Götterspeise und andere süße Desserts		**Saucen/Würziges** – Saucen und Aufstriche ohne Zuckerzusätze, zum Beispiel Sojasauce und Senf – Hummus – Oliven, Kapern – Kräuter und Gewürze (Basilikum, Oregano, Petersilie) – Essig (Weißweinessig, Apfelessig, Rotweinessig, ungesüßter Reisessig)
Vorratsschrank	**Getränke/Mixgetränke** – Alle Getränke, die bereits unter »Kühlschrank« aufgeführt sind, Sirupzusätze zum Aufsprudeln, Kakaogetränke (mit Zucker oder Süßstoff) **Dosen/Eingemachtes** – Gebackene Bohnen oder andere gegarte Bohnen mit Zucker – Früchte in Sirup – Nudelsaucen oder Tomatensauce mit Zuckerzusätzen	**Dosen** – Mais aus der Dose (ohne Zuckerzusätze) **Cerealien** – Haferschrot, gemischtes Vollkorngetreide (für warmen Getreidebrei) **Obst/Gemüse** – Trockenfrüchte – Süßkartoffeln, Yams	**Getränke** – Kräutertee, Schwarztee, Grüntee, Kaffee – Ungesüßter Kakao – Getränke wie unter »Kühlschrank« aufgeführt **Dosen/Eingemachtes** – Bohnen aus der Dose (ohne Zuckerzusätze, alle Sorten) – Lachs, Thunfisch, geräucherte Muscheln und andere Meeresfrüchte aus der Dose

	RAUS DAMIT	**FÜR PHASE 2 AUFHEBEN**	**BEHALTEN (ODER VORRÄTE ANLEGEN, SIEHE EINKAUFSLISTE)**
Vorratsschrank (Fortsetzung)	**Cerealien** – Frühstückscerealien aus stark ausgemahlenem oder Vollkorngetreide – Grießbrei, Milchreis und Ähnliches – Haferflocken und Müsli (oder für Phase 3 aufheben) **Gemüse** – Normale Kartoffeln **Getreide, Mehl, Fertigmischungen** – Polierter Reis (oder für Phase 3 aufheben) – Pasta, Couscous, Weißmehlprodukte, Vollkornprodukte (oder für Phase 3 aufheben) – Kartoffelpüree aus der Packung – Maisstärke, Maisgrieß, Popcorn-Mais (oder für Phase 3 aufheben) **Brot/Knäckebrot** – Brot und andere Backwaren, die bereits unter »Kühlschrank« aufgeführt sind – Knäckebrot, Reiscracker, Paniermehl, Croûtons – Pitachips, Maischips, Kartoffelchips und Ähnliches	**Süßungsmittel** – Honig – Ahornsirup (100 %)	– Nudelsauce (auf Tomatenbasis, ohne Zucker oder Süßungsmittel) – Salsa (ohne Zucker oder Süßungsmittel) **Nüsse, Kerne, Samen** – Alle Nüsse, Mandeln und Erdnüsse – Alle Samen (Chia, Leinsamen, Sesamsamen) und Kerne (Kürbiskerne, Sonnenblumenkerne, Pinienkerne) – Erdnussbutter, Mandelmus und so weiter (ohne Zuckerzusätze) **Öl** – Avocadoöl – Olivenöl – Distelöl – Sesamöl (auch geröstet) **Süßigkeiten** – Schokolade mit mindestens 70 % Kakaoanteil

	RAUS DAMIT	**FÜR PHASE 2 AUFHEBEN**	**BEHALTEN (ODER VORRÄTE ANLEGEN, SIEHE EINKAUFSLISTE)**
Vorrats-schrank (Fortsetzung)	– Müsliriegel, Popcorn, Salzstangen und Fruchtriegel **Süßigkeiten** – Alle Süßigkeiten (bis auf Schokolade mit mindestens 70 % Kakaoanteil) – Puddingpulver zum Anrühren – Kekse und andere süße Backwaren – Backmischungen für Brownies, Kuchen, Kekse oder Muffins (und alle Packungen mit solchen Produkten)		

Tag -2: Einkaufen

Jetzt beginnt der angenehme Teil, denn wir bestücken Kühlschrank und Vorratskammer mit gesunden Lebensmitteln für Phase 1. Heute werden Grundnahrungsmittel eingekauft, Nüsse, alle Zutaten für Saucen für eine Woche (zubereitet wird morgen) und alle frischen Zutaten für die ersten drei Tage (Montag bis Mittwoch).

Bitte laden Sie sich die Einkaufsliste für die Grundnahrungsmittel (Vorbereitungsphase) und für Phase 1, 1. bis 3. Tag, auf www.goldmann-verlag.de/nimmersatt herunter.

Wenn Sie an Vorbereitungstag -4 schon die benötigten unverderblichen Lebensmittel gekauft haben, brauchen Sie heute nur die zweite Liste. (Wer länger nicht gekocht hat, sollte in den Rezepten auf Tipps für einfachere Varianten achten). Gehen Sie Ihre Listen in der Küche durch, und streichen Sie, was bereits vorhanden ist.

Anschließend sehen Sie den Plan für Phase 1 auf Seite 230 durch. Ist etwas dabei, was Sie keinesfalls essen oder wogegen Sie allergisch sind? Diese Zutaten können Sie ebenfalls streichen (müssen aber dann eine Ersatzmahlzeit einplanen). Wenn es nur um »Mag ich nicht« geht, wäre es hilfreich, sich einfach mal darauf einzulassen. Manche Zusammenstellungen wirken anfangs vielleicht befremdlich. Aber da es nur um zwei Wochen geht, könnten Sie es ja ausnahmsweise probieren. Womöglich sind Sie überrascht! Wer sich an die Vorgaben hält, dürfte nicht nur interessante neue Geschmacksnoten entdecken, sondern auch optimale Ergebnisse erzielen. (Achtung: Wenn Sie die unverderblichen Dinge nicht bereits gekauft haben, dürfte Ihnen heute der größte Einkauf der gesamten *Nimmersatt*-Zeit bevorstehen, weil Sie manche Vorräte über Wochen brauchen.)

Also ab in den Supermarkt! Und viel Spaß beim Verstauen Ihrer neuen Schätze.

Tag -1: Vorkochen für die erste Woche von Phase 1

Am letzten Tag der Vorbereitungsphase wird zum ersten Mal vorgekocht. Heute brauchen Sie ein paar Stunden für die Zubereitung der Saucen und der gerösteten Nüsse –

zwei zentrale und sehr schmackhafte Bestandteile der Diät, mit denen Sie für die kommende Woche gut gewappnet sind. Wenn Sie regelmäßig am Wochenende vorkochen, ist das Abendessen unter der Woche in spätestens 30 Minuten fertig; Frühstück und Mittagessen sogar in maximal 15 Minuten und die Snacks im Handumdrehen. Bitte setzen Sie sich dafür mit den Plänen für Phase 1 auseinander (siehe Seite 230 ff.) und mit den Rezepten in Kapitel 9. Vielleicht gibt es noch weitere Handgriffe, mit denen sich die Woche gut vorbereiten lässt?

Arbeitsplan für die Vorbereitungen der ersten Woche von Phase 1

Vorbereitete Saucen, Dressings und Aufstriche erleichtern die Zubereitung der Haupt- und Zwischenmahlzeiten. Ein gebratenes Fischfilet schmeckt mit Dillcreme (siehe Seite 388) und einem gemischten Salat mit Senf-Vinaigrette (siehe Seite 378). Die meisten Saucen halten sich im Kühlschrank eine bis zwei Wochen. Nur die Limetten-Koriander-Creme (siehe Seite 389) sollte man innerhalb von drei bis fünf Tagen verbrauchen.

Nimmersatt und ich

Mir fiel auf, dass viele Saucen aus ähnlichen Zutaten bestehen. Deshalb habe ich die Zubereitung rationalisiert. Ich habe die Rezepte an den Küchenschrank geklebt und jeweils ein passendes Schraubglas daruntergestellt. Zuerst kam dann die Zutat, die ich für alle Rezepte brauchte, zum

Beispiel Essig, davon gab ich immer die passende Menge in jedes Glas. Dann kam die nächste allgemeine Zutat, Salz, Zitronensaft oder was auch immer. Zuletzt habe ich die besonderen Zutaten hinzugegeben, die jeweils verschieden waren. Sobald alle Gläser gefüllt waren, habe ich meinen Stabmixer genommen und der Reihe nach alles durchgemixt (zwischendurch natürlich mit Wasser abspülen). Supereinfach!

– Pat M., 66, Maple Grove, Minnesota
2 kg leichter, 1 cm weniger Bauchumfang

Nüsse und Samen sind für das *Nimmersatt*-Programm ebenfalls sehr wichtig. Beim Rösten entfalten sie ihr Aroma und nehmen einen leichten Karamellgeschmack an. Nüsse rösten geht zum Glück ganz leicht und dauert nur wenige Minuten. Die Anleitung finden Sie in Anhang C. Luftdicht verschlossen sind geröstete Nüsse eine ganze Weile haltbar und eignen sich gut als Knabberei zwischendurch. Stellen Sie die Gläser oder Dosen mit Nüssen an strategischen »Naschplätzen« im Haus auf und legen Sie auch Tütchen in die Handtasche oder ins Auto, damit unterwegs etwas Gesundes zur Hand ist.

Wählen Sie während der Diät einmal oder zweimal pro Woche einen passenden Tag für die Vorbereitungen und halten Sie sich dabei an den Wochenplan. In den ersten drei Wochen befolgen Sie die vorbereiteten Pläne für Phase 1 (zwei volle Wochen) und Phase 2 (eine volle Woche). Danach können Sie leere Wochenpläne erstellen, je nachdem, was Sie kochen wollen. Den Wochenplan für die erste Woche von Phase 1 finden Sie auf Seite 217. Diese Woche ist ziemlich arbeitsintensiv, aber in Zukunft wird es einfacher, weil dann meist noch Saucen und geröstete Nüsse aus den vorherigen Wochen bereitstehen.

Nimmersatt und ich

Mich hat anfangs der große Zeitaufwand abgeschreckt. Um die Woche vorzubereiten, stand Sonntagnachmittag eine Menge Arbeit an. Aber man kann auch eine große Portion vorkochen und im Laufe der Woche für unterschiedliche Gerichte verwenden. Am Anfang war meine Freundin wohl nicht so begeistert. Erst als sie begriff, dass wir damit auch Geld sparen, war sie zufrieden.

– Benjamin P., 26, Natick, Minnesota
6 kg leichter, 5 cm weniger Bauchumfang

ARBEITSPLAN

Vorkochen für die erste Woche von Phase 1:
An diesem allerersten Vorbereitungstag sind die Vorbereitungen etwas aufwendiger. Später wird das Vorkochen überschaubarer, weil noch Saucen und Nüsse übrig sein werden.
Hinweis: Dieser Arbeitsplan gilt für zwei Personen. Wenn nicht anders angegeben, bereiten Sie jedes aufgelistete Rezept ein Mal zu. Je nach Personenzahl müssen Sie die Zutaten halbieren oder auch entsprechend erhöhen.

Saucen
- Zitronen-Tahini (Seite 386 f.)
- Gorgonzoladressing (Seite 376 ff.)
- Dillcreme (Seite 388 f.)
- Pfannensauce (Seite 372 f.)
- Limetten-Koriander-Creme (Seite 389 f.)

Bei den folgenden Rezepten bleiben Reste für die zweite Woche:
- Mayonnaise, Grundrezept (Seite 371 f.). Doppelte Menge zubereiten oder eine fertige, ungezuckerte Mayonnaise kaufen.
- Zitronendressing mit Olivenöl (Seite 385 f.)
- Ingwer-Soja-Vinaigrette (Seite 383 f.)
- Schokoladensauce (Seite 415 f.)
- Ranchero-Sauce (Seite 390 f.). Sie brauchen 250 ml für die erste Woche, 625 ml für die zweite Woche und 125 ml für Phase 2 einfrieren.

Snacks, geröstete Nüsse und Samen
- Hummus (Seite 417 f.). Alternativ fertigen Hummus einkaufen.

- Zwei Esslöffel Walnüsse für den Hühnersalat mit Trauben und Walnüssen an Tag 2 und vier Esslöffel Erdnüsse für den Salatwrap an Tag 6 rösten (Röstanleitung auf Seite 456). Alternativ geröstete statt rohe Nüsse kaufen.

Bei den folgenden Rezepten bleiben Reste für die zweite Woche:
- Pikante Kürbiskerne (Seite 420 f.). Alternativ geröstete statt rohe Kürbiskerne kaufen.
- Nussmischung (Seite 419 f.). Alternativ geröstete statt rohe Nüsse kaufen.

Zutaten vorbereiten (Proteine, Getreide, Suppen und alles, was die ganze Woche benötigt wird):
- Falls Sie für bestimmte Rezepte die vegetarische Option wählen: 450 g gebratene Tempeh- oder Tofustreifen (Seite 346 f.) oder Tempehhack (Seite 348 ff.)

Hinweis: Der Ernährungsplan für Phase 1 beginnt auf Seite 239.

Noch einmal zum Thema Hunger

Während der Vorbereitungen für Phase 1 äußerten sich einige Teilnehmer der Pilotphase besorgt: *Was mache ich, wenn ich Hunger bekomme? Ich darf aber nicht **wirklich** essen, so viel ich will, oder? Wie soll ich dabei abnehmen?*

Bedenken Sie bitte: Der Hauptgrund, weshalb Menschen zu viel essen, ist letztlich der Hunger. Viele übliche Diäten verschlimmern dieses Problem, indem sie auf die eine oder andere Weise die Nahrungsmenge einschränken. Mit einer kalorienarmen Diät kann man natürlich in zwei Monaten acht bis zehn Kilo abnehmen, was zunächst sehr verlockend klingt. Die eigentliche Arbeit geht aber erst hinterher los. Auf die Dauer werden die inneren Signale, die man eine Weile bewusst ignoriert hat, immer lauter, denn der Körper wehrt sich heftiger gegen den Kalorienentzug. Wenn der Magen knurrt und die Antriebskraft leidet, fällt das Durchhalten zunehmend schwerer. Man gibt sich alle Mühe, aber wie lange reicht die Entschlossenheit? Früher oder später lässt die Willensstärke nach, die Motivation bröckelt, und das Gewicht kommt sofort zurück.

Nimmersatt stellt diesen Ansatz auf den Kopf, denn hier dürfen Sie sich satt essen, wann immer Sie Hunger haben. Dank eines gut ausgewogenen Ernährungsplans und unterstützender Maßnahmen verführen wir die Fettzellen dazu, sich zu öffnen und die in ihnen gespeicherten Kalorien preiszugeben. Mit diesem Programm bleiben die Kalorien im Blut und können den Rest des Körpers länger satt machen. Dank der anhaltenden Sättigung isst man automatisch weniger und verbrennt wahrscheinlich auch mehr Kalorien, diesmal jedoch, weil der Körper aktiv mitspielt. Das ist so ähnlich wie beim Absinken der Körpertemperatur, sobald die wahre Ursache des Fiebers besiegt ist.

Mithilfe der Tagesberichte können Sie sich auf Ihren Körper einschwingen. Essen Sie, wenn Sie Hunger haben (und bevor der Hunger übermächtig wird), und hören Sie auf, wenn Sie satt sind (aber nicht überfüllt). Nehmen Sie eine vernünftige Portion, essen Sie in aller Ruhe und hören Sie auch beim Essen auf Ihren Körper. Wer dann noch Hunger hat, kann mehr essen. Wer satt ist, bevor der Teller leer ist, hört einfach auf.

Da diese Diät ausdrücklich nicht auf der Kalorienmenge basiert, sind die angegebenen Portionsgrößen in den Ernährungsplänen und Rezepten lediglich Vorschläge für Menschen durchschnittlicher Größe und Aktivität. Ihr persönlicher Bedarf kann davon abweichen – Ihr Körper wird Ihnen mitteilen, ob Sie mehr oder weniger benötigen. Niemand soll sich quälen; vielmehr ist Aufmerksamkeit geboten. Die Befolgung dieses Ernährungsansatzes wird mit der Zeit immer leichter.

Das liegt natürlich auch daran, dass man den Ernährungsplan auf die eigene Lebensweise abstimmt. Es liegt aber auch daran, dass man sich immer wohler fühlt, weil Hunger und Heißhunger abnehmen, die Antriebsenergie steigt und das Gewicht von selbst nach unten geht – lauter Anzeichen, dass alles bestens läuft.

Nimmersatt und ich

Aus der Vorbereitungsphase: 50 Prozent Fettanteil, das macht mir durchaus Angst! Schließlich ging es bisher immer um Fettsparen. Da muss ich gewaltig umdenken.

Aus der 1. Woche (Phase 1): Mein Körper ist zufrieden. Kein Hunger, kein Heißhunger, kein Zähnezusammenbeißen. Bei Diäten mit zwei Kilo Gewichtsverlust gleich in der ersten Woche ging es mir immer grässlich. Das hier fühlt sich ganz anders an.

Aus der 2. Woche (Phase 1): Die Waage reagiert zwar nicht großartig, aber ich fühle mich schlanker und bin zufriedener. Ich habe wieder Wangenknochen!? Offenbar handeln mein Körper und ich gerade neue Regeln aus.

Aus der 6. Woche (Phase 2): Zugegeben, zuerst war ich skeptisch. Wird das wieder so ein Fehlschlag? Ich war antriebsschwach, hatte die meiste Zeit schlechte Laune, keine Lust auf Sex, und mir tat alles weh. Mein Spiegelbild war mir genauso peinlich wie meine zu engen Kleider. Inzwischen komme ich mir vor wie ein neuer Mensch, nach nur sechs Wochen. Das Essen schmeckt göttlich. Ich habe wieder Interesse an Sex. Die Hitzewallungen sind weg, und ich schlafe besser. Auch die Kleider sitzen lockerer, und ich habe wieder mehr Auswahl.

Aus der 10. Woche (Phase 2): Ich kann in aller Ruhe feststellen, was in mir vorgeht, und meinen Hunger richtig einstufen. Ich weiß, dass eine mittlere Portion nahrhaftes

Essen völlig ausreicht. Inzwischen weiß ich auch wieder, wie es sich anfühlt, wenn es einem körperlich und geistig rundum gut geht. Das ist interessanterweise erstaunlich unabhängig von der Zahl auf der Waage.

Aus der 16. Woche (Phase 3): Emotional und körperlich fühle ich mich wie neugeboren. Ich staune, wie gut ich gelernt habe, auf meinen Körper und die Biologie einzugehen, anstatt beides zu boykottieren. Ich muss noch mehr abnehmen, aber inzwischen habe ich Hoffnung und das Gefühl, dass ich alles im Griff habe. Das kannte ich früher kaum.

– Nancy F., 64, Eden Prairie, Minnesota
6,5 kg leichter, 17 cm weniger Bauchumfang

Es kann losgehen!

Die Vorbereitungsphase ist offiziell abgeschlossen. Morgen beginnt Phase 1. Begeben Sie sich heute in Ihrem Schlafzimmer so zur Ruhe, dass Sie den ersten Tag gut ausgeschlafen genießen können.

Kapitel 6

Phase 1 – Den Hunger besiegen

Wichtige Tabellen und Hilfsmittel

Unterstützende Maßnahmen für Phase 1, S. 225

Mahlzeiten für Phase 1 zusammenstellen, S. 229

Salatwrap, S. 231

Vegetarische Alternativen, S. 232

Erfolgstipps für Phase 1, S. 233

Einkaufslisten und Vorkochen, S. 238

Ernährungsplan für Phase 1, S. 239

Arbeitsplan für Phase 1, 2. Woche, S. 247

Arbeitsplan für Phase 2, 2. Woche, S. 256

Rezepte für Phase 1 (Kapitel 9), S. 311

Tagesbericht und Monatsübersicht (Anhang B), S. 445

Nach Abschluss der Vorbereitungsphase beginnt nun die Entdeckungsreise zur ganz persönlichen *Nimmersatt-Lösung*. In Kapitel 6, 7 und 8 werden die jeweiligen unterstützenden Maßnahmen (für Stressabbau, besseren Schlaf und mehr Bewegung), Hilfsmittel und Ernährungspläne erklärt, mit denen man das Programm so in das eigene Leben integrieren kann, dass es auch wirklich funktioniert. In diesem Kapitel konzentrieren wir uns auf Phase 1.

In den nächsten 14 Tagen sind alle Getreideprodukte,

Kartoffeln und Kartoffelprodukte und alles Zuckerhaltige ersatzlos gestrichen (Ausnahme: der geringe Zuckeranteil in Schokolade mit 70 Prozent Kakaoanteil). Damit nicht das Gefühl aufkommt, dass einem etwas fehlt, ersetzen wir solche Kalorien mit hoher glykämischer Last durch Fett aus Olivenöl, Nüssen, Avocados, Vollmilchprodukten und anderen Quellen. Andererseits gibt es durchaus Kohlenhydrate, aber langsam verdauliche in Form von stärkearmem Gemüse, Hülsenfrüchten und Obst. Der Fettanteil beträgt in dieser Phase 50 Prozent der Gesamtkalorien. Proteine liefern 25 Prozent und Kohlenhydrate ebenfalls 25 Prozent (siehe Grafik Seite 169, *Phase 1*).

Mit der üblichen westlichen Ernährung kommt es bei den meisten Menschen irgendwann zu Insulinresistenz und chronischen Entzündungen. Das Verhältnis von Kohlenhydraten zu Fett in Phase 1 soll diese miteinander verknüpften Stoffwechselfaktoren schnell wieder normalisieren. Wie in allen Phasen dieses Ernährungskonzepts essen wir, wenn wir Hunger haben, und so lange, bis wir satt sind (aber nicht überfüllt). Auf diese Weise wagt sich der Körper aus dem Hungermodus heraus. In den ersten zwei Wochen kommt es wahrscheinlich zu einer grundlegenden Stoffwechselumstellung. Bitte trinken Sie gerade in dieser Zeit viel Wasser, bleiben Sie entspannt und beziehen Sie die unterstützenden Maßnahmen zu Schlaf, Stressabbau und Bewegung in Ihren Tagesablauf ein.

Nimmersatt und ich

In der ersten Woche von Phase 1 hatte ich üble Kopfschmerzen. So hat mein Körper das ganze Gift ausgeschieden, das ich gar nicht erst hätte essen sollen. Nach drei Wochen ging es mit meiner Energie definitiv bergauf. Ich arbeite zwölf Stunden am Tag und muss drei Stunden pendeln. Trotzdem muss ich nach der Arbeit noch zum Sport, um die ganze Energie abzubauen. Außerdem fällt mir auf, dass ich zwar nicht mehr schlafe als früher, aber besser. Morgens bin ich gut ausgeruht. Wenn ich abends noch Zucker oder Kohlenhydrate esse, schlafe ich nicht so gut. Warum sollte ich mir das freiwillig antun?

– Amanda N., 28, Pepperell, Massachusetts
3,5 kg leichter, 12 cm weniger Bauchumfang

Unterstützende Maßnahmen für Phase 1

Bevor wir näher auf die Ernährung eingehen, sollten wir noch einmal die wichtigsten Unterstützungsmaßnahmen für Phase 1 rekapitulieren.

Bewegung

Mit Beginn von Phase 1 steht nach dem Abendessen eine kleine *Passeggiata* an (siehe Seite 191). Diese Spaziergänge sollen guttun und uns mit Nachbarn, Familie, Partner oder auch dem Hund mehr zusammenschweißen. Das ist also kein »Sport«. Hier geht es nicht um Kalorienverbrauch, sondern um die Anregung der Verdauung und des Stoffwechsels und um einen geringeren Insulinanstieg nach dem Essen (also um eine Unterstützung der Ernährungsumstellung). Zusätzlich kann die *Passeggiata* zum ersten Baustein des Abendrituals werden. Alle, die bereits regelmäßig Sport treiben, sollten ihre Aktivität vorübergehend um etwa ein Drittel zurückschrauben. In Phase 1 kommen die Fettzellen schnell an ihre Grenzen. Den Spaziergang lassen wir aber keinesfalls aus.

Schlaf

In der Vorbereitungsphase haben wir das Schlafzimmer auf den Prüfstand gestellt. Dort geht es jetzt nur noch um die drei L: Liegen, Lesen, Liebe. Bitte beachten Sie beim Entwickeln Ihrer Abendrituale (siehe Seite 196) die vorgesehene Schlafenszeit. Sie ist der Hauptanker für gute Schlafgewohnheiten. Ein erholsamer Nachtschlaf senkt die Insulinresistenz, hält die Stresshormone in Schach und erleichtert weitere positive Veränderungen im Leben.

Stressabbau

Zum Abendritual (siehe Seite 196) gehört auch eine fünfminütige Entspannungsübung – Meditieren, Beten, Yoga, Tagebuch schreiben oder Atemübungen. Manchmal erleichtert progressive Muskelentspannung das Einschlafen. Oder Sie spielen eine Aufnahme mit Anweisungen für Meditation, Visualisierungen, geführten Entspannungsübungen oder angenehmen Naturgeräuschen ab.

Weitere Hilfen

Ihr persönliches Motiv. Nehmen Sie sich jeden Tag etwas Zeit, um Ihr persönliches Motiv zu visualisieren oder etwas dazu aufzuschreiben. Auf diese Weise hat man die Langzeitziele stets vor Augen und bleibt besser motiviert.

Plan B auf den Prüfstand stellen. Statt abzuwarten, ob Ihre Alternativpläne im Zweifelsfall funktionieren, sollten Sie einen Probelauf ansehen. Tun Sie so, als wäre die schwierige Situation (»Wenn«) eingetreten, und wenden Sie Ihren Plan B (»Dann«) an. Hat es funktioniert? Wenn nicht, wie können Sie Ihre Strategie so verändern, dass sie im Zweifelsfall wirklich hilft?

Der Tagesbericht. Damit Sie Hungergefühl und Sättigungssignale richtig einordnen können, sollten Sie ganz regelmäßig den Tagesbericht ausfüllen. Dazu laden Sie sich den Bericht als PDF auf www.goldmann-verlag.de/nimmersatt herunter. Die Tagesberichte protokollieren die Reaktionen Ihres Körpers auf die Diät – Hunger, Appetit, Sättigung, Tatkraft und allgemeines Wohlbefinden – sowie verschiedene andere Daten. Errechnen Sie jeden Tag Ihre Punktzahl und tragen Sie diese in der Monatsübersicht ein. Dort vermerken Sie auch Gewicht und Bauchumfang. So können Sie genau beobachten, welche Fortschritte Sie in der jeweiligen Phase machen. Besteht ein Zusammenhang mit dem Verzehr stark verarbeiteter Kohlenhydrate? Oder mit mehr Wertschätzung für Schlaf, Bewegung und Stressabbau? Besonders in Phase 3 lässt sich die Ernährung anhand dieser Informationen perfekt auf die persönlichen Bedürfnisse zuschneiden.

Handwerkszeug für Phase 1

Die passende Portionsgröße

In Phase 1 meldeten die Teilnehmer der Pilotgruppe, dass der Hunger deutlich abnahm, mitunter bereits ab dem ersten Tag. Wenn die Fettzellen sich beruhigen und allmählich die gespeicherten Kalorien freisetzen, registriert das Gehirn (möglicherweise erstmals seit Jahren), dass ausreichend Nahrung für einen optimalen Stoffwechsel bereitsteht. Der Körper verbrennt jetzt mehr Fett, sodass der Bedarf an externen Kalorien abnimmt. Darum ist man trotz weniger Nahrung länger satt. Diese Veränderungen treten jedoch nicht bei allen Menschen zum gleichen Zeitpunkt und in gleicher Weise auf. Und wie in Kapitel 5 beschrieben, hängt der individuelle Kalorienbedarf von Körpergröße, Alter, Aktivität und anderen biologischen Faktoren ab.

Nimmersatt lehnt klassische Diäten mit gleicher Kalorienzahl für jeden Teilnehmer ab. Nur Sie selbst können feststellen, mit welcher Menge Nahrung Sie rundum zufrieden sind und in welchem Tempo Ihr Körper am besten abnimmt. Wählen Sie zunächst Mengen, die Ihnen passend erscheinen, essen Sie achtsam und hören Sie auf die Signale des Körpers. Ab dem Beginn einer Mahlzeit können wir verfolgen, wie die Nahrung uns beeinflusst. Geht der Hunger zurück? Kaue ich allmählich langsamer? Ist der Bauch bereits angenehm voll? Wenn Sie satt sind, bevor der Teller leer ist, können Sie aufhören zu essen. Über Verschwendung kann man zu anderer Zeit nachdenken. (Nächstes Mal können Sie von vornherein weniger nehmen.) Oder haben Sie immer noch Hunger, aber der Teller ist schon leer? Dann dürfen Sie in ausgewogenem Verhältnis nachnehmen (nicht nur Fleisch, sondern auch Gemüse und Salat); so bleibt das Nährstoffverhältnis stabil. Wer zwischendurch Hunger bekommt, darf sich gern einen zusätzlichen Snack gönnen.

Mahlzeiten für Phase 1 zusammenstellen

In Phase 1 ist der Ernährungsplan (siehe Seite 239) sorgfältig austariert. Dort werden jede Mahlzeit und jeder Snack für die ersten 14 Tage aufgeführt. Diesem Ansatz können die Fettzellen unmöglich widerstehen. Trotzdem besteht eine gewisse Flexibilität. Eine Anpassung an persönliche Bedürfnisse ist zwar möglich, aber fürs Erste sollten Sie sich möglichst genau an die empfohlenen Kombinationen halten, um das angestrebte Verhältnis von Grundnährstoffen zu erreichen. Dieser Abschnitt und die zwei folgenden (Salatwrap und vegetarische Alternativen) erklären, wie man eigene, Phase-1-kompatible Mahlzeiten zusammenstellt, falls dies aus bestimmten Gründen erforderlich ist.

Alle Phase-1-Mahlzeiten müssen folgende Punkte einhalten:

WÄHLEN SIE HOCHWERTIGES EIWEISS	VERVOLLSTÄNDIGEN SIE DAS PROTEIN BEI BEDARF	FETT HINZUGEBEN	ZUM SCHLUSS NOCH EIN PAAR KOHLENHYDRATE
Viel Protein & viel Fett: – Fettes Fleisch oder Fisch, Geflügel mit Haut (120 bis 180 g) *Viel Protein & weniger Fett:* – Mageres Fleisch oder Fisch, Geflügel ohne Haut (120 bis 180 g) – Kalter Braten oder Aufschnitt (120 bis 180 g) – Proteinpulver (etwa 30 g) *Weniger Protein & viel Fett:* – Tempeh oder Tofu (120 bis 180 g) – 3 Eier – 90 g Käse	*Bei einer proteinärmeren Variante eine zweite Proteinquelle ergänzen, zum Beispiel:* – Griechischen Joghurt (125 g) – Bohnenkerne, gegart (80 g) – Käse (30 bis 60 g) – Nüsse oder Nussbutter (2 bis 3 Esslöffel)	*Bei fettarmen Proteinen bitte mehr Fett hinzufügen, zum Beispiel:* – Dressings und Saucen (2 bis 4 Esslöffel) – Öl (1 bis 2 Esslöffel) – Schlagsahne oder Kokosmilch aus der Dose (3 bis 4 Esslöffel) – Nüsse oder Nussbutter (2 bis 3 Esslöffel) – 1/2 Avocado *Bei fettreichen Proteinen genügt eine kleinere Portion Fett, zum Beispiel:* – Dressings und Saucen (1 bis 2 Esslöffel) – Öl (1 bis 3 Teelöffel) – Schlagsahne oder Kokosmilch aus der Dose (1 bis 3 Esslöffel) – Nüsse oder Nussbutter (1 bis 2 Esslöffel) – 1/4 Avocado	*Wenn die Mahlzeit nicht bereits Kohlenhydrate enthält, bitte eine Portion aus den folgenden Optionen wählen:* – Bohnenkerne, gegart (90 g) – Bohnensuppe oder Gemüsesuppe (1/4 l) – Normales Obst oder Beeren (1 Stück oder 200 bis 250 g) **Hinweis:** Stärkefreies Gemüse oder Salat dürfen Sie essen, so viel Sie wollen.

Nimmersatt und ich

Als ich mein Steak und den Gorgonzola-Salat aß, habe ich 20 Minuten lang jeden Bissen genossen. Und dann dachte ich an die Tiefkühlgerichte, die ich bei anderen Diäten in drei Minuten in mich hineingeschaufelt hatte. Es fühlt sich richtig gut an, hochwertige Nahrung zu essen und dabei aus dem Diätmodus zu kommen. Ich fühle mich wie nach einem Wellnesswochenende!

– Nancy F., 64, Eden Prairie, Minnesota
6,5 kg leichter, 17 cm weniger Bauchumfang

Salatwrap

Mit kluger Resteverwertung lässt sich in der Küche jede Menge Zeit und Arbeit sparen, und trotzdem hat man immer das Gefühl, etwas Frisches zu essen. Salatwraps mit Saucen sind supereinfach und verwandeln Reste in eine neue Mahlzeit. Verwerten Sie auf diese Weise Fisch, Geflügel oder andere Proteine, die noch übrig sind. Mit ein bisschen Gemüse und einer Sauce hat man blitzschnell etwas Gutes zu essen.

Wählen Sie aus jeder Spalte in der Tabelle eine Zutat und rollen Sie alles zusammen – fertig!

SALAT	GRUNDZUTAT (PROTEIN)	EXTRAGEMÜSE	SAUCE
– Große Salatblätter von Kopfsalat, Romanasalat und anderen Sorten – Alternativ auch Salatblätter mit ausgeprägtem Eigengeschmack wie Radiccio oder Endivie	– Reste aller Art, zum Beispiel Brathähnchen, Hähnchenschenkel mit Kräutern (Seite 343), gedünsteter oder gebackener Fisch, Lachssalat (Seite 363), Gebratene Tempeh- oder Tofustreifen (Seite 346) – Auflaufreste, entweder kalt oder vor dem Einwickeln separat kurz erhitzt – Lachs oder Sardinen aus der Dose (mit Haut und Knochen für die optimale Versorgung mit Omega-3-Fetten und Kalzium) – Räucherlachs	– Reste von blanchiertem, gedämpftem oder gebratenem Gemüse (nur einen Tag haltbar, darum sollte es für einen Mittagswrap nur vom letzten Abendessen oder vom Frühstück stammen) – Tomatenscheiben, Avocadoscheiben, geraspelte Möhren und/oder anderes rohes Gemüse	– Ihre Lieblingssaucen aus dem Rezeptteil oder eigene Kreationen – Gekaufte Guacamole, saure Sahne, Creme fraîche Kombivorschläge: Dillcreme (Seite 388) zu den meisten Fischsorten Limetten-Koriander-Creme (Seite 389) zu gerupftem Mexikohuhn (Seite 344) Gorgonzola-Dressing (Seite 376) zu Rind Ingwer-Soja-Vinaigrette (Seite 383) zu Fisch, Huhn oder Tofu Zitronen-Tahini (Seite 386) zu mediterranen Füllungen

Vegetarische Alternativen

Die Ernährungspläne legen Wert auf abwechslungsreiche, vollwertige Lebensmittel pflanzlicher und tierischer Herkunft. Manche Menschen essen aus unterschiedlichsten

Gründen (Gesundheit, Geschmack, Allergien, ethische Bedenken zu Tierhaltung und Umwelt) wenig bis gar keine tierischen Produkte. Darum gibt es immer auch eine vegetarische Option. Diese Tabelle nennt für alle tierischen Produkte in den Ernährungsplänen vegane Alternativen:

STATT ...	NEHMEN VEGETARIER UND VEGANER ...
Fettes Fleisch, Huhn, Fisch, Eier	– Tofu – Tempeh
Mageres Fleisch	– Vegetarischen Aufschnitt – Seitan* – Vegetarisches Proteinpulver
Käse	– Nüsse oder Nussbutter (besonders aus Erdnüssen) – Sojakäse
Joghurt	– Kokosjoghurt (natur, ungesüßt) plus 1/2 Portion vegetarisches Proteinpulver – Sojajoghurt (natur, ungesüßt)
Schlagsahne	– Kokosmilch (dickflüssig, Dose)
Saure Sahne	– Avocado – Guacamole – Dressing oder Sauce nach Wahl

* Seitan ist Weizengluten. Wer auf Gluten empfindlich reagiert, sollte darauf verzichten.

Erfolgstipps für Phase 1

Hier kommen ein paar zusätzliche Anregungen, die zu Beginn von Phase 1 hilfreich sind.

Möglichst genau an die Vorgaben halten. In den ersten 14 Tagen ist es das Beste, die Vorgaben möglichst genau zu befolgen. Dieser Plan soll mit seiner speziellen Kombination aus Protein, Fett und natürlichen Kohlenhydraten eine rasche Stoffwechselumstellung einleiten. Wer aus persönlichen Gründen Anpassungen vornehmen möchte, kann nach den Vorgaben auf Seite 229 f. eigene Mahlzeiten für Phase 1 entwickeln. Falls Sie nicht selbst kochen können, finden Sie passende Gerichte für unterwegs in Kapitel 7 (siehe Seite 269 ff.).

Die Portionsgrößen bleiben jedem selbst überlassen. Die Portionen im Ernährungsplan sind für eine normale Person gedacht – der eine braucht mehr, der andere weniger. Essen Sie sich satt, ohne sich zu überfüllen. Die Portionen dürfen größer oder auch kleiner ausfallen. Man kann auch noch einen weiteren Snack hinzufügen (oder Snacks weglassen). Solange sich das Verhältnis der großen Nährstoffgruppen nicht ändert, übernimmt der Körper den Rest.

Möglichst nur gegen Ähnliches tauschen. Wenn eine bestimmte Zutat Ihnen nicht zusagt, sollten Sie beim Tauschen etwas Ähnliches wählen, zum Beispiel: Brokkoli statt Blumenkohl, Himbeeren statt Erdbeeren, Fisch statt Huhn und so weiter. Hauptsache, die Lebensmittel entsprechen sich ungefähr in Bezug auf den Nährstoffgehalt. Halten Sie sich dabei an die Tabellen ab Seite 175 mit den Lebensmitteln für die einzelnen Phasen.

Gewürze sind Geschmackssache. Wir haben diverse Kräuter und Gewürze in den Plan aufgenommen. Geschicktes Würzen hilft beim Entwöhnen vom allgegenwärtigen Zucker. Außerdem liefern Gewürze entzündungshemmende Polyphenole. Hier dürfen Sie kreativ werden und herausfinden, was Ihnen am besten schmeckt. Bewahren Sie alle Gewürze in einer speziellen Schublade oder einem Regal auf, wo Sie jederzeit darauf zugreifen können.

Nur die in Phase 1 erlaubten Süßigkeiten verwenden. Wer zu Süßhunger neigt, wird feststellen, dass dieses Verlangen mit den Desserts befriedigt wird, die fast jeden Abend auf dem Speiseplan stehen. Die Pilotprojektteilnehmer meldeten übereinstimmend, dass ihr Wunsch nach stark gesüßten Speisen schon sehr früh abflaute. Wer ein kleines Extra braucht, kann einmal am Tag bis zu 30 Gramm dunkle Schokolade (mindestens 70 Prozent Kakaoanteil) verzehren. (Und scheuen Sie sich bitte nicht vor den Desserts. Sie sind in die tägliche Nährstoffbilanz einbezogen und tragen tatsächlich zum optimalen Erfolg bei.)

Kaffee oder Tee genießen. Erlaubt sind zwei bis drei Tassen Kaffee oder Tee mit Koffein pro Tag, auf Wunsch mit Sahne oder Vollmilch (fettarme Varianten sind nicht erforderlich), aber ohne Zucker und sonstige Süßungsmittel.

Kein Alkohol (vorläufig). In den zwei Wochen der Phase 1 gibt es keinen Alkohol. In Phase 2 dürfen Sie auf Wunsch wieder kleine Mengen genießen.

Ergänzungsmittel. Die folgenden Ergänzungsmittel sollten Sie für die Dauer der Diät in Betracht ziehen:

– Vitamin D3: Angesichts der langen Verweildauer in Innenräumen und der regelmäßigen Nutzung von Sonnenschutzmitteln bekommen viele Menschen nicht mehr ausreichend Sonne für die körpereigene Vitamin-D-Pro-

duktion. Vitamin D ist nicht nur wichtig für die Knochen, sondern könnte auch an der Prävention von Krebs, Autoimmunkrankheiten, Diabetes, Herzkrankheiten und psychischen Problemen beteiligt sein.[1] (Hinweis: Vitamin D3 ist biologisch aktiver als D2. Inzwischen stehen auch Angebote für Veganer bereit.)
- Fischöl: Fischöl ist ein ausgezeichneter Lieferant für langkettige Omega-3-Fettsäuren (siehe Seite 132). Wählen Sie ein konzentriertes, gereinigtes Produkt, das auf Schadstoffe untersucht wurde. Vegetarier können ersatzweise zu Leinöl und bestimmten Nüssen mit kurzkettigen Omega-3-Fettsäuren greifen (die der Körper in die aktive, langkettige Form umwandeln kann).
- Probiotika: Diese Ergänzungsmittel in Kapselform unterstützen eine gesunde Darmflora und ergänzen direkte Quellen wie Joghurt oder Sauerkraut (siehe Seite 135 ff.).

Bei der Resteverwertung immer auch frische Zutaten verwenden. Viele gekochte oder gebratene Gerichte lassen sich in Einzelportionen einfrieren. Ergänzen Sie die aufgewärmten Reste dann bitte durch frisches Gemüse, ob roh oder gegart.

Zeitspartipps. Die nachfolgenden »Convenience«-Angebote kommen in verschiedenen Rezepten vor und sparen in der Küche Zeit. Am besten kaufen Sie für die Lagerung Frischhaltebeutel, damit alles gleich im Kühlschrank bereitliegt.

Kapitel 6: Phase 1 – Den Hunger besiegen **237**

- Gehacktes Gemüse aus der Frischhaltetheke beim Gemüse, zum Beispiel Brokkoli, Blumenkohl oder Sellerie. Prüfen Sie beim Kauf die Frische!
- Gewaschener, gemischter Salat (Spinat, Kohl, Feldsalat und so weiter)
- Geraspelte Möhren, geraspelter Kohl
- Tiefkühlgemüse und Früchte (ohne jegliche Zusätze)
- Brathähnchen
- Gebackener, gewürzter, abgepackter Tofu
- Ungesüßte Hülsenfrüchte aus der Dose, zum Beispiel weiße oder schwarze Bohnen, Kidneybohnen oder Kichererbsen (abgetropft und gut gewaschen)
- Geriebener Käse (Vollfettstufe, ohne Zusatzstoffe; Achtung, bei abgepacktem geriebenem Käse ist häufig Stärke zugesetzt, damit der Käse nicht klebt)

Auch Saucen sparen Zeit. Bereiten Sie Saucen oder einzelne Bestandteile der Rezepte vorab zu, damit das Kochen an hektischen Tagen weniger Zeit verschlingt. (Berücksichtigen Sie Saucen für Ihre Wenn-Dann-Szenarien: »Wenn ich zu müde oder spät dran bin oder keine Idee habe, greife ich für ein schnelles Abendessen auf meine Saucen zurück.«)

Ein scharfes Messer kaufen, es scharf halten und den Umgang damit lernen. Ohne ein anständiges Messer kann das Schnippeln ziemlich lange dauern. Der Umgang mit einem scharfen Kochmesser will gelernt sein, spart auf die Dauer aber enorm viel Zeit.

Zeit zum Vorkochen reservieren. Am Wochenende brauchen Sie ein paar Stunden zum Einkaufen und Vorbereiten, damit Sie für die kommende Woche gerüstet sind. Damit wird alles viel einfacher!

Einkaufslisten und Vorkochen

Die Einkaufslisten sind als PDF auf www.goldmann-verlag.de/nimmersatt zum Download verfügbar und für zwei wöchentliche Einkaufstouren für verderbliche Dinge konzipiert (mit länger haltbaren Produkten sollte man sich ja bereits zu Beginn der Vorbereitungsphase eingedeckt haben). Am besten wird samstags alles geholt, was von Montag bis Mittwoch benötigt wird (alle Vorräte für drei Tage plus die Saucen und Nüsse für die ganze Woche), und mittwochs alles, was von Donnerstag bis Sonntag benötigt wird (Essen für vier Tage). Wer lieber nur einmal die Woche einkauft, kann alles auf einmal holen, muss die Dinge, die erst später gebraucht werden, aber gegebenenfalls einfrieren. Sonntags werden Saucen und Nüsse für die ganze Woche vorbereitet. Halten Sie sich hierzu bitte an die Arbeitspläne für Phase 1 (für die 1. Woche siehe Seite 217 f., für die 2. Woche siehe Seite 247 f.). Den Arbeitsplan für die erste Woche von Phase 2 finden Sie dann auf Seite 256.

Vor jedem Einkauf sollten Sie auch die Rezepte durchsehen, um zu prüfen, ob alles im Haus ist. Bei Allergien oder Lebensmittelunverträglichkeiten markieren Sie bitte die entsprechenden Zutaten. In der Phasenübersicht (siehe Seite 175 ff.) finden Sie passende Alternativen. Anschließend ändern Sie die Liste ab, am besten auch gleich in der Kopiervorlage.

Ernährungsplan und Arbeitspläne für Phase 1

Der Ernährungsplan ist für zwei Erwachsene gedacht und wird dann in Portionen aufgeteilt, lässt sich aber leicht für die Familie anpassen. Wer nur für sich kocht, halbiert einfach die Rezepte (oder friert den Rest gegebenenfalls ein; dann gibt es an einem anderen Tag ein schnelles Essen).

Generell gelten für die nun folgenden Tagespläne auf den Seiten 240 bis 255 diese Regeln:

* Der Kaloriengehalt dient nur zur Beschreibung, nicht zur Begrenzung der Nahrungsaufnahme.
** Für zwei Personen das vollständige Rezept zubereiten und den Rest für spätere Mahlzeiten aufheben, wie bei den Vorbereitungen beschrieben.
*** Für zwei Personen das Rezept halbieren.

MONTAG (1. TAG)
Frühstück
Huevos Rancheros 2 Eier und 1 Eiweiß in 1 Teelöffel Olivenöl anbraten. 125 ml Ranchero-Sauce (Seite 390 ff.) und 2 Esslöffel geraspelten Cheddar darübergeben. Dazu gibt es 150 g Himbeeren und 125 g griechischen Joghurt (Natur).
Protein: 25 %, Fett: 53 %, Kohlenhydrate: 22 %, Kalorien: 534*
Vorbereitungen: Die Tagessnacks zusammenstellen und abpacken. Das Mittagessen vorbereiten: Mozzarella-Tomaten-Salat mit Kichererbsen.
Snack
4 Esslöffel Nussmischung (Seite 419 f.)
Mittagessen
Mozzarella-Tomaten-Salat mit Kichererbsen 1 mittelgroße Tomate, gehackt; 75 g Kichererbsen (Dose), abgetropft und gewaschen; 90 g frischer Mozzarella, in Scheiben; 2 Handvoll gehackter Blattsalat; 2 EL Zitronen-Tahini (Seite 386 f.); Salz und gemahlener schwarzer Pfeffer; 60 g Sardinen (Dose, wahlweise)
Ohne Sardinen
Protein: 21 %, Fett: 55 %, Kohlenhydrate: 24 %, Kalorien: 446*
Mit Sardinen
Protein: 27 %, Fett: 54 %, Kohlenhydrate: 19 %, Kalorien: 564*
Snack
Gefüllte Salatschiffchen (Seite 423) mit Dillcreme (Seite 388 f.)
Abendessen
Suppe, Hähnchen mit Kräuterkruste und Gemüse Etwa 375 ml Blumenkohlcremesuppe** (Seite 403 f., ohne Schlagsahne); Hähnchenschenkel mit Kräutern** (Seite 343 f.); 180 g Brokkoli und 1/2 kleine Möhre, blanchiert (Zubereitung siehe Anhang C) mit 1 Esslöffel Zitronendressing mit Olivenöl (Seite 385 f.)
Dessert 150 g Früchte und 15 g Schokolade (mindestens 70 % Kakaoanteil)
Protein: 24 %, Fett: 52 %, Kohlenhydrate: 24 %, Kalorien: 661*
Vorbereitungen: Das Mittagessen für morgen vorbereiten: Geflügelsalat mit Trauben und Walnüssen (Seite 359 ff.), dafür die übrige Portion Hähnchenschenkel ohne die Haut verwenden. Den Salat erst beim Anrichten hinzufügen. Die zweite Portion Blumenkohlsuppe gibt es morgen Abend.

Kapitel 6: Phase 1 – Den Hunger besiegen **241**

DIENSTAG (2. TAG)
Frühstück
Phase-1-Powershake   Phase-1-Powershake (Seite 311 f.)
Protein: 22 %, Fett: 54 %, Kohlenhydrate: 24 %, Kalorien: 500*
Vorbereitungen: Die Tagessnacks zusammenstellen und abpacken.
Snack
Räucherlachs auf Gurkenscheiben (Seite 425)
Mittagessen
Geflügelsalat mit Trauben und Walnüssen   Geflügelsalat mit Trauben und Walnüssen (Seite 359 ff.) mit dem Rest Huhn vom Vortag.
Protein: 23 %, Fett: 53 %, Kohlenhydrate: 24 %, Kalorien: 572*
Snack
Etwa 6 Esslöffel Hummus (Seite 417 f.) mit Gemüsestreifen
Abendessen
Suppe, Steak mit Zwiebeln, Gemüse   Etwa 375 ml Blumenkohlcremesuppe (vom Vortag) mit 1 Esslöffel Schlagsahne garnieren; 270 g Steak gemäß der Anleitung für Steaksalat (Seite 361 ff.) zubereiten oder 240 g Tempehstreifen anbraten (Seite 346 f.) – davon gibt es heute 150 g Steak oder 120 g Tempeh und morgen Mittag 120 g Steak oder Tempeh; 1/2 kleine Zwiebel im Bratensaft auf mittlerer bis hoher Stufe karamellisieren; 2 Handvoll blanchierten Grünkohl oder anderes grünes Blattgemüse (zur Zubereitung siehe Anhang C) mit 1 Esslöffel Zitronen-Tahini würzen (Seite 386 f.)
Dessert   150 g Himbeeren und 2 Esslöffel Schlagsahne
Protein: 25 %, Fett: 51 %, Kohlenhydrate: 24 %, Kalorien: 602*
Vorbereitungen: Das Mittagessen für morgen vorbereiten: Steaksalat mit Gorgonzoladressing (Seite 361 ff.), dafür die übrige Portion Steak oder Tempeh verwenden. Den Salat erst beim Anrichten hinzufügen. Eine Mandarine einpacken.

MITTWOCH (3. TAG)
Frühstück
Bohnen-Tofu-Haschee   Bohnen-Tofu-Haschee** (Seite 314 f.); dazu 2 Esslöffel Cheddar, 1 bis 2 Esslöffel saure Sahne, 1/2 Avocado in Scheiben oder 5 Esslöffel Guacamole
Protein: 23 %, Fett: 55 %, Kohlenhydrate: 22 %, Kalorien: 455*
Vorbereitungen: Die Tagessnacks zusammenstellen und abpacken.   Den Rest Bohnen-Tofu-Haschee für morgen Mittag aufheben.
Snack
Gefüllte Salatschiffchen (Seite 423) mit Zitronen-Tahini (Seite 386 f.)
Mittagessen
Steaksalat mit Gorgonzola   Steaksalat mit Gorgonzola-Dressing (Seite 361 ff.) mit dem Rest Steak vom Vortag. Dazu gibt es 1 Mandarine.
Protein: 27 %, Fett: 47 %, Kohlenhydrate: 26 %, Kalorien: 565*
Snack
4 Esslöffel Nussmischung (Seite 419 f.)
Abendessen
Gegrillter Fisch mit Grünkohl   Gegrillter Fisch mit Knoblauch und Zitrone*** (Seite 329 ff.). Fisch und Zitrone aus der Pfanne nehmen und im Bratsud 2 Handvoll Grünkohl anbraten. Fisch oder Kohl mit 2 Esslöffeln Dillcreme garnieren (Seite 388 f.). Dazu gibt es 2 Handvoll Blattsalat mit 1 Esslöffel Dressing nach Wahl.   Dessert   Pochiertes Obst der Saison (Seite 414 f.) mit 1 bis 1 1/2 Esslöffeln Schokoladensauce (Seite 415 f.).**
Protein: 25 %, Fett: 50 %, Kohlenhydrate: 25 %, Kalorien: 594*
Vorbereitungen: Das Mittagessen für morgen vorbereiten: Ein Tacosalat (siehe 4. Tag) aus dem Rest Bohnen-Tofu-Haschee. Den Salat erst beim Anrichten hinzufügen.   Den Rest Schokoladensauce für das Dessert am 7. Tag aufheben.

Kapitel 6: Phase 1 – Den Hunger besiegen **243**

DONNERSTAG (4. TAG)
Frühstück
Spinatomelett   In einer Pfanne 2 Teelöffel Olivenöl erhitzen. 2 Eier plus 1 Eiweiß verrühren. 2 Handvoll jungen Spinat sowie Salz und Pfeffer hinzufügen und in die Pfanne gießen. Stocken lassen. Mit 3 Esslöffeln geriebenem Cheddar bestreuen. Zusammenklappen und fertig garen. Dazu gibt es 150 g frische Früchte und 125 g griechischen Joghurt (Natur).
Protein: 25 %, Fett: 54 %, Kohlenhydrate: 22 %, Kalorien: 524*
Vorbereitungen: Die Tagessnacks zusammenstellen und abpacken.
Snack
1 kleiner Apfel plus 2 Esslöffel Erdnussbutter
Mittagessen
Tacosalat   375 ml Bohnen-Tofu-Haschee (Seite 314 f.) vom gestrigen Frühstück, 2 Handvoll gehackter Blattsalat, 1 kleine Tomate, gewürfelt, 2 Esslöffel Salsa und 2 Esslöffel Cheddar mischen. Mit 3 Esslöffeln Limetten-Koriander-Dressing garnieren (Seite 389 f.).
Protein: 23 %, Fett: 52 %, Kohlenhydrate: 25 %, Kalorien: 502*
Snack
4 Esslöffel pikante Kürbiskerne (Seite 420 f.)
Abendessen
Überbackene Aubergine mit Salat   Überbackene Aubergine** (Seite 353 f.). Als Beilage gibt es gemischten Blattsalat mit 1/4 Salatgurke in Scheiben, 1 geriebenen Möhre, 1/2 roten Paprika in Schnitzen und 1 Esslöffel Dressing nach Wahl.
Dessert   150 g Himbeeren   Zusätzliche Vorbereitungen: Für das Dessert am Freitag vorab 4 Kokos-Cashew-Kracher*** (Seite 409 f.) zubereiten.
Protein: 20 %, Fett: 56 %, Kohlenhydrate: 24 %, Kalorien: 698*
Vorbereitungen: Mittagessen für morgen abpacken: Überbackene Aubergine und 150 g Himbeeren.

FREITAG (5. TAG)
Frühstück
Räucherlachs mit Dillcreme 90 g Räucherlachs, 30 g Cheddar, 1 mittelgroße Tomate in Scheiben und 1 kleine Gurke in Scheiben. Mit 3 bis 4 Esslöffeln Dillcreme garnieren (Seite 388 f.). Dazu gibt es 150 g frische Heidelbeeren oder 1 Frucht nach Wahl.
Protein: 23 %, Fett: 55 %, Kohlenhydrate: 22 %, Kalorien: 530*
Vorbereitungen: Die Tagessnacks zusammenstellen und abpacken.
Snack
Gefüllte Salatschiffchen (Seite 423) mit Sauce nach Wahl
Mittagessen
Überbackene Aubergine und Beeren Überbackene Aubergine (Seite 353 f.) vom Vortag; 150 g Himbeeren
Protein: 24 %, Fett: 54 %, Kohlenhydrate: 22 %, Kalorien: 549*
Snack
Etwa 6 Esslöffel Hummus (Seite 417 f.) mit Gemüsestreifen
Abendessen
Hähnchenpfanne Hähnchen- oder Tofupfanne** (Seite 327 ff.). Wer Tofu bevorzugt, sollte als Vorspeise 125 ml Edamame hinzufügen.
Dessert Kokos-Cashew-Kracher (am Vortag zubereitet)
Protein: 29 %, Fett: 49 %, Kohlenhydrate: 22 %, 597 Kalorien*
Vorbereitungen: Das Mittagessen für morgen vorbereiten: Ein Salatwrap (siehe 6. Tag) aus dem Rest Hähnchenpfanne. Salat, Möhren, Erdnüsse und Ingwer-Soja-Vinaigrette (Seite 383 f.) separat einpacken und den Wrap erst unmittelbar vor dem Essen zubereiten. 1 Mandarine mitnehmen.

Kapitel 6: Phase 1 – Den Hunger besiegen **245**

SAMSTAG (6. TAG)
Frühstück
Getreidefreie Waffeln und Putenschinken   Getreidefreie Waffeln oder Pfannkuchen mit Fruchtsauce** (Seite 315 ff.), dazu 3 Esslöffel Schlagsahne oder 1 Esslöffel Mandelbutter; 1 Scheibe Putenschinken (Bacon)
Protein: 26 %, Fett: 51 %, Kohlenhydrate: 23 %, Kalorien: 441*
Vorbereitungen: Die Tagessnacks zusammenstellen und abpacken. Ein Rezept Käsebohnendip (Seite 418 f.) zubereiten und die restlichen Portionen für die zweite Woche aufheben.   Den Rest Waffeln mit Fruchtsauce und Schlagsahne für das Frühstück am Montag aufheben.
Snack
Etwa 6 Esslöffel Käsebohnendip (Seite 418 f.)
Mittagessen
Hähnchenpfanne im Salatwrap   Eine Lunchportion Hähnchenpfanne vom Vortag (Seite 327 ff.), 1 geriebene Möhre und 2 Esslöffel Erdnüsse gleichmäßig auf 3 bis 4 Salatblätter verteilen (wer Tofu verwendet, wählt statt Möhren und Erdnüssen bitte Edamame). Ausreichend Platz zum Einwickeln lassen und in den Salat einschlagen. 2 Esslöffel Ingwer-Soja-Vinaigrette (Seite 383 f.) in eine kleine Schüssel geben und die Wraps in die Sauce tunken. Dazu gibt es 1 Mandarine.
Protein: 24 %, Fett: 51 %, Kohlenhydrate: 25 %, Kalorien: 552*
Snack
Gurkenschiffchen (Seite 424) mit Pute und Feta
Abendessen
Shepherd's Pie   Shepherd's Pie** (Seite 339 ff.); 160 g Zuckerschoten, blanchiert (siehe Anhang C), dazu 1 Esslöffel Dillcreme (Seite 388 f.)   Dessert   30 g Schokolade
Protein: 22 %, Fett: 48 %, Kohlenhydrate: 30 %, Kalorien: 648*
Vorbereitungen: Das Mittagessen für morgen abpacken: Shepherd's Pie und Zuckerschoten mit 1 Esslöffel Dressing nach Wahl.   Die restlichen Portionen Shepherd's Pie für andere Tage einfrieren.

SONNTAG (7. TAG)
Frühstück
Frittata mit Obst und Joghurt Dr. Ludwigs Lieblingsfrittata** (Seite 318 ff.); 150 g Obst oder Beeren, 190 g griechischer Joghurt (Natur)
Protein: 25 %, Fett: 47 %, Kohlenhydrate: 28 %, Kalorien: 468*
Vorbereitungen: Die Tagessnacks zusammenstellen und abpacken. Den Rest der Frittata für das Frühstück am Dienstag aufheben.
Snack
4 Esslöffel Nussmischung (Seite 419 f.)
Mittagessen
Shepherd's Pie mit Salat Shepherd's Pie (Seite 339 ff.) vom Vortag; 150 g blanchierte Zuckerschoten und 1 Esslöffel Dressing nach Wahl
Protein: 26 %, Fett: 47 %, Kohlenhydrate: 27 %, Kalorien: 518*
Snack
1 kleiner Apfel und 30 g Käse
Abendessen
Kokos-Curry-Shrimps Kokos-Curry-Shrimps (oder Tofu)** (Seite 355 ff.) Dessert 75 g Erdbeeren mit 1 bis 2 Esslöffeln Schokoladensauce (Seite 415 f., Rest vom 3. Tag)
Protein: 23 %, Fett: 52 %, Kohlenhydrate: 25 %, Kalorien: 567*
Vorbereitungen: Das Mittagessen für morgen abpacken: Salatwrap (siehe 8. Tag) aus der restlichen Portion Kokos-Curry-Shrimps; den Salat separat einpacken; dazu eventuell Dressing oder Limettenscheiben und 1 Orange.

ARBEITSPLAN FÜR DIE NÄCHSTE WOCHE

Vorkochen für die zweite Woche von Phase 1:
Hinweis: Dieser Arbeitsplan gilt für zwei Personen. Wenn nicht anders angegeben, bereiten Sie jedes aufgelistete Rezept ein Mal zu. Je nach Personenzahl müssen Sie die Zutaten halbieren oder auch entsprechend erhöhen.

Saucen
- Kokoscurrysauce (Seite 381 f.)
- Chipotle-Mayonnaise (Seite 384 f.)
- Sauce tartare (Seite 374 f.)
- Senf-Vinaigrette (Seite 378 f.)
- Thailändische Erdnusssauce (Seite 375 f.)

Hier brauchen Sie die Reste von Woche 1:
- Ingwer-Soja-Vinaigrette (Seite 383 f.)
- Ranchero-Sauce (Seite 390 ff.), 675 ml auftauen
- Schokoladensauce (Seite 415 f.)
- Zitronendressing mit Olivenöl (Seite 385 f.)
- Mayonnaise, Grundrezept (Seite 371 f.), für Sauce tartare (siehe oben)

Snacks, geröstete Nüsse und Samen
- Kichererbsen mit Kräutern (Seite 421 f.)
- 4 Esslöffel Pekannüsse oder andere Nüsse für Mittwoch und 8 Esslöffel Erdnüsse für das Erdnusstempeh am Freitag rösten (siehe Röstanleitung auf Seite 456 f.). Alternativ geröstete statt rohe Nüsse kaufen.

Hier brauchen Sie die Reste von Woche 1:
- Pikante Kürbiskerne (Seite 420 f.). Alternativ geröstete statt rohe Kürbiskerne kaufen.
- Nussmischung (Seite 419 f.). Alternativ geröstete statt rohe Nüsse kaufen.

Zutaten vorbereiten (Proteine, Getreide, Suppen und alles, was die ganze Woche benötigt wird):
- Tempehhack (Seite 348 f.) für Freitagabend
- Lachssalat (Seite 363 f.) für Dienstagmittag

Wer gelegentlich die vegetarische Variante wählt, benötigt mehr gebratene Tempeh- oder Tofustreifen (Seite 346 f.) oder Tempehhack (Seite 348 f.).

Kapitel 6: Phase 1 – Den Hunger besiegen **249**

MONTAG (8. TAG)
Frühstück
Getreidefreie Waffeln und Putenschinken Getreidefreie Waffeln oder Pfannkuchen mit Fruchtsauce** (vom 6. Tag), dazu 3 Esslöffel Schlagsahne (Seite 326) oder 1 Esslöffel Mandelbutter (von Samstag früh); 1 Scheibe Putenschinken (Bacon)
Protein: 26 %, Fett: 51 %, Kohlenhydrate: 23 %, Kalorien: 440*
Vorbereitungen: Die Tagessnacks zusammenstellen und abpacken.
Snack
Etwa 6 Esslöffel Kichererbsen mit Kräutern und Parmesan (Seite 421 f.)
Mittagessen
Salatwrap mit Kokos-Curry-Shrimps Den Rest Kokos-Curry-Shrimps (Seite 355 ff.) vom Vortag gleichmäßig auf 3 bis 4 große Salatblätter verteilen und die Blätter zusammenrollen. Dazu gibt es 1 Orange. Auf Wunsch: Limettenscheiben einpacken oder 1 bis 2 Esslöffel Ingwer-Soja-Vinaigrette (Seite 383 f.) in eine Schale geben und die Wraps in die Sauce tunken.
Protein: 26 %, Fett: 46 %, Kohlenhydrate: 28 %, Kalorien: 480*
Snack
30 g Schokolade
Abendessen
Gebackener Fisch mit Chipotle-Mayonnaise und Grünkohl Gebackener Fisch mit Chipotle-Mayonnaise*** (Seite 357 f.); dazu 2 Handvoll Grünkohl und 1 kleine Möhre (geraspelt) dämpfen. Mit 1 Esslöffel Zitronendressing mit Olivenöl garnieren (Seite 385 f.). Dessert 140 g Heidelbeeren und 2 Esslöffel Kokosmilch aus der Dose
Protein: 23 %, Fett: 54 %, Kohlenhydrate: 23 %, Kalorien: 591*
Vorbereitungen: Das Mittagessen für morgen abpacken: Salatwrap (siehe 9. Tag) mit dem vorbereiteten Lachs- oder Tofusalat*** (Seite 363 f.); den Salat separat einpacken. 1 Apfel einstecken.

DIENSTAG (9. TAG)
Frühstück
Frittata mit Obst und Joghurt Dr. Ludwigs Lieblingsfrittata (vom 7. Tag); 150 g Obst oder Beeren, 170 g griechischer Joghurt (Natur)
Protein: 25 %, Fett: 47 %, Kohlenhydrate: 28 %, Kalorien: 468*
Vorbereitungen: Die Tagessnacks zusammenstellen und abpacken.
Snack
4 Esslöffel pikante Kürbiskerne (Seite 420 f.)
Mittagessen
Salatwrap mit Lachssalat Den Rest vorbereiteten Lachs- oder Tofusalat (Seite 363 f.) gleichmäßig auf 3 bis 4 große Salatblätter verteilen und die Blätter zusammenrollen. Dazu gibt es 1 Apfel.
Protein: 22 %, Fett: 55 %, Kohlenhydrate: 23 %, Kalorien: 515*
Snack
Etwa 6 Esslöffel Käsebohnendip (Seite 418 f.)
Abendessen
Mediterranes Hühnchen Mediterranes Hühnchen oder Tofu** (Seite 349 f.). Als Beilage 1 kleine Tomate in Scheiben, 1/2 kleine Gurke in Scheiben und einige Blätter frisches Basilikum mit 1 Esslöffel Senfvinaigrette (Seite 378 f.).
Dessert 75 g Beeren
Protein: 26 %, Fett: 47 %, Kohlenhydrate: 27 %, Kalorien: 656*
Vorbereitungen: Das Mittagessen für morgen abpacken: Mediterranes Hühnchen oder Tofu und 15 g dunkle Schokolade.

Kapitel 6: Phase 1 – Den Hunger besiegen **251**

MITTWOCH (10. TAG)
Frühstück
Phase-1-Powershake Phase-1-Powershake (Seite 311 f.)
Protein: 22 %, Fett: 54 %, Kohlenhydrate: 24 %, Kalorien: 500*
Vorbereitungen: Die Tagessnacks zusammenstellen und abpacken.
Snack
4 Esslöffel Nussmischung (Seite 419 f.)
Mittagessen
Mediterranes Hühnchen Mediterranes Hühnchen oder Tofu (Seite 349 f.) vom Vortag. Dazu gibt es 15 g dunkle Schokolade.
Protein: 30 %, Fett: 46 %, Kohlenhydrate: 24 %, Kalorien: 580*
Snack
1 kleiner Apfel plus 2 Esslöffel Erdnussbutter
Abendessen
Suppe, geschmorter Kohl und Gemüse Etwa 375 ml Möhrensuppe mit Ingwer** (Seite 405 f.) mit 2 Esslöffeln Kokosmilch garnieren; dazu geschmorter Kohl** (Seite 337 f.); 2 Handvoll leicht blanchierten Grünkohl (Zubereitung siehe Anhang C) oder anderes grünes Gemüse nach Wahl mit 1 Esslöffel Dressing nach Wahl.
Dessert 2 Esslöffel geröstete Pekannüsse (vorbereitet)
Protein: 23 %, Fett: 49 %, Kohlenhydrate: 28 %, Kalorien: 640*
Vorbereitungen: Das Mittagessen für morgen abpacken: Geschmorter Kohl mit Rindfleisch oder Tempeh; grüner Salat mit 1 bis 2 Esslöffeln Vinaigrette als Beilage. Die restliche Möhrensuppe und 2 Esslöffel Kokosmilch für morgen Abend aufheben.

DONNERSTAG (11. TAG)
Frühstück
Bohnen-Tofu-Haschee Bohnen-Tofu-Haschee*** (Seite 314 f.); dazu 2 Esslöffel Cheddar, 1 bis 2 Esslöffel saure Sahne, 1/2 Avocado in Scheiben oder 5 Esslöffel Guacamole
Protein: 23 %, Fett: 55 %, Kohlenhydrate: 22 %, Kalorien: 455*
Vorbereitungen: Die Tagessnacks zusammenstellen und abpacken.
Snack
Gurkenschiffchen mit Pute und Feta (Seite 424)
Mittagessen
Geschmorter Kohl und Gemüse Geschmorter Kohl mit Rindfleisch oder Tempeh (Seite 337 f.) vom Vortag; 4 Handvoll gemischter Salat mit 1 bis 2 Esslöffeln Senfvinaigrette (Seite 378 f.).
Protein: 26 %, Fett: 52 %, Kohlenhydrate: 22 %, Kalorien: 523*
Snack
Etwa 6 Esslöffel Kichererbsen mit Kräutern und Parmesan (Seite 421 f.)
Abendessen
Suppe, gegrillter Lachs und Zucchinischeiben mit Knoblauch Etwa 375 ml Möhrensuppe mit Ingwer (Seite 405 f.) vom Vortag, garniert mit 2 Esslöffeln Kokosmilch. 300 g Lachs pro Person nach dem Rezept für gegrillten Fisch mit Zitrone und Knoblauch** zubereiten (Seite 329 ff., Variante für Lachs beachten). Die eine Hälfte ist für heute Abend, die andere für morgen Mittag. Als Beilage gibt es Zucchinischeiben mit Knoblauch (Seite 397 f.).
Dessert 1/2 Frucht oder 75 g Beeren und 15 g dunkle Schokolade
Protein: 26 %, Fett: 51 %, Kohlenhydrate: 23 %, Kalorien: 598*
Vorbereitungen: Das Mittagessen für morgen abpacken: Salat mit Lachs, Rucola und Orange (siehe Tag 12) aus den restlichen 150 g Lachs. Den Rucola separat einpacken.

Kapitel 6: Phase 1 – Den Hunger besiegen **253**

FREITAG (12. TAG)
Frühstück
Huevos Rancheros 2 Eier und 1 Eiweiß in 1 Teelöffel Olivenöl anbraten. 125 ml Ranchero-Sauce (Seite 390 ff.) und 2 Esslöffel geraspelten Cheddar darübergeben. Dazu gibt es 150 g Himbeeren und 125 g griechischen Joghurt (Natur).
Protein: 25 %, Fett: 53 %, Kohlenhydrate: 22 %, Kalorien: 534*
Vorbereitungen: Die Tagessnacks zusammenstellen und abpacken.
Snack
30 g Schokolade
Mittagessen
Orangen-Lachs-Rucola-Salat 150 g Lachs vom Vortag, 1 Orange (Schnitze in Stücke schneiden) und 1/4 Avocado (gewürfelt) mit 3 bis 4 Handvoll Rucola oder Blattsalat mischen. Mit 2 Esslöffeln Ingwer-Soja-Vinaigrette garnieren (Seite 383 f.).
Protein: 26 %, Fett: 52 %, Kohlenhydrate: 22 %, Kalorien: 474*
Snack
8 Esslöffel geschälte Edamame** (Seite 426)
Abendessen
Thaitempeh mit Erdnusssauce Thaitempeh mit Erdnusssauce** (Seite 369 f.). Als Beilage gibt es 1/2 kleine Gurke in Scheiben mit etwas Salz und Zitronensaft.
Dessert 1 Tasse Gewürztee (Chai) mit 1 bis 2 Esslöffeln Sojamilch oder Vollmilch
Protein: 22 %, Fett: 53 %, Kohlenhydrate: 25 %, Kalorien: 680*
Vorbereitungen: Das Mittagessen für morgen abpacken: Salatwrap (siehe Tag 13) aus Thaitempeh mit Erdnusssauce und 1 Esslöffel Erdnüsse; Salat, Limettenschnitze und Sprossen separat einpacken.

SAMSTAG (13. TAG)
Frühstück
Getreidefreie Waffeln und Putenschinken Getreidefreie Waffeln oder Pfannkuchen mit Fruchtsauce** (Seite 315 ff.), dazu 3 Esslöffel Schlagsahne (Seite 326) oder 1 Esslöffel Mandelbutter; 1 Scheibe Putenschinken (Bacon) Zusätzliche Vorbereitungen: Eine Extrascheibe Putenschinken für das Mittagessen am 1. Tag von Phase 2 mitbraten.
Protein: 26 %, Fett: 51 %, Kohlenhydrate: 23 %, Kalorien: 441*
Vorbereitungen: Die Tagessnacks zusammenstellen und abpacken. Die zweite Portion Waffeln oder Pfannkuchen mit Fruchtsauce für den 6. Tag von Phase 2 im Kühlschrank aufheben.
Snack
Gefüllte Salatschiffchen (Seite 423) mit Sauce nach Wahl
Mittagessen
Thaitempeh mit Erdnusssauce als Salatwrap Eine Portion Thaitempeh (Seite 369 f.) vom Vortag gleichmäßig auf 3 bis 4 große Salatblätter verteilen und die Blätter zusammenrollen. Mit Sprossen, Erdnüssen und einer Limettenscheibe garnieren.
Protein: 24 %, Fett: 48 %, Kohlenhydrate: 28 %, Kalorien: 562*
Snack
1 kleiner Apfel und 30 g Käse
Abendessen
Suppe, Ranchero Chicken und Brokkoli 375 bis 500 ml Blumenkohlcremesuppe*** (Seite 403 f., ohne Sahne zubereitet); Ranchero Chicken** (Seite 368); 1 Kelle blanchierten Blumenkohl und 2 Esslöffel Dressing nach Wahl Dessert 30 g dunkle Schokolade
Protein: 27 %, Fett: 49 %, Kohlenhydrate: 24 %, Kalorien: 612*
Vorbereitungen: Das Mittagessen für morgen abpacken: Ranchero-Chicken-Lasagne aus dem Rest Ranchero Chicken; Avocado und saure Sahne separat einpacken.

SONNTAG (14. TAG)

Frühstück

Phase-1-Powershake
Phase-1-Powershake (Seite 311 f.)

Protein: 22 %, Fett: 54 %, Kohlenhydrate: 24 %, Kalorien: 500*

Vorbereitungen: Die Tagessnacks zusammenstellen und abpacken.

Snack

1 kleiner Apfel plus 2 Esslöffel Erdnussbutter

Mittagessen

Ranchero-Chicken-Lasagne
2 Handvoll Spinatblätter (trocken) abwechselnd mit 120 bis 150 g Ranchero Chicken (Seite 368) vom Vortag, 80 g schwarzen Bohnen und 1 Esslöffel geriebenem Cheddar aufschichten. Im vorgeheizten Ofen bei 175 °C backen, bis der Käse schmilzt und der Spinat zusammenfällt. Vor dem Verzehr mit 1/2 Avocado in Scheiben oder 4 Esslöffeln Guacamole und 1 Esslöffel saurer Sahne garnieren.

Protein: 32 %, Fett: 44 %, Kohlenhydrate: 24 %, Kalorien: 554*

Snack

Snack nach Wahl

Abendessen

Lammhaxe
Butterzarte Lammhaxe** (Seite 331 f.); Gemüsepfanne mit Knoblauch (Seite 393 f.); 2 Handvoll Gemüsestreifen zum Dippen, zum Beispiel je ein Drittel Sellerie, Tomate und Möhre, und eine Sauce nach Wahl
Zusätzliche Vorbereitungen:
Ein Ei für das Mittagessen am nächsten Tag hart kochen.
Während das Lamm gart, die gebackenen Süßkartoffeln (Seite 400 f.) für morgen Mittag zubereiten (Variante für ganze Kartoffeln wählen).

Dessert
150 g Beeren

Protein: 29 %, Fett: 49 %, Kohlenhydrate: 22 %, Kalorien: 613*

Vorbereitungen: Das Mittagessen für morgen abpacken: Proteinsalat (Seite 364 f.) mit dem restlichen Stück Putenschinken (von gestern früh). Das Dressing separat einpacken.
Den Rest Lammhaxe und Süßkartoffeln für morgen Abend aufheben.

ARBEITSPLAN FÜR DIE NÄCHSTE WOCHE

Vorkochen für die erste Woche von Phase 2:
Hinweis: Dieser Arbeitsplan gilt für zwei Personen. Bereiten Sie jedes Rezept einmal zu. Je nach Personenzahl müssen Sie die Zutaten halbieren oder auch entsprechend erhöhen.

Saucen
- Ingwer-Soja-Vinaigrette (Seite 383 f.)
- Zitronendressing mit Olivenöl (Seite 385 f.)
- Honig-Balsamico-Marinade (Seite 392 f.), 1/2 Rezept
- Pfannensauce (Seite 372 f.)
- Limetten-Koriander-Creme (Seite 389 f.)

Hier brauchen Sie die Reste von Woche 2:
- Senfvinaigrette (Seite 378 f.)
- Ranchero-Soße (Seite 390 ff.), 125 ml auftauen
- Chipotle-Mayonnaise (Seite 384 f.)

Snacks, geröstete Nüsse und Samen
- Für den Quinoasalat mit Pekannüssen und Cranberrys (Seite 398 ff.) am Donnerstag 6 Esslöffel Pekannüsse rösten (siehe Anhang C, Seite 456); für Montagfrüh und Sonntagmittag 8 Esslöffel Erdnüsse und 4 Esslöffel Nüsse rösten.
- Verschiedene Snacks vorbereiten.

Zutaten vorbereiten (Proteine, Getreide, Suppen und alles, was die ganze Woche benötigt wird):
- Tempehhack (Seite 348 f.) für die Marinara Primavera am 2. Tag
- Wer gelegentlich die vegetarische Variante wählt, benötigt mehr gebratene Tempeh- oder Tofustreifen (Seite 346 f.) oder Tempehhack (Seite 348 f.).

Hinweis: Der Ernährungsplan für Phase 2 beginnt auf Seite 274.

Nimmersatt und ich

Phase 1 hat mich zwei wichtige Punkte gelehrt. Erstens: nichts mit Zuckerzusätzen essen, sondern nur Dinge, die von Natur aus süß schmecken. Auf Zucker reagiert mein Körper mit Schmerzen. Also verzichte ich lieber darauf. Zweitens: kein Weizen und kein Gluten. Ich bin nicht glutenintolerant, aber wenn ich auf solche Produkte verzichte, geht es mir insgesamt besser. Meine Frau hat Typ-1-Diabetes, und seit wir nach diesem Ernährungsansatz leben, braucht sie weniger Insulin (sie hat eine computergesteuerte Pumpe).

– Paul G., 66, Aurora, Illinois
12,5 kg leichter, 12 cm weniger Bauchumfang

Kapitel 7

Phase 2 – Die Fettzellen umprogrammieren

Wichtige Tabellen und Hilfsmittel

Unterstützende Maßnahmen für Phase 2, S. 261

Mahlzeiten für Phase 2 zusammenstellen, S. 265

Eigene Snacks vorbereiten, S. 268

Empfehlungen für unterwegs, S. 269

Erfolgstipps für Phase 2, S. 271

Ernährungsplan für Phase 2, S. 274

Wochenübersicht und Arbeitspläne, S. 276

Zielgewicht nicht erreicht?, S. 284

Rezepte für Phase 2 (Kapitel 9), S. 311

Herzlichen Glückwunsch! Sie haben Phase 1 beendet und damit die größte Herausforderung bewältigt.

Die meisten Teilnehmer unseres Pilotprogramms haben in diesem Zeitraum ein halbes bis zweieinhalb Kilo abgenommen. Die tatsächliche Menge spielt momentan jedoch keine Rolle. Bei kalorienbeschränkten Diäten nimmt man in den ersten paar Wochen normalerweise relativ leicht und viel ab (allerdings vornehmlich Wasser und mageres Gewebe anstatt Körperfett). Danach beginnt die eigentliche Arbeit, weil man das neue Gewicht halten muss. Beim *Nimmersatt*-Programm hingegen fällt das Abnehmen mit der Zeit immer leichter. In den ersten zwei Wochen gehen Hunger und Appetit zurück, man ist nach dem Essen länger satt oder hat mehr Energie (bestenfalls beides) und gewinnt das Vertrauen, dass diese Ernährungsform von innen heraus hilft.

Menschen, die zu wenige Kalorien bekommen, nehmen in entsprechenden Untersuchungen natürlich ab. Sobald die Studie vorüber ist, kehrt das Gewicht jedoch normalerweise zurück. Nach vorübergehender Zwangsernährung geschieht das Gegenteil: Das Gewicht fällt von Natur aus auf den Ausgangspunkt zurück. Solche Beobachtungen führten zu der These eines genetisch vorgegebenen »Setpoints« für das Körpergewicht (siehe Seite 19). Dieser Setpoint ist jedoch nicht in Stein gemeißelt. Unsere Gene haben sich in den letzten Jahrzehnten kaum verändert – dennoch sehen wir immer mehr fettleibige Menschen. Und viele von uns nehmen ab den Jugendjahren bis kurz vor der Rente kontinuierlich zu. Offenbar ergibt sich der individuelle Setpoint also aus einer Kombination aus Genen und Umweltfaktoren.

Nimmersatt soll den Setpoint neu regulieren, indem er Insulinresistenz und Entzündungsbereitschaft ins Visier nimmt – über Nahrungsqualität, Schlaf, Stressabbau und Bewegung.* Dank dieses Ansatzes kann das Gewicht anfangs langsamer zurückgehen als bei üblichen Diäten. Allerdings arbeitet man nicht gegen den Körper an, sondern mit

---

* Wenn Sie bereits Ihr optimales Körpergewicht erreicht haben und sich nur aus gesundheitlichen Gründen weiter an den Ernährungsplan halten, ändert sich der Setpoint nicht mehr.

ihm zusammen. Deshalb entfällt das übliche Ringen mit Hunger und Motivation.

Phase 2 kann vier bis acht Wochen dauern, aber auch ein halbes Jahr oder länger, je nach Ausgangsgewicht und anderen persönlichen Faktoren. Irgendwann werden Sie feststellen, dass Sie mehr Nahrung benötigen, um völlig satt zu sein. Das Abnehmen verläuft zudem langsamer. Das sind Hinweise darauf, dass der Körper bereits viel von den Fettreserven verbrannt hat und jetzt stärker auf die Nahrungskalorien zurückgreift. Mit dem Gewicht geht es noch ein wenig länger bergab, und die sonstigen gesundheitlichen Vorteile summieren sich, doch die sichtbaren Veränderungen werden subtiler. Ab diesem Zeitpunkt geht es um Nachhaltigkeit – wie erhalten Sie sich stressfrei und auf natürliche Weise eine gesunde Ernährung und Lebensweise? Der Ernährungsansatz von *Nimmersatt* hilft Ihnen in Phase 1 und 2, das persönliche Optimalgewicht zu erreichen und es dann zu halten (Phase 3).

Die Mahlzeiten in Phase 2 setzen sich aus den gleichen Grundbestandteilen zusammen wie in Phase 1. Die Nahrungsauswahl wird jedoch breiter und flexibler. Der Fettanteil an der Gesamtkalorienaufnahme sinkt auf 40 Prozent, der Kohlenhydratanteil steigt auf 35 Prozent (siehe Grafik auf Seite 171). Der Proteinanteil bleibt mit 25 Prozent davon unberührt. Jetzt können Sie kleinere Portionen intaktes Vollkorngetreide, stärkereiches Gemüse (abgesehen von Kartoffeln) und tropische Früchte und Melonen ergänzen. Auch ein wenig natürliche Süße (Honig oder Ahornsirup) in Desserts oder in Kaffee und Tee ist erlaubt.

Unterstützende Maßnahmen für Phase 2

Nachdem die Umstellungsphase erfolgreich geschafft ist, wirken sich mehr Bewegung, besserer Schlaf und Stressabbaumethoden sicher schon aus – es müsste Ihnen eigentlich besser gehen als früher. Vielleicht haben Sie mehr Schwung und freuen sich auf den täglichen Spaziergang. Mit etwas Glück sind Sie ausgeschlafener und weniger gestresst. In Phase 2 bauen wir die Fortschritte aus Phase 1 aus, damit das Gewicht sich schneller normalisiert.

Bewegung

In Kapitel 5 wurde erläutert, dass angenehme körperliche Aktivität den Stoffwechsel ankurbelt, auch wenn dabei nicht unbedingt viele Kalorien verbraucht werden. In Phase 2 setzen wir deshalb den täglichen Spaziergang nach dem Abendessen (die *Passeggiata*) fort und führen zusätzlich an drei bis vier Tagen pro Woche 30 bis 40 Minuten Sport Ihrer Wahl ein. Toben Sie sich bei mäßiger bis hoher Belastung mit einer beliebigen Sportart ordentlich aus (je nach individueller Fitness und ärztlichem Rat). Gehen Sie walken, joggen oder wandern, zur Zumba-Stunde oder zum Tennis oder graben Sie den Garten um. Was Sie machen, liegt ganz bei Ihnen. Die gewählte Bewegungsform sollte Sie ins Schwitzen bringen – eine Unterhaltung kann noch möglich sein, Singen aber nicht. Welche Bewegungsform macht Ihnen richtig Spaß und fordert Sie? Vergessen Sie die Zeit, wenn Sie tanzen, Fußball spielen oder schwimmen?

Schlaf

Schlafen Sie inzwischen besser? Sind Sie morgens ausgeruhter und gelassener? In Phase 2 können Sie darauf achten, noch besser zur Ruhe zu kommen, bis die Abendrituale ein natürlicher Bestandteil Ihres Lebens sind. Denken Sie daran, wie wertvoll erholsamer Schlaf für einen aktiven Stoffwechsel und die Gesundheit ist.

Stressabbau

Kommen Sie dank der fünf Minuten Stressabbau ruhiger durch den Tag? Entspannungsmethoden tragen in Kombination mit Schlaf, Bewegung und gesunder Ernährung dazu bei, die Fettzellen zu beruhigen, damit sie die gespeicherten Kalorien bereitwillig freisetzen. So klappt Abnehmen ohne Mühe. In Phase 2 wird es Zeit für eine zweite Einheit. Diese Entspannungsübung schieben wir im Laufe des Tages ein, morgens oder am frühen Nachmittag. Die zweite bleibt am Abend erhalten, damit Sie dauerhaft profitieren.

Wenn Ihnen die regelmäßige Durchführung schwerfällt, sollten Sie eine neue Methode ausprobieren. Stressabbau bedeutet nicht unbedingt, schweigend im Lotussitz zu meditieren. Vielleicht hören Sie lieber eine geführte Fantasiereise an, lesen inspirierende Gedichte oder machen zu einem besonders stressigen Zeitpunkt einen kleinen Spaziergang im Wald oder im Park. Hauptsache, Sie lösen sich von der Alltagshektik und bringen Ihr Nervenkostüm zur Ruhe. Gerade wenn der Tag aus den Fugen gerät, braucht man ein paar Minuten für sich.

Weitere Hilfen

Besinnung auf das persönliche Motiv. Haben Sie bereits von Ihrem Programm profitiert? Haben Sie mehr Elan, sind Sie ausgeglichener, und haben Sie ein bisschen abgenommen? Wenn ja, dann dürfte die Motivation bereits stimmen. Damit eine Lebensumstellung von Dauer ist, sollte man sich besonders zu Beginn ganz regelmäßig die wichtigsten Gründe für Abnehmen und ein gesünderes Leben vor Augen führen – das ganz persönliche »Weil«. Wenn Sie bisher keinen Talisman dafür gewählt haben, sollten Sie das jetzt tun. Vielleicht reichen ein paar Stichworte auf einem Post-it, das Sie an den Badspiegel kleben. Das persönliche Motiv sollte man sich immer wieder bewusst machen, damit man nicht in Selbstboykott zurückfällt und seinen Zielen treu bleibt.

Plan B überprüfen. Funktionieren Ihre Wenn-Dann-Pläne? Nehmen Sie sich etwas Zeit, um die auftretenden Probleme zu überdenken und passende ergänzende Strategien zu finden.

Nimmersatt und ich

Es war ein ungewöhnlich schneereicher Winter, und ich musste vier Mal in der Klinik übernachten, in der ich arbeite. Wenn man sich an einfache Dinge wie Käse, Hummus, Möhren, Obst und so hält, findet man auch in der Cafeteria etwas zu essen. Mir zumindest fiel das erstaunlich leicht. Die anderen haben wegen des harten Winters zugenommen, wohingegen ich jede Woche ein bisschen abnahm.
– Renee B., 49, West Roxbury, Massachusetts
6 kg leichter, 15 cm weniger Bauchumfang

Weiter Daten sammeln. Haben Tagesberichte und Monatsübersicht Ihnen geholfen, die eigenen Reaktionen auf einzelne Schritte im Programm richtig einzustufen? Bewegen sich Hunger, Appetit, Elan und Gewicht bereits in die gewünschte Richtung? Führen Sie weiter Tagebuch. Diese Protokolle spielen in Phase 2 und besonders beim Übergang zu Phase 3 eine zunehmend wichtige Rolle.

Die Lehre annehmen. Perfektion gibt es nicht. Also werden Sie irgendwann schwach – Sie essen zu viel vom Falschen und bekommen dafür die Quittung. Mal ist es der Kuchen im Büro, mal das Eis im Schwimmbad. Oder Sie hatten einfach Appetit auf ein Nutellabrötchen. Mit etwas Pech fühlen Sie sich bald darauf körperlich unwohl, irgendwie ausgebremst, reagieren gereizt und bekommen vielleicht sogar Kopfschmerzen. Einige Stunden später folgen ein Bärenhunger und Appetit auf genau das, was Ihnen nicht guttut. Selbstvorwürfe helfen jetzt gar nichts. Seien Sie nicht so streng mit sich. Schon mit der nächsten Mahlzeit können Sie wieder normal essen. Statt sich selbst zu verurteilen, stufen Sie solche Ausrutscher am besten als kleine Experimente ein: Damit können Sie in Erfahrung bringen, wie Ihr Körper auf schwankende Nahrungsqualität reagiert, und besser herausfinden, was er wirklich braucht. (Genau dazu sollen die Tagesberichte und die Monatsübersicht Ihnen verhelfen.) Mit der nötigen Achtsamkeit können solche Zeiträume sehr lehrreich sein.

Handwerkszeug für Phase 2

In diesem Kapitel finden Sie einen kompletten Wochenplan, mit dessen Hilfe der Übergang zum neuen Nährstoffverhältnis in Phase 2 – 25 Prozent Protein, 40 Prozent Fett, 35 Prozent Kohlenhydrate – gelingen sollte. Außerdem bekommen Sie genaue Anleitungen, wie man passende Mahlzeiten zusammenstellt und was beim Essen unterwegs zu beachten ist.

Mahlzeiten für Phase 2 zusammenstellen

In dieser Phase gibt es etwas mehr Kohlenhydrate, etwas weniger Fett und insgesamt eine größere Auswahl. Neben den Kohlenhydraten aus Phase 1 dürfen Sie jetzt unverarbeitetes Vollkorn hinzufügen (siehe Zubereitungshinweise für Vollkorn in Anhang C, Seite 454) und stärkereiches

Gemüse essen (bis auf normale Kartoffeln). Alle Phase-2-Mahlzeiten müssen folgende Punkte einhalten:

WÄHLEN SIE EIN HOCHWERTIGES PROTEIN	VERVOLLSTÄNDIGEN SIE DAS PROTEIN BEI BEDARF	FETT HINZUGEBEN	STÄRKEARME KOHLENHYDRATE	EINE PORTION STÄRKEREICHES GEMÜSE ODER VOLLKORN
Viel Protein & viel Fett: – Fettes Fleisch oder Fisch, Geflügel mit Haut (120 bis 180 g) *Viel Protein & weniger Fett:* – Mageres Fleisch oder Fisch, Geflügel ohne Haut (120 bis 180 g) – Kalter Braten oder Aufschnitt (120 bis 180 g) – Proteinpulver (etwa 30 g) *Weniger Protein & viel Fett:* – Tempeh oder Tofu (120 bis 180 g) – 3 Eier – 90 g Käse	*Bei einer proteinärmeren Variante eine zweite Proteinquelle ergänzen, zum Beispiel:* – Griechischen Joghurt (125 g) – Bohnenkerne, gegart (80 g) – Käse (30 bis 60 g) – Nüsse oder Nussbutter (2 bis 3 Esslöffel)	*Bei fettarmen Proteinen bitte mehr Fett hinzufügen, zum Beispiel:* – Dressings und Saucen (1 bis 2 Esslöffel) – Öl (2 bis 3 Teelöffel) – Schlagsahne oder Kokosmilch aus der Dose (1 bis 2 Esslöffel) – Nüsse oder Nussbutter (1 bis 2 Esslöffel) – 1/3 Avocado	*Wenn die Mahlzeit nicht bereits Kohlenhydrate enthält, bitte eine Portion aus den folgenden Optionen wählen:* – Bohnenkerne, gegart (90 g) – Gemüsesuppe (1/4 l) – Normales Obst oder Beeren (1 Stück oder 200 bis 250 g) ***Hinweis:*** *Stärkefreies Gemüse oder Salat dürfen Sie essen, so viel Sie wollen.*	– Vollkorngetreide (Vollkornreis, Vollkornweizen, Quinoa, Gerste, Haferschrot* und so weiter) – Süßkartoffeln oder Yams (keine normalen Kartoffeln) – Kürbis (Butternut, Acorn/ Eichelkürbis, Hokkaido und so weiter) ***Hinweis:*** Eine Portion sind 8 Esslöffel (etwa 120 g).

WÄHLEN SIE EIN HOCHWERTIGES PROTEIN	VERVOLLSTÄNDIGEN SIE DAS PROTEIN BEI BEDARF	FETT HINZUGEBEN	STÄRKEARME KOHLENHYDRATE	EINE PORTION STÄRKEREICHES GEMÜSE ODER VOLLKORN
		Bei fettreichen Proteinen genügt eine kleinere Portion Fett, zum Beispiel: – Dressings und Saucen (2 bis 4 Teelöffel) – Öl (1 bis 2 Teelöffel) – Schlagsahne oder Kokosmilch aus der Dose (2 bis 4 Teelöffel) – Nüsse oder Nussbutter (2 bis 3 Teelöffel) – Einige Schnitze Avocado		

* Bei geschrotetem Hafer ist im Gegensatz zu Flocken noch viel von der eigentlichen Getreidestruktur erhalten. Deshalb gilt er als akzeptabel.

Eigene Snacks vorbereiten

In Phase 2 und 3 sind Snacks erlaubt, wenn man sie braucht. Die meisten Menschen kommen am besten zurecht, wenn sie sich weiterhin eine oder zwei Zwischenmahlzeiten pro Tag gönnen. Andere brauchen nur hin und wieder etwas zwischendurch. Verlassen Sie sich auch hier auf Ihr Hungergefühl. Was immer geht:

- Vollfetter Hüttenkäse (4 %) mit Früchten
- Vollmilchjoghurt oder griechischer Joghurt mit Beeren und einem Klecks Erdnussbutter
- Zwei hart gekochte Eier und ein paar Trauben
- Kalter Aufschnitt (Braten oder vegetarisch) mit Mayonnaise in Salat und dazu Möhrenstreifen
- Eine Handvoll geröstete Nüsse

Alternativ können Sie aus den folgenden Rezepten auswählen, die in allen Phasen nahrhafte Snacks liefern (auch geeignet als Beilage oder Vorspeise):

- Gurkenschiffchen mit Pute und Feta (Seite 424)
- Gefüllte Salatschiffchen (Seite 423)
- Räucherlachs und Dillkäse auf Gurkenscheiben (Seite 425)
- Hummus, Grundrezept (Seite 417)
- Edamame (Seite 426)
- Nussmischung (Seite 419 f.)
- Eine Handvoll pikante Kürbiskerne (Seite 420 f.)
- Kichererbsen mit Kräutern (Seite 421 f.)

- Käsebohnendip (Seite 418f.)
- Ein Rest von Dr. Ludwigs Lieblingsfrittata (Seite 318 ff.)

Empfehlungen für unterwegs

Auf Reisen oder bei Zeitmangel können Sie mit den nachfolgenden Empfehlungen dabeibleiben.

Was bestelle ich ... im Wirtshaus?
- Protein (120 bis 180 g Fleisch, Fisch, Huhn, Eier, Tofu)
- Gemüse (in Olivenöl gegart)
- Salat mit Essig und Öl
- Bohnen oder eine kleine Portion Vollkornreis
- Suppe (je nach Angebot)
- Dessert: frische Beeren mit Schokostreuseln und Nüssen

Was bestelle ich ... beim Griechen oder beim Italiener?
- Frischen Fisch, Huhn oder Fleisch (nicht paniert)
- Gemüse als Beilage: gekocht oder in Olivenöl mariniert
- Linsensalat (mit frischen Möhren, Sellerie, Radieschen, roter Paprika oder anderem knackigen Gemüse) ohne Brot
- Oliventapenade
- Oliven und Schafskäse
- Griechischen Salat
- Tabouleh (mit Bulgurweizen)
- Caprese-Salat (mit frischem Mozzarella)
- Dessert: Früchte mit Naturjoghurt und eventuell etwas Honig

Was bestelle ich ... beim Chinesen oder beim Inder?
- Curry mit Tofu, Fleisch, Huhn oder Fisch (ohne Reis!)
- Sashimi (statt Sushi, das gesüßten polierten Reis enthält)
- Gemüsepfanne
- Miso oder Suppe mit Kokosmilch
- Gebratenes Gemüse
- Vollkornreis (wenn verfügbar)
- Dessert: Obst

Was bestelle ich ... beim Mexikaner?
- Fajitas mit Salatblättern statt Tortillas
- »Burrito pur«: ein Teller mit Bohnen, Huhn, Gemüse, Käse, Guacamole, Salat, Tomaten und saurer Sahne (gibt es mitunter als Vorspeise)
- Chilisuppe oder Schwarze-Bohnen-Suppe mit saurer Sahne und Käse
- Guacamole mit Radieschen, Fenchel, Gurke oder anderem knackigen Gemüse
- Vollkornreis (wenn verfügbar)

Was nehme ich ... an der Salattheke?
Legen Sie den Teller zuerst mit grünem Blattsalat oder jungem Spinat aus. Darauf kommt zum Beispiel:
- Huhn, Thunfisch, Tofu
- Sardinen (Sie können für Notfälle immer eine Dose dabeihaben)
- Räucherlachs
- Gekochtes Ei
- Jegliche stärkearme Gemüsesorten

- Nüsse
- Hülsenfrüchte (Bohnen, Linsen, Kichererbsen, Bohnenmus)
- Avocado
- Oliven
- Geriebenen Käse
- Hüttenkäse (kerniger Frischkäse)
- Vollkorngetreide (zum Beispiel Weizenkörner oder Quinoa)
- Vollfette Dressings (ohne Zucker)
- Ergänzend Suppen (ohne größere Mengen Kartoffeln)
- Ergänzend Desserts: Obst (mit etwas Kaffeesahne übergießen)

Was nehme ich ... aus der Kühltheke?
- Kalten Braten oder hart gekochtes Ei, ein Stück Käse (vollfett), dazu einen Apfel
- Räucherlachs auf Salat mit Sahnekäse, Tomate und Zwiebel
- Ungesüßten griechischen Joghurt, Heidelbeeren und eine Handvoll Cashewnüsse
- Hummus (mit Olivenöl), dazu Möhren, Sellerie, Kirschtomaten und Paprikastreifen

Erfolgstipps für Phase 2

Je nach Ausgangsgewicht und anderen individuellen Faktoren (siehe Seite 162) verharrt manch einer längere Zeit in Phase 2. Wer das Grundkonzept verinnerlicht hat, darf nach Herzenslust mit den neuen Zutaten und Rezepten herumspielen und natürlich neue Gerichte erfinden.

Zum Umgang mit Vollkorngetreide. Davon gibt es bis zu drei Portionen am Tag, aber nie mehr als eine Portion pro Mahlzeit. Eine Portion bedeutet etwa 125 Gramm (acht Esslöffel) Vollkorngetreide, zum Beispiel Vollkornreis, Haferschrot oder Quinoa. Stärker verarbeitetes Getreide (Brot, Nudeln, polierter Reis oder auch Vollkornkekse) bleibt Phase 3 vorbehalten.

Stärkereiches Gemüse (auf Wunsch). Einmal am Tag können Sie sich eine Portion (auch hier: acht Esslöffel) gegarten Mais, Yams oder Süßkartoffeln leisten. Normale Kartoffeln gibt es erst in Phase 3 wieder. Bohnen zählen hierbei nicht als stärkereiches Gemüse und dürfen häufiger verzehrt werden.

Immer nur *eine* Portion Stärke. Das heißt: *entweder* Getreide *oder* stärkereiches Gemüse im Rahmen derselben Mahlzeit, nie beides. (Oder Sie mischen vier Esslöffel Erbsen mit vier Esslöffeln Quinoa – das ist natürlich möglich.)

Ein Hauch Honig oder Ahornsirup. In Phase 2 dürfen Sie bis zu drei Teelöffel Honig oder Ahornsirup am Tag naschen. Wegen des ausgeprägten Eigengeschmacks dieser Süßungsmittel braucht man auch nicht mehr davon. Gleichzeitig liefern sie wohltuende pflanzliche Nährstoffe. Weißer Zucker und andere stark verarbeitete Süßungsmittel sind nach wie vor unerwünscht. Der kalorienfreie pflanzliche Extrakt von Stevia ist in kleinen Mengen ebenfalls erlaubt. Wie sich größere Mengen auf den Stoffwechsel auswirken, weiß man jedoch noch nicht mit Sicherheit.

Grundsätzlich kann jedes intensive Süßungsmittel die Entwöhnung von Zucker stören.

Geschickt tauschen. Wie in Phase 1 können Sie Lebensmittel mit ähnlicher Zusammensetzung der Hauptnährstoffe gegeneinander austauschen, also Äpfel gegen Birnen, Quinoa gegen Vollkornreis, Tofu gegen Huhn und so weiter (mehr dazu in der Tabelle zu den Lebensmitteln für die jeweilige Phase ab Seite 175).

Anfangs halten Sie sich bitte streng an den Plan für die erste Woche von Phase 2. Diesen Plan können Sie durchaus noch einmal wiederholen, bis Sie die richtigen Nährstoff- und Lebensmittelkombinationen verinnerlicht haben.

Danach ist mehr Flexibilität erlaubt. Nach ein bis zwei Wochen in Phase 2 sind Eigenkreationen, die sich an die Vorgaben auf Seite 266 f. halten, überhaupt kein Problem. Für einzelne Mahlzeiten oder ganze Tage können Sie natürlich jederzeit zum Plan zurückkehren.

Portionsgröße anpassen. In Phase 2 sollte man sehr gut auf Hunger, Sättigungsgefühl und Energieniveau achten. Kleine Kinder reagieren noch sehr natürlich auf diese inneren Signale (wie in Kapitel 5 erläutert). In unserer heutigen Welt mit ihren Riesenportionen scheinen wir jedoch den Kontakt zu diesen Rückmeldungen des Körpers zu verlieren. Deshalb ist es wichtig, durch Probieren herauszufinden, welche Menge genau richtig ist. Nach dem Essen sollten Sie angenehm satt sein, nicht überfüllt. So werden Sie bald wieder wissen, wie viel Nahrung Ihr Körper tatsächlich benötigt und wie die Mengen individuell schwanken (zum Beispiel bei starker körperlicher Belastung). Fragen Sie sich regelmäßig:

- Bin ich vor dem Essen angenehm hungrig? Bin ich hinterher satt?
- Esse ich regelmäßig, oder bringe ich meinen Körper mit chaotischen Essenszeiten aus dem Takt? Meldet sich spätabends noch einmal der Hunger?
- Wenn der Appetit auf bestimmte Speisen steigt – was ist das für ein Verlangen, und was sagt es mir? (Zum Beispiel wenn man mehr zu beißen haben möchte – vielleicht gehört mehr frisches Gemüse auf den Tisch?)
- Steigt die Lust auf Kohlenhydrate bei Schlafmangel, bei Stress oder wenn man zu häufig gemogelt hat?

Auf Phase 1 können Sie jederzeit zurückgreifen. Alle Mahlzeiten von Phase 1 sind auch für Phase 2 geeignet. Manche Menschen sind am besten beraten, wenn sie sich weiterhin an diese Nährstoffzusammenstellung halten (zum Beispiel bei Prädiabetes). Allerdings bietet Phase 2 mehr Flexibilität, was vor allem unterwegs angenehm ist. Deshalb erleichtert sie vielen auf die Dauer das Leben.

Ernährungsplan für Phase 2

Phase 2 beginnt mit dem Ernährungsplan von Seite 276. Wie in Phase 1 verschaffen wir uns zunächst einen Überblick, der sich dann an persönliche Vorlieben anpassen lässt.

Anschließend stellen Sie die Einkaufslisten für Grundnahrungsmittel und frische Lebensmittel zusammen, entweder für einen Wochenendeinkauf oder für zwei Tage (Samstag und Mittwoch). Beziehen Sie dabei Ihre sonstige Zeitplanung mit ein. Auf die Dauer müssen Sie Mahlzeiten, Einkäufe und Arbeitspläne eigenständig entwickeln, können sich aber schrittweise an den Vorschlägen in diesem Buch entlanghangeln.

Wenn sich in Phase 2 zwischen den Hauptmahlzeiten der Hunger meldet, dürfen Sie selbst den passenden Snack wählen. Wenn die Hauptmahlzeiten nicht ganz so proteinhaltig ausfallen, sollten die Snacks etwas proteinreicher sein (und umgekehrt). Der Ernährungsplan ist wie in Phase 1 für zwei Erwachsene gedacht und wird dann in Portionen aufgeteilt, lässt sich aber leicht für die Familie erweitern. Wer nur für sich kocht, halbiert am besten die Mengen in den Rezepten (oder friert den Rest gegebenenfalls ein; dann gibt es an einem anderen Tag ein schnelles Essen).

Auch hier gelten wieder folgende Regeln:
* Der Kaloriengehalt dient nur zur Beschreibung, nicht zur Begrenzung der Nahrungsaufnahme.
** Für zwei Personen das vollständige Rezept zubereiten und den Rest für spätere Mahlzeiten aufheben, wie bei den Vorbereitungen beschrieben.
*** Für zwei Personen das Rezept halbieren.

ERNÄHRUNGSPLAN FÜR PHASE 2

MONTAG (1. TAG)
Frühstück
Erdbeerjoghurt mit Feigen und Nüssen 250 g griechischer Joghurt, 140 g Erdbeeren (halbiert), 2 getrocknete Feigen (klein geschnitten), 1 Teelöffel Honig und 2 Esslöffel Erdnüsse oder andere Nüsse
Protein: 24 %, Fett: 41 %, Kohlenhydrate: 35 %, Kalorien: 432*
Vorbereitungen: Die Tagessnacks zusammenstellen und abpacken.
Mittagessen
Proteinsalat Proteinsalat** (Seite 364 f.); 140 g Beeren oder Obst der Saison
Protein: 26 %, Fett: 41 %, Kohlenhydrate: 33 %, Kalorien: 544*
Abendessen
Lammhaxe mit Süßkartoffel und Spargel Butterzarte Lammhaxe (Seite 331 f.) vom 14. Tag aus Phase 1; gebackene Süßkartoffel (Seite 400 f.) vom 14. Tag aus Phase 1, zusätzliche Vorbereitungen; 6 bis 10 Stangen Spargel (gebacken, blanchiert oder gedünstet, zur Zubereitung siehe Anhang C) Zusätzliche Vorbereitungen: Shrimps oder Tofu für morgen Abend garen. Für das Abendessen am 4. Tag eine rote Linsensuppe vorkochen (Seite 407 f.; das ganze Rezept zubereiten und den Rest portionsweise einfrieren). Dessert 1 mittelgroße Birne
Protein: 27 %, Fett: 40 %, Kohlenhydrate: 33 %, Kalorien: 673*
Vorbereitungen: Das Mittagessen für morgen abpacken: Getreidesalat mit Shrimps.

Kapitel 7: Phase 2 – Die Fettzellen umprogrammieren

DIENSTAG (2. TAG)
Frühstück
Bohnen-Tofu-Haschee Bohnen-Tofu-Haschee*** (Seite 314 ff.) mit 4 Esslöffeln Ranchero-Sauce (Seite 390 ff.), 3 Esslöffeln geriebenem Cheddar und 1 Esslöffel Guacamole oder einem großen Stück Avocado. Dazu gibt es 1 Stück frisches Obst oder 150 bis 200 g Beeren.
Protein: 21 %, Fett: 42 %, Kohlenhydrate: 37 %, Kalorien: 528*
Vorbereitungen: Die Tagessnacks zusammenstellen und abpacken.
Mittagessen
Getreidesalat mit Shrimps Getreidesalat mit Shrimps** (Seite 366 f.)
Protein: 23 %, Fett: 46 %, Kohlenhydrate: 31 %, Kalorien: 539*
Abendessen
Marinara Primavera Marinara Primavera** (Tempehversion – Seite 333 f.); 8 Esslöffel gekochte Quinoa Zusätzliche Vorbereitungen: 170 g Quinoa pro Person abmessen und vorkochen (Anweisungen in Anhang C, Seite 454). Das ergibt pro Person etwa 550 g gekochte Quinoa. 110 g (8 Esslöffel) pro Person benötigen Sie heute Abend, weitere 110 g morgen Mittag und etwa 75 g (5 Esslöffel) für das Frühstück am 5. Tag von Phase 2. Aus dem Rest machen Sie den Quinoasalat mit Pekannüssen und Cranberrys (Seite 398 ff.) für das Abendessen an Tag 4 und das Mittagessen an Tag 5.
Dessert 1 Tasse Gewürztee (Chai) mit 1 bis 2 Esslöffeln Sojamilch oder Vollmilch und 1 Teelöffel Honig
Protein: 21 %, Fett: 46 %, Kohlenhydrate: 33 %, Kalorien: 560*
Vorbereitungen: Das Mittagessen für morgen abpacken: Marinara Primavera (Tempehversion) und 8 Esslöffel Quinoa. Die restliche Quinoa für den Quinoasalat an Tag 4 und das Frühstück an Tag 5 aufheben. Haferschrot fürs Frühstück*** einweichen (Seite 454).

MITTWOCH (3. TAG)
Frühstück
Frischer Haferbrei   Haferschrot fürs Frühstück*** aufwärmen (Seite 320 f.). Pro Portion 2 Esslöffel Nüsse und 80 g Heidelbeeren hinzufügen. Zusätzlich gibt es 2 Rühreier (in 1/2 Teelöffel Olivenöl anbraten).
Protein: 22 %, Fett: 44 %, Kohlenhydrate: 34 %, Kalorien: 523*
Vorbereitungen: Die Tagessnacks zusammenstellen und abpacken.
Mittagessen
Marinara Primavera   Marinara Primavera (Tempehversion) vom Vortag; 8 Esslöffel gekochte Quinoa vom Vortag
Protein: 21 %, Fett: 47 %, Kohlenhydrate: 32 %, Kalorien: 540*
Abendessen
Gerupftes Mexikohuhn mit Hirse-Polenta   Gerupftes Mexikohuhn*** (Seite 344 f.), Hirse-Polenta*** (Seite 394 f.); 1 Kelle blanchierter Grünkohl oder anderes grünes Blattgemüse mit 2 Esslöffeln Limetten-Koriander-Creme (Seite 389 f.)
Dessert   5 Esslöffel griechischen Joghurt mit 1 Teelöffel Honig verrühren, dazu 140 g Erdbeeren
Protein: 25 %, Fett: 40 %, Kohlenhydrate: 35 %, Kalorien: 618*
Vorbereitungen: Das Mittagessen für morgen vorbereiten: Gerupftes Mexikohuhn und Maissalat (siehe 4. Tag) aus dem Rest Huhn. Den Salat erst beim Anrichten hinzufügen. Die restlichen zwei Portionen Mexikohuhn für spätere Mahlzeiten einfrieren.

Kapitel 7: Phase 2 – Die Fettzellen umprogrammieren **279**

DONNERSTAG (4. TAG)
Frühstück
Phase-2-Powershake   Erdnussbutter-Bananen-Powershake (Seite 313 f.)
Protein: 25 %, Fett: 41 %, Kohlenhydrate: 34 %, Kalorien: 442*
Vorbereitungen: Die Tagessnacks zusammenstellen und abpacken.
Mittagessen
Rote Linsensuppe, gerupftes Mexikohuhn und Maissalat   Etwa 375 ml rote Linsensuppe (Seite 407 f.) aus den zusätzlichen Vorbereitungen vom 1. Tag. Für den Salat 1 Handvoll gerupftes Mexikohuhn vom Vortag mit 5 Esslöffeln Mais, 1 gewürfelten Tomate, 1 halben, gewürfelten roten Paprika und 2 Esslöffeln Chipotle-Mayonnaise (Seite 384 f.) oder Limetten-Koriander-Dressing (Seite 389 f.) mischen. 2 Handvoll grünen Salat unterheben.
Protein: 26 %, Fett: 38 %, Kohlenhydrate: 36 %, Kalorien: 586*
Abendessen
Gegrillter Lachs, Quinoasalat und Butternutkürbis   Nach dem Rezept für gegrillten Fisch mit Knoblauch und Zitrone (Seite 329 ff.) pro Person 270 g Lachs grillen (Hinweise zu Lachs beachten). 150 g gibt es heute Abend, den Rest morgen Mittag. Aus der Extraportion Quinoa vom 2. Tag einen Quinoasalat mit Pekannüssen und Cranberrys** zubereiten (Seite 398 ff.). Als Beilage gibt es eine große Portion (180 g) gedämpften Butternutkürbis (zusätzlich 160 g für morgen Mittag kochen).   Zusätzliche Vorbereitungen: Für das Dessert am Freitag vorab 6 Kokos-Cashew-Kracher** (Seite 409 f.) zubereiten.   Dessert   Pochiertes Obst der Saison (Seite 414 f.), zum Beispiel eine pochierte Birne
Protein: 22 %, Fett: 42 %, Kohlenhydrate: 36 %, Kalorien: 628*
Vorbereitungen: Das Mittagessen für morgen abpacken: die zweite Portion Lachs, den Quinoasalat und gedämpften Butternutkürbis; einen halben Apfel oder 70 bis 80 g Beeren. Pro Person 250 g Vollkornreis einweichen (Anweisungen in Anhang C, Seite 454). Auf Wunsch: Für weitere Rezept mehr Reis einweichen.

FREITAG (5. TAG)
Frühstück
Rührei mit Spinat, Tomate und Quinoa 2 Eier mit 2 Handvoll jungem Spinat, 1 gewürfelten Tomate und 5 Esslöffeln Quinoa verrühren und in 1 Teelöffel Olivenöl als Rührei zubereiten. Mit 1 bis 2 Esslöffeln geriebenem Cheddar bestreuen. Zusätzlich 8 Esslöffel griechischen Joghurt mit 1 Teelöffel Honig verrühren und auf 150 g Beeren anrichten. Zusätzliche Vorbereitungen: Auf Wunsch: Vollkornreis für das Abendessen vorkochen.
Protein: 24 %, Fett: 42 %, Kohlenhydrate: 34 %, Kalorien: 520*
Vorbereitungen: Die Tagessnacks zusammenstellen und abpacken.
Mittagessen
Gegrillter Lachs mit Knoblauch und Zitrone Gegrillter Lachs, Quinoasalat mit Pekannüssen und Cranberrys (Seite 398 ff.) und 160 g gedämpfter Butternutkürbis. Dazu ein halbes Stück frisches Obst oder 70 g Beeren.
Protein: 24 %, Fett: 43 %, Kohlenhydrate: 33 %, Kalorien: 557*
Abendessen
Reispfanne mit Huhn Hähnchen- oder Tofupfanne** (Seite 327 ff.) nach den Anweisungen für Phase 2 und 3 zubereiten (Variante mit Vollkornreis).
Dessert 1 Kokos-Cashew-Kracher vom Vortag. Die übrigen für andere Tage oder als Snacks aufheben.
Protein: 28 %, Fett: 38 %, Kohlenhydrate: 34 %, Kalorien: 644*
Vorbereitungen: Das Mittagessen für morgen vorbereiten: Ein Salatwrap (siehe 6. Tag) aus dem Rest Hähnchenpfanne mit Reis. Salat, Möhren und Dressing separat einpacken und den Wrap erst unmittelbar vor dem Essen zubereiten. 1 Mandarine mitnehmen.

SAMSTAG (6. TAG)
Frühstück
Getreidefreie Waffeln mit Putenschinken Getreidefreie Waffeln oder Pfannkuchen mit Fruchtsauce vom 13. Tag, Phase 1, aufwärmen und 1 Esslöffel Schlagsahne daraufsetzen. Dazu gibt es eine Scheibe Putenschinken (Bacon).
Protein: 26 %, Fett: 43 %, Kohlenhydrate: 31 %, Kalorien: 427,9*
Vorbereitungen: Die Tagessnacks zusammenstellen und abpacken.
Mittagessen
Salatwrap mit Hähnchenpfanne und Ingwer-Soja-Vinaigrette Eine Portion Hähnchen- oder Tofupfanne mit Reis vom Vortag gleichmäßig auf 3 bis 4 große Salatblätter verteilen und die Blätter zusammenrollen. 1 bis 2 Esslöffel Ingwer-Soja-Vinaigrette (Seite 383 f.) in eine kleine Schüssel geben und die Wraps in die Sauce tunken. Dazu gibt es eine Mandarine.
Protein: 25 %, Fett: 40 %, Kohlenhydrate: 35 %, Kalorien: 459*
Abendessen
Bohnen-Gersten-Topf Bohnen-Gersten-Topf mit Rindfleisch oder Tofu (Seite 335 f.)* Dessert Birnen-Erdbeer-Crisp (Seite 410 ff.)
Protein: 25 %, Fett: 34 %, Kohlenhydrate: 41 %, Kalorien: 617*
Vorbereitungen: Das Mittagessen für morgen abpacken: Bohnen-Gersten-Topf und eine Handvoll Spinatblätter separat; 15 g dunkle Schokolade; 1 Esslöffel Erdnüsse (am Sonntag vorbereitet)

SONNTAG (7. TAG)
Frühstück
Dr. Ludwigs Lieblingsfrittata   Dr. Ludwigs Lieblingsfrittata*** (Seite 318 ff.; Variante für Phase 2). Als Beilage gibt es 8 Esslöffel schwarze Bohnen mit 1 Esslöffel saurer Sahne. Zusätzlich 1 Stück Obst klein schnippeln und mit 2 Esslöffeln griechischem Joghurt garnieren.
Protein: 23 %, Fett: 41 %, Kohlenhydrate: 36 %, Kalorien: 438*
Vorbereitungen: Die Tagessnacks zusammenstellen und abpacken.
Mittagessen
Bohnen-Gersten-Topf   Bohnen-Gersten-Topf mit Rindfleisch oder Tofu (Seite 335 f.), eine Handvoll frischen Spinat; 15 g dunkle Schokolade; 1 Esslöffel Erdnüsse
Protein: 27 %, Fett: 37 %, Kohlenhydrate: 36 %, Kalorien: 566*
Abendessen
Marinierter Kabeljau mit Süßkartoffel und Grünkohl mit Rosinen   150 g marinierter Fisch*** (Seite 358 f.), gebackene Süßkartoffeln** (Seite 400 f.), Grünkohl mit Möhren und Rosinen*** (Seite 396 f.)   Dessert   Pochiertes Obst der Saison*** (Seite 414 f.) mit 3 Esslöffeln Schokoladensauce*** (Seite 415 f.)
Protein: 23 %, Fett: 41 %, Kohlenhydrate: 36 %, Kalorien: 672*
Vorbereitungen: Das Mittagessen für morgen abpacken.   Die restliche Menge Süßkartoffeln für andere Mahlzeiten aufheben.

Nach zwei Wochen in Phase 2 wird es jetzt Zeit für mehr Selbstverantwortung. Sie haben inzwischen so viel gelernt, dass Sie eigene Mahlzeiten planen können. Einmal in der Woche erstellen Sie wie bisher einen Arbeitsplan für möglichst viele Wochentage, kaufen ein und kochen vor. (Am besten legen Sie mehrere Kopien der Vorlagen in die Küche, damit Sie immer gleich Ideen für die kommende Woche notieren können.) Sie dürfen alles essen, was in den Listen für Phase 1 und 2 auftaucht. Oder Sie erfinden eigene Mahlzeiten und orientieren sich dabei nach Bedarf an den Vorgaben für Phase 1 (Seite 230) oder Phase 2 (Seite 266 f.), den Salatwrap (Seite 231), den Anregungen fürs Restaurant (Seite 269 ff.) und natürlich an den Listen für die einzelnen Phasen (ab Seite 175). Sobald der Wochenplan steht, werden die entsprechenden Soßen, Snacks und Nussmengen in den Arbeitsplan eingetragen. Dann stehen alle Zutaten bereit, und Sie wissen, wann Sie welche Gerichte vorkochen und einfrieren können. Zum Schluss überprüfen Sie noch einmal Ihre Einkaufsliste.

Mehr Abwechslung durch Rotation

Die folgenden Dinge sollten immer bereitstehen. Sie erleichtern das Zusammenstellen neuer Mahlzeiten und runden das Ergebnis ab. Passen Sie die Liste an persönliche Vorlieben (auch aus der Familie) an.

Saucen:
- Chipotle-Mayonnaise

- Dillcreme
- Ingwer-Soja-Vinaigrette
- Zitronendressing mit Olivenöl
- Senf-Vinaigrette
- Ranchero-Sauce
- Sauce tartare
- Sonstige _____

Nüsse, Kerne und Samen:
Geröstete Nüsse
- Mandeln
- Cashewnüsse
- Pekannüsse
- Walnüsse

Geröstete Kerne
- Kürbiskerne
- Sonnenblumenkerne

Gemischte Nüsse

Zielgewicht nicht erreicht?

In Phase 2 geht es um einen neuen, niedrigeren Setpoint, der dem eigenen Körper angemessen ist. Bei manchen Menschen sprechen die Ergebnisse für sich – sie nehmen immer weiter ab, bis sie im optimalen BMI-Bereich ein persönliches Gewichtsziel erreichen. Bei anderen kann das Gewicht jedoch vorher stagnieren, oder die letzten Kilos dauern furchtbar lange. Wenn es Ihnen so ergeht, sollten Sie sich fragen:

Reagiere ich ungewöhnlich sensibel auf Kohlenhydrate? In Kapitel 8 gehen wir näher darauf ein, dass Menschen mit stark verarbeiteten Kohlenhydraten unterschiedlich gut umgehen können. (In Phase 3 kann jeder seine persönliche Toleranzschwelle für solche Lebensmittel ermitteln.) Bei familiärer Veranlagung zu Diabetes oder anderen persönlichen Faktoren kann es jedoch hilfreich sein, dauerhaft wenig Kohlenhydrate mit hoher glykämischer Last zu verzehren (siehe Anhang A, Seite 439 ff.) und sogar auf unverarbeitetes Vollkorngetreide zu verzichten. Ging es Ihnen in Phase 1 (ganz ohne stärkereiche Nahrung und Zucker) so richtig gut? Haben Hunger und Appetit merklich zugenommen, seit Sie in Phase 2 wieder mehr davon verzehren? Wenn ja, sollten Sie noch einmal eine Zeit lang auf Getreide, Kartoffeln und mehr Süße verzichten und stattdessen den Fettanteil erhöhen (mehr Nüsse, Olivenöl und so weiter). Achten Sie darauf, dass alle Mahlzeiten und die meisten Snacks auch Proteine liefern. Möglicherweise nimmt der Gewichtsabbau jetzt wieder an Fahrt auf.

Hören Sie wirklich auf Ihren Körper?

Nimmersatt soll die Aufmerksamkeit von äußeren Faktoren (Kalorienzahl) ablenken und wieder auf die Signale des Körpers richten. Ein Körper, der die passende Nährstoffkombination erhält, kann uns genau mitteilen, wie viel Nahrung er benötigt und wann es reicht. Diese Signale sollte man nicht überhören. Essen Sie mit Bedacht und hören Sie immer auf zu essen, sobald Sie angenehm satt, aber nicht überfüllt sind. Wenn die anderen noch weiteressen, können Sie sich eine Tasse Tee oder Kaffee gönnen, um die Mahlzeit abzuschließen. Nach jahrelangem Ignorieren stellt sich ein besserer Kontakt mit sich selbst nicht immer automatisch ein. Hören Sie auch zwischen den Mahlzeiten auf Ihren Körper. Wenn Sie Hunger bekommen, die nächste Hauptmahlzeit jedoch noch fern ist, lohnt sich ein gesunder Snack. Wer den Hunger lange ausblendet, schlägt sich später leicht den Bauch zu voll.

Habe ich wenig magere Muskelmasse? Die meisten Menschen mit hohem Körperfettanteil besitzen auch mehr magere Muskelmasse, weil ihre Muskeln ständig das zusätzliche Gewicht bewegen müssen. Einige jedoch haben aus unterschiedlichen Gründen ungewöhnlich wenig Muskeln. Mögliche Ursachen sind ein sehr geringes Geburtsgewicht, ein ausgesprochen inaktives Leben, bestimmte chronische Krankheiten oder eine Langzeitbehandlung mit Steroiden. Wer in diese Kategorie fällt, neigt häufig zu einem verlangsamten Stoffwechsel, was das Abnehmen erschwert. Unter Umständen kommen hier körperliche Aktivitäten infrage, die über die allgemeinen Empfehlungen für Phase 2 hinausgehen, auch gezieltes Kraft- und Ausdauertraining.

Bekomme ich zu wenig Schlaf, oder bin ich zu gestresst? Schlafmangel kann Stress verursachen; zu viel Stress kann den Schlaf beeinträchtigen. Beides kann den Stoffwechsel unterminieren und das Abnehmen behindern. Beschäftigen Sie sich noch einmal gründlich mit den Überlegungen zu

Schlaf und Stressreduktion für Phase 2. Wer von privaten oder beruflichen Herausforderungen überfordert ist, sollte enge Freunde zurate ziehen oder sich professionelle Hilfe suchen.

Trinke ich zu viel Alkohol? Konsumieren Sie fast täglich Alkohol, oder nehmen Sie häufig mehr als ein bis zwei Drinks pro Tag zu sich? Verlassen Sie sich für den Stressabbau auf Alkohol? Am besten bleiben Sie ein paar Wochen abstinent und entdecken in dieser Zeit andere Möglichkeiten, im Alltag zur Ruhe zu kommen.

Gibt es ein medizinisches Problem? Ständige Abgeschlagenheit, übermäßige Müdigkeit bei Tag, extreme Kälteempfindlichkeit, chronische Verstopfung, auffällig trockene Haut oder trockenes Haar und (bei Frauen) unerklärliche Veränderungen des menstruellen Zyklus können auf eine Schilddrüsenunterfunktion oder auf Schlafapnoe (Atmungsaussetzer im Schlaf) hinweisen. Wenn Sie also nicht abnehmen, obwohl Sie sich getreu an das Programm halten, und ungute gesundheitliche Veränderungen eintreten, sollten Sie mit Ihrem Arzt oder Ihrer Ärztin darüber sprechen.

Ist mein persönliches Gewichtsziel realistisch? Auch unter idealen Umständen sind manche Menschen schwerer als andere. Zudem haben sich unsere Schönheitsideale infolge einer unablässigen Konfrontation mit den Bildern von ultraschlanken Models (deren Maße zudem noch durch Computerbearbeitung verzerrt werden) erheblich verschoben. Achten Sie nicht nur auf das Gewicht, sondern auch auf andere Faktoren, zum Beispiel Tatkraft, allgemeines Wohlbefinden, Taillenumfang (der mehr über den Fettanteil aussagt als das Gewicht) und die Risikofaktoren für chronische Krankheiten. Wenn all dies sich verbessert, ist das aktuelle Gewicht für Ihren Körper zumindest in der jetzigen Lebensphase möglicherweise genau richtig.

Nimmersatt und ich

Gestern habe ich zum Frühstück den Powershake für Phase 2 getrunken. Dann war ich schwimmen und wollte noch ein paar Dinge erledigen. Ich dachte, es würde nicht lange dauern; deshalb habe ich keinen Snack mitgenommen – böser Fehler. Aus zwei Stunden wurden sechs. Während ich beim Friseur saß, spürte ich, wie mein Blutzucker immer weiter absank. Ich ärgerte mich, dass das alles so lange gedauert hatte. Stress und Hunger vertragen sich bei mir gar nicht. In solchen Fällen schnappe ich mir normalerweise das schnellste, ungesündeste Essen überhaupt und esse sehr schnell weit mehr, als ich brauche. Diese Reaktion führt zu Schuldgefühlen, und dann esse ich noch mehr. Früher wäre ich bei Fastfood und einem extragroßen Dr Pepper gelandet, dazu vielleicht eine Familienpackung Doritos mit Käsedip oder aber ein Liter Ben & Jerry's mit einem Stück Kuchen als Beilage. (Das klingt übertrieben, aber fragen Sie ruhig meine Frau.)

Stattdessen tat ich etwas, was ich früher nie gemacht hätte. Ich ging in den Supermarkt, kaufte eine Tüte Mandeln und einen Apfel und überbrückte damit die Zeit bis zum Abendessen. Das reichte! Damit weiß ich nun, dass man selbst bei einem Gefühl von 10/10 auf der Hungerskala nicht futtern muss, bis man auf 0/10 ist. In Zukunft werde ich einfach eine Dose Mandeln ins Auto packen, denn dieses Gefühl möchte ich kein zweites Mal erleben. Die Situation hat mich zum Umdenken gebracht (und das ist für mich gerade das Wichtigste).

– Matthew F., 36, Roslindale, Massachusetts
14 kg leichter, 14 cm weniger Bauchumfang

Kapitel 8

Phase 3 – Dauerhaft abnehmen

Wichtige Tabellen und Hilfsmittel

Unterstützende Maßnahmen für Phase 3, S. 292

Handwerkszeug für Phase 3, S. 296

Mahlzeiten aus Phase 1, 2 und 3 anpassen, S. 298

Erfolgstipps für Phase 3, S. 301

Verarbeitungsstufen bei Getreide, S. 302

Ernährungsvorschläge für Phase 3, S. 305

Rezepte für Phase 3 (Kapitel 9), S. 311

Normalerweise haben Sie an diesem Punkt bereits ein bis zwei Monate oder auch ein halbes Jahr und länger Diät gehalten. Ihr Gewicht sollte sich auf einem neuen, niedrigeren Setpoint eingependelt haben. Vielleicht sind Ihnen auch andere Dinge aufgefallen, zum Beispiel mehr Energie insgesamt und Verbesserungen bei den Herzrisikofaktoren. Wenn Sie all dies ohne Hunger oder gar Heißhungerattacken geschafft haben, möchte ich Ihnen gratulieren. Genau das war das Ziel! Ab jetzt geht es darum, Ihre Ernährung auf die individuellen Bedürfnisse Ihres Körpers und Ihre persönlichen Vorlieben zuzuschneiden, damit Sie sich diese Vorteile auf Dauer erhalten können. Darum geht es in Phase 3.

In experimentellen Trippelschritten führen Sie wieder stärker verarbeitete Kohlenhydrate (Brot und andere Getreideformen, Kartoffelprodukte, Süßigkeiten) ein und achten dabei genau auf die Reaktionen Ihres Körpers. Nach mehreren Monaten optimaler Ernährung, besserem Schlaf, klügerem Umgang mit Stress und regelmäßigem Sport können manche Menschen einen Neuanfang wagen und solche Lebensmittel in gewissen Mengen zu sich nehmen. Wenn Sie zu dieser Gruppe gehören, ist gegen ein Croissant in Paris, einen Teller Spaghetti in Neapel oder hin und wieder ein Stück Torte nichts einzuwenden. Andere Menschen stellen fest, dass stark verarbeitete Kohlenhydrate neue Gelüste auslösen und dem Jojo-Effekt Tür und Tor öffnen. Sie sollten sich immer vor Augen führen, dass eine stabile Gesundheit für Sie weitaus angenehmer ist als der kurze Genuss auf die Schnelle.

Doch unabhängig davon, in welche Kategorie Sie fallen, kann Ihr Körper sich mit der Zeit verändern. Das kann eine erhöhte Flexibilität bedeuten und immer bessere Stoffwechselaktivität, je länger Sie durchhalten. In stressigen Zeiten kann das Pendel jedoch auch in die Gegenrichtung ausschlagen. In den Phasen 1 und 2 geht es vornehmlich um eine sensiblere Wahrnehmung des eigenen Körpers und seiner Signale für Hunger und Sättigung. Dieses Bewusstsein sollte beibehalten werden. Achten Sie weiterhin gut auf die Zusammenhänge zwischen Ernährung, Lebensweise, körperlichen Symptomen und Gewicht, damit Sie auch in Zukunft auf Ihre persönlichen Bedürfnisse reagieren können. Die Tagesberichte und die Monatsübersichten können einen wichtigen Beitrag dazu leisten.

Das Verhältnis von Protein zu Fett und Kohlenhydraten ist in Phase 3 individuell unterschiedlich. In der Regel stammen nun 20 Prozent der Kalorien aus Proteinen, 40 Prozent aus Fett und 40 Prozent aus Kohlenhydraten (siehe Abbildung auf Seite 172). Der Gesamtproteinverzehr bleibt dabei ungefähr wie in Phase 2; nur die Menge anderer Nährstoffe erhöht sich allmählich. Die Nährstoffverhältnisse entsprechen der typisch amerikanischen Ernährungsweise Mitte des 20. Jahrhunderts (vor dem Aufruf zum Fettsparen) sowie den verschiedenen Formen der heutigen Mittelmeerdiät. Wenn die Kalorien aus Fett und Kohlenhydraten ungefähr gleich hoch sind, fehlt kein wichtiger Nährstoff, und die Lebensmittelauswahl ist sehr groß. Wie in den anderen Phasen sollten Sie weiterhin auf Ihr Hungergefühl hören. Essen Sie sich angenehm satt, ohne unangenehm voll zu sein, und achten Sie auf gute Qualität.

Unterstützende Maßnahmen für Phase 3

In Phase 3 entwickeln wir ein individuelles Rezept für den Langzeiterfolg, das neben der Ernährung auch Bewegung, Schlaf und Stressabbau einbezieht, die Hauptfaktoren für ein gesundes Leben. Überlegen Sie also bitte, was Ihnen am meisten Freude macht und zugleich praktisch umsetzbar ist. Diese Dinge sollten einen festen Platz in Ihrem Leben haben.

Bewegung

Haben Sie die abendliche *Passeggiata* genossen? Dann bleiben Sie dabei. Vielleicht können Sie andere anstecken, sodass bald die halbe Nachbarschaft abends nicht vor dem Fernseher versackt, sondern diese Chance nutzt, sich gemeinsam zu bewegen und dabei ins Gespräch zu kommen. Und was ist aus der sportlichen Betätigung geworden – sich drei bis vier Mal pro Woche ordentlich körperlich auszupowern? Haben Sie etwas gefunden, was Ihnen Spaß macht und auf unbegrenzte Zeit so weitergehen kann? Am besten verabreden Sie sich dazu mit Freunden oder schließen sich einem Verein an. Gehen Sie regelmäßig gemeinsam tanzen oder treffen Sie sich wöchentlich zum Basketballspielen. Haben Sie abgenommen und neues Zutrauen zu Ihrem Körper gewonnen? Dann könnten auch ganz neue Sportarten wie Rollerskating oder Klettern in Betracht kommen, die vorher unerreichbar schienen. Achten Sie zusätzlich auf mehr Bewegungschancen im Alltag: Wann immer möglich, sollten Sie lieber laufen als fahren. Nehmen Sie nicht den Fahrstuhl, sondern die Treppe; telefonieren Sie im Stehen; gehen Sie mit dem neuen Kunden spazieren, anstatt mit ihm im Café zu sitzen.

Nimmersatt und ich

Am liebsten bewege ich mich zusammen mit meinen Kindern. Bisher war Training für mich etwas, das ich allein im Fitnessstudio absolviert habe. Das möchte ich zwar beibehalten, aber inzwischen gehe ich abends regelmäßig mit den Kindern schwimmen. Das macht uns allen Spaß, auch mir. Spontane Bewegung verbraucht auch Kalorien, und gleichzeitig haben wir etwas, das uns verbindet.

– Monica M., 45, Great Falls, Virginia
5 kg leichter, 5 cm weniger Bauchumfang

Schlaf

Mehr Bewegung und weniger Stress erleichtern auch das abendliche Einschlafen. Probieren Sie, regelmäßig eine halbe Stunde früher ins Bett zu gehen. Sind Sie morgens besser ausgeruht? Brauchen Sie weniger Koffein, um den Tag durchzustehen? Es lohnt sich, den Tag in Ruhe ausklingen zu lassen und den Schlaf als heilig anzusehen.

Stressabbau

Haben die zwei kurzen Einheiten zum Stressabbau in Phase 2 Ihnen gutgetan? Dann lohnt es sich vielleicht, die Übungen auf 20 bis 30 Minuten pro Tag auszuweiten. Wichtig ist dabei, dass die Dauer weniger im Vordergrund steht als das tägliche Praktizieren. Man kann das eigene Nervenkostüm aber auch auf andere Weise vor der Dauerbelastung des Alltags schützen. Für manche Menschen ist der regelmäßige Kontakt zur Natur unerlässlich. Das kann ein Spaziergang durch den Park sein, das Schwimmen im Meer oder eine Wanderung durch die Berge.

Weitere Hilfen

Plan B überprüfen. Mit Ihren Plan-B-Strategien konnten Sie sicher schon manch wiederkehrende Schwierigkeit überwinden. Vielleicht haben Sie die Strategien aber auch noch nie benötigt. Beim Übergang in Phase 3 sollten Sie diese Überlegung trotzdem noch einmal zur Hand nehmen. Hindernisse, die in Phase 1 möglicherweise einschüchternd wirkten, sind heute vielleicht unproblematisch, doch es könnten sich neue auftun. Eine klassische Diät haben viele Leute schon einmal eine Zeit lang durchgehalten. Aber was passiert auf Dauer? Mit individuellen Wenn-Dann-Strategien kann man auch langfristig Kurs halten.

Einen größeren Anreiz finden. Vielleicht ist Ihr bisheriger Beweggrund – der Antrieb, weshalb Sie überhaupt losgelegt haben – noch genauso stark wie zu Beginn: den drohenden Diabetes abzuwenden oder Tag für Tag so gut wie möglich zu verleben. Wenn man den Beweggrund jedoch kurzfristiger formuliert hat (»Für den Strandurlaub in Form kommen«), ist dieses Ziel womöglich bereits erreicht. In diesem Fall brauchen Sie einen neuen Grund. Welches innere Bild kann dazu beitragen, das alltägliche Verhalten auf die persönlichen Ziele abzustimmen? Nehmen Sie sich bitte die Zeit, Ihr Leben als Ganzes zu betrachten (wie auf Seite 199 ff. erläutert).

Handwerkszeug für Phase 3

In Phase 3 gibt es keine festen Ernährungsvorgaben mehr. Wir bauen vielmehr das Konzept aus Phase 2 weiter aus. Dabei helfen die folgenden Tabellen und Anregungen, die Rezepte aus Kapitel 9 und natürlich die Arbeitsblätter für Planung und Berichte.

Inzwischen haben Sie sich längere Zeit, vielleicht schon über Monate, bewusster ernährt und können nun auch wieder stärker verarbeitete Kohlenhydrate einführen (siehe Tabellen für Lebensmittel in den verschiedenen Phasen ab Seite 175). Beispielsweise könnte es zum Frühstücksomelett ein Stück Toast geben, zum mexikanischen Essen eine Tortilla und abends Tortellini oder ein süßes Dessert. Anfangs sollte man nur wenige Male pro Woche ein Lebensmittel aus diesem Bereich ergänzen und die Menge dann je nach Verträglichkeit langsam erhöhen. (Auch bei Lebensmitteln aus gemahlenem Mehl sind Vollkornprodukte vorzuziehen, aber keineswegs Pflicht.)

Bitte achten Sie während der Umstellungsphase sehr aufmerksam auf Ihr Hungergefühl und darauf, ob und wie sich Appetit, Energieniveau, Grundstimmung und allgemeines Wohlbefinden, aber auch Gewicht und Taillenumfang verändern (das alles lässt sich aus den Tagesberichten und der Monatsübersicht ablesen). Sobald sich Rückschritte abzeichnen, sollten Sie die Menge der verfeinerten Kohlenhydrate zurückschrauben und überprüfen, ob Sie an den Stellschrauben Bewegung, Schlaf und Stressabbau drehen müssen. Eine Rückkehr in Phase 2 oder auch in Phase 1 ist jederzeit möglich.

Viele Menschen stellen fest, dass zu viele verfeinerte Kohlenhydrate ihnen nicht guttun. Auch wenn offensichtlich negative Folgen ausbleiben, rate ich grundsätzlich zu einer freiwilligen Beschränkung auf zwei bescheidene Portionen verarbeitete Kohlenhydrate pro Tag. Stark verarbeitete (»raffinierte«) Kohlenhydrate haben im Verhältnis von Kalorien zu echtem Nährwert am wenigsten zu bieten und sind für die Mehrheit der ernährungsbedingten Erkrankungen in den Industrienationen verantwortlich. Hier muss man definitiv sehr behutsam vorgehen. Mit zunehmendem Bewusstsein für die biologischen Signale und Bedürfnisse des Körpers finden Sie selbst das ideale Gleichgewicht. Und falls Sie feststellen, dass Sie zu der umfangreichen Gruppe derer zählen, die stark verarbeitete Kohlenhydrate nur in geringen Mengen vertragen, dann kann die bewusste Entscheidung »Solche Dinge sind nichts für mich« sehr befreiend sein – besonders wenn man weiß, wie wohltuend fettreichere, vollwertige Nahrung ist.

Nimmersatt und ich

Früher sackte meine Energie nachmittags regelmäßig in den Keller. Heute geht es mir erheblich besser. Mit dem Essen bin ich sehr zufrieden und hatte keinerlei Heißhunger, sodass ich auch dann dabeibleiben konnte, wenn viele Gäste da waren oder wenn wir ausgegangen sind. Ich habe seit Jahren Lebensmittelallergien, doch so gut wie jetzt ging es mir noch nie. Neulich kam mein Sohn vorbei und erwähnte, wie gut ich aussähe und dass meine Hautfarbe viel besser sei. Das ist der erste Ernährungsplan, mit dem ich rundum zufrieden bin.

– Betty T., 76, Garland, Texas
8 kg leichter, 7,5 cm weniger Bauchumfang

Mahlzeiten aus Phase 1, 2 und 3 anpassen

Die Anpassung vertrauter Lieblingsgerichte an Phase 3 ist ganz einfach. Nachfolgend finden Sie für den Anfang einige Beispiele. Die Einbeziehung stärker verarbeiteter Kohlenhydrate in Phase 3 soll lediglich eine breitere Auswahl ermöglichen, ist aber keineswegs Pflicht. Wenn der eigene Körper damit gut zurechtkommt, steht solchen Lebensmitteln (in Maßen) nichts im Wege. Ansonsten bleiben Sie einfach bei den Vorgaben für Phase 2.

Kapitel 8: Phase 3 – Dauerhaft abnehmen

MAHLZEIT PHASE 1	VARIANTE PHASE 2	VARIANTE PHASE 3
Frühstück		
Omelett 2 Eier 1 Eiweiß 2 TL Olivenöl Spinat 3 EL Käse 150 g Beeren 125 g griechischer Joghurt	*Wie in Phase 1, aber:* Das Eiweiß weglassen Nur 1 TL Olivenöl 1 Tomate zum Spinat ergänzen Nur 2 EL Käse Zusätzlich 4 EL gekochte Quinoa Beeren und Joghurt mit 1 TL Honig süßen	*Wie in Phase 2, aber:* 1 Scheibe Brot statt Quinoa
Bohnen-Tofu-Haschee *Bohnen-Tofu-Haschee* *(Seite 314 f.)* Abrunden mit: 2 EL geriebenem Cheddar 1 bis 2 EL saurer Sahne 1/2 Avocado, in Scheiben	*Wie in Phase 1, aber:* 6 EL Vollkornreis in das Bohnen-Haschee mischen Abrunden mit: 2 EL geriebenem Cheddar 1 EL saurer Sahne 1/4 Avocado, in Scheiben	*Wie in Phase 2, aber:* Das Bohnen-Tofu-Haschee nicht mit Reis mischen, sondern 1 Weizentortilla oder 2 Maistortillas damit füllen.
Räucherlachs 90 g Räucherlachs 30 g Käse 1 mittelgroße Tomate, in Scheiben 1 kleine Gurke, in Scheiben Abrunden mit: 3 1/2 EL *Dillcreme* *(Seite 388 f.)* 150 g Heidelbeeren	*Wie in Phase 1, aber:* Nur 2 EL Dillcreme Nur 75 g Heidelbeeren Abrunden mit: 8 EL gegartem Haferschrot	*Wie in Phase 2, aber:* 2 Scheiben Brot (zum Beispiel Pumpernickel) mit Lachs belegen; dafür Haferschrot weglassen.

MAHLZEIT PHASE 1	VARIANTE PHASE 2	VARIANTE PHASE 3
Mittagessen		
Taco Salat *Gerupftes Mexikohuhn* (Seite 344 f.) mit Salat (Blattsalat, Tomaten, Möhren und so weiter) und *Limetten-Koriander-Creme* (Seite 389 f.)	*Wie in Phase 1, aber:* Die Menge der Limetten-Koriander-Creme halbieren 8 Esslöffel gegarte Maiskörner hinzufügen	*Wie in Phase 2, aber:* Geraspeltes Gemüse (zum Beispiel Kohl) statt Salat Keinen Mais hinzufügen, sondern in 1 bis 2 Maistortillas einwickeln. Etwas Dressing auf die Wraps geben.
Steaksalat *Steaksalat mit Gorgonzola-Dressing* (Seite 361 ff.) 1 Mandarine	*Wie in Phase 1, aber:* Die Menge des Gorgonzola-Dressings halbieren *Gebackene Süßkartoffeln* (Seite 400 f.) hinzufügen (als Pommes frites)	*Wie in Phase 2, aber:* Den Salat mit 2 Handvoll Croûtons bestreuen; die Pommes frites weglassen.
Abendessen		
Curry *Kokos-Curry-Shrimps* (Seite 355 ff.) auf Spinatbett	*Wie in Phase 1, aber:* Die Shrimps statt auf Spinat auf Vollkornreis anrichten.	*Wie in Phase 2, aber:* Die Shrimps auf Vollkornreis oder poliertem Reis anrichten.
Brathähnchen *Blumenkohlcremesuppe* (Seite 403 f.), *Hähnchenschenkel mit Kräutern* (Seite 343 f.) 175 g gegarter Brokkoli 1/2 kleine Möhre Das Gemüse mit 1 EL *Zitronendressing mit Olivenöl* (Seite 385 f.) beträufeln.	*Wie in Phase 1, aber:* Statt Dressing etwas Zitronensaft verwenden. Eine kleine gebackene Süßkartoffel hinzufügen.	*Wie in Phase 2, aber:* Eine kleine gebackene Kartoffel hinzufügen.

MAHLZEIT PHASE 1	VARIANTE PHASE 2	VARIANTE PHASE 3
Thaitempeh mit Erdnusssauce *Thaitempeh mit Erdnusssauce* (Seite 369 f.) Rohe Gemüsescheiben (Gurke, Möhre, rote Paprika) mit etwas Zitronensaft	*Wie in Phase 1, aber:* Die Menge *Thaitempeh mit Erdnusssauce* um 1/4 verringern. Auf 8 EL Vollkornreis anrichten.	*Wie in Phase 2, aber:* Das *Thaitempeh mit Erdnusssauce* auf 80 g gegarten Glasnudeln oder anderen asiatischen Nudeln anrichten.
Dessert		
Beeren mit Schlagsahne 150 g Beeren 2 EL Schlagsahne	*Wie in Phase 1, aber:* Auf Wunsch mit etwas Honig beträufeln.	*Wie in Phase 2, aber:* Statt Honig mit *selbst geröstetem Müsli* (Seite 325 f.) bestreuen.

Erfolgstipps für Phase 3

In Phase 3 geht es um ein Ernährungskonzept für das ganze Leben, das mit neuen Ideen für frischen Wind sorgt. Experimentierfreudige Naturen dürften diesen Schritt genießen.

Die Proteinmenge bleibt unverändert. Es gibt 120 bis 180 Gramm Proteine pro Mahlzeit, auch für Vegetarier.

Die Ernährung bleibt fettbetont. Fettreiche Saucen und Dips, Nüsse und Nussbutter, Samen, Avocados und Olivenöl sind weiterhin Grundnahrungsmittel, die jede Mahlzeit zu einer nahrhaften, sättigenden Köstlichkeit machen. Die Gesamtfettmenge bleibt ungefähr auf dem Niveau von Phase 2.

Alle stärkefreien Gemüsesorten und Früchte sind erlaubt. Diese gesunden Lebensmittel sollten bei jeder Mahlzeit den halben Teller füllen.

Bis zu drei Mal täglich dürfen Sie acht Esslöffel Getreide oder stärkereiches Gemüse verzehren. Im Gegensatz zu Phase 2 sind jetzt auch normale Kartoffeln, polierter Reis, Haferflocken, Brot und andere Mehlprodukte sowie Popcorn und Ähnliches im Rahmen des Gesamtkonzepts erlaubt (siehe Tabellen ab Seite 175). Bei Getreide und Getreidemehl sollten Sie möglichst Vollkornprodukte wählen (mit Kleie und Keim).

Individuell süßen (auf Wunsch). Wer ein etwas süßeres Leben wünscht, darf jetzt (je nach individueller Toleranz) kleine Mengen Zucker, Sirup oder Honig zu sich nehmen. Die Gesamtmenge beschränkt sich auf maximal sechs Teelöffel pro Tag. Nach mehreren Monaten Diät hat sich die Wahrnehmungsschwelle für Süßes bei vielen verschoben – man braucht jetzt weniger Zucker, um das Empfinden »süß« zu registrieren. Wenn Sie den Geschmack einer reifen Erdbeere zu schätzen wissen, dürfen Sie gern einmal ohne schlechtes Gewissen ein Stückchen Kuchen genießen.

Verarbeitungsstufen bei Getreide

Bei Getreide empfiehlt sich immer die Vollkornvariante. Stark verarbeitete Vollkornprodukte haben immer noch mehr Nährwert als völlig ausgemahlene Getreideprodukte ohne Fasern und Keim. Die untenstehende Tabelle zeigt beispielhaft, wie verschiedene Getreideprodukte einzuordnen sind.

MINIMALE VERARBEI-TUNG/VOLLKORN	STARK VERARBEITETES VOLLKORNGETREIDE	STARK VERARBEITETE GETREIDEPRODUKTE
Empfohlene Gesamtgetreidemenge: 0 bis 3 Portionen pro Tag		
Phasen 2 und 3*	**Nur Phase 3**	
0 bis 3 Portionen/Tag	Bis zu 2 Portionen/Tag im Rahmen der Gesamttagesmenge	
Weizenkörner Hafer (ganze Körner oder Schrot) Vollkornreis Buchweizen Hirse Quinoa	Vollkornbrot** Nudeln oder Couscous aus Vollkornweizen Vollkornknäckebrot Tortilla aus Mais oder Vollkornweizen Vollkornhaferflocken	Weißbrot Nudeln oder Couscous aus Weizenmehl Polierter Reis (weiß) Knäckebrot Chips

* In Phase 1 gibt es keinerlei Getreide.
** »Mehlfreies« Brot, Brot aus Sprossen und Mehl aus der Steinmühle sind weniger stark verarbeitet als fein ausgemahlenes Weißmehl (Typ 405), und der Nährwert ähnelt eher dem von Vollkorn. Achten Sie auf entsprechende Angebote im Handel, insbesondere in Naturkostläden und Reformhäusern.

Alkohol und Koffein. Ein oder zwei Drinks pro Tag sind akzeptabel. Bei Kaffee und Schwarztee ist die Toleranzschwelle individuell unterschiedlich. Viele Menschen kommen mit maximal drei koffeinhaltigen Getränken am Tag am besten zurecht. Höhere Mengen können zu Insulinresistenz führen (eine von mehreren Ursachen für Gewichtsprobleme, siehe Seite 94 ff.) und auch andere unangenehme Folgen haben.

Achtsam essen. Bei stark verarbeiteten Kohlenhydraten liegt zwischen großem Hunger und starker Sättigung nur ein kurzer Schritt. Mit vollwertiger, natürlicher Nahrung verläuft der Übergang von hungrig zu satt langsamer. So bleibt mehr Zeit, die Nahrungsmenge auf die tatsächlichen Bedürfnisse des Körpers abzustimmen. Achtsamkeit beim

Essen hilft dabei enorm. Wenn Sie sich zum Essen setzen, sollten Sie den Fernseher abstellen und die Zeitung weglegen. Konzentrieren Sie sich ganz aufs Essen. Das Tischgespräch sollte keine stressreichen Themen anschneiden. Politische Meinungsverschiedenheiten oder private Missverständnisse lassen sich zu anderen Zeitpunkten besser klären. Essen Sie langsam und achten Sie dabei auf das sinnliche Erlebnis, auf Geruch, Geschmack und Konsistenz, auf das Kauen und Schlucken. Horchen Sie alle paar Minuten in Ihren Bauch. Wie fühlt sich das Essen im Magen an? Sind Sie schon satt? Entscheidend ist der Moment, an dem man gerade eben satt, aber nicht überfüllt ist. Die Japaner nennen diesen Punkt, an dem der Magen zu 80 Prozent voll ist, *hara hachi bu*. Wenn man länger isst, mindert dies erstaunlicherweise den Genuss insgesamt, weil die unangenehmen Gefühle die angenehmen überlagern. Sobald Sie ausreichend gegessen haben, sollten Sie die Mahlzeit mit einer guten Tasse Tee oder Kaffee abschließen.

Die Fünf-Stunden-Regel. Wenn man in den fünf Stunden nach der letzten Mahlzeit gründlich in sich hineinhorcht, kann man viel darüber lernen, was der eigene Körper braucht.

- Sind Sie nach dem Essen vollkommen satt, aber nicht überfüllt?
- Bleiben Energie und Laune stundenlang stabil?
- Meldet sich rund fünf Stunden später, also zur nächsten Essenszeit, ein gesunder Appetit (kein Bärenhunger)?

Falls eine Antwort »Nein« lautet, sollten Sie überlegen, was und wie viel Sie beim letzten Mal gegessen haben und was man daran verändern könnte. Mit der nötigen Übung assoziiert man gesundes Essen rasch mit großem Wohlbefinden. Das ist in der Überfülle unserer modernen Welt eine wichtige Fähigkeit. Mit der Zeit entwickeln Sie dadurch eigene Maßstäbe.

Nimmersatt und ich

> Zu großen Familienfeiern gehörten bei uns traditionell Kartoffelbrei, Bratensauce und ähnlich schwere Gerichte. Beim letzten Mal habe ich stattdessen ein asiatisches Fondue vorbereitet, Shabu shabu. Davon schwärmen alle noch heute, denn es war so lustig, die Speisen am Tisch zu garen, lecker zu essen und sich hinterher rundum gut zu fühlen statt schlapp und pappsatt. So macht Kochen wieder Spaß.
> *– Kim S., 47, South Jordan, Utah*
> *11 kg leichter, 8 cm weniger Bauchumfang*

Ernährungsvorschläge für Phase 3

Anstelle fester Vorgaben nutzen Sie die bisherigen Formulare (Ernährungsplan, Arbeitsplan und Einkaufsliste) für eigene Überlegungen und passen sie an Ihre Bedürfnisse an. Um die Umstellung zu erleichtern, erhalten Sie nachfolgend einige Vorschläge für Phase 3.

FRÜHSTÜCKSIDEEN

Frühstücksburrito

Eine Vollkorn- oder Sprossentortilla von 20 cm Durchmesser in einer gusseisernen Pfanne erhitzen. Die warme Tortilla auf einen Teller setzen und mit 375 ml Bohnen-Tofu-Haschee (Seite 314 f.), einem Esslöffel geraspeltem Cheddar, zwei Esslöffeln Guacamole, einem Esslöffel saurer Sahne und einem Teelöffel Salsa bestreichen. Eine Seite der Tortilla etwa einen Fingerbreit über die Füllung klappen, dann die anderen beiden Seiten überlappend zusammenfalten und zu einem Burrito aufrollen. Dieses schnelle Frühstück kann man auch unterwegs essen.

Spinatomelett mit Toast

In einer Pfanne einen Teelöffel Olivenöl erhitzen. Zwei Eier und ein Eiweiß verschlagen und zwei Handvoll jungen Spinat unterrühren. Mit Salz und Pfeffer abschmecken. In die Pfanne gießen. Mit zwei Esslöffeln geriebenem Cheddar bestreuen. Zusammenklappen und fertig garen. Dazu gibt es eine Scheibe Vollkornbrot und einen Esslöffel Nussbutter.

Joghurt mit Müsli

250 g griechischen Joghurt mit vier Esslöffeln selbst gerösteten Müsli (Seite 325 f.) und 150 g Heidelbeeren verrühren.

Vollkornpfannkuchen mit Früchtemus

Vollkornpfannkuchen mit Früchtemus (Seite 322 ff.) und Schlagsahne (Seite 326), dazu zwei Scheiben Putenschinken.

Quesadilla mit Guacamole und Sauerrahm

Zwei Scheiben Quesadilla mit Huhn (Seite 351 f.) mit ein bis zwei Esslöffeln Guacamole, einem Esslöffel Salsa und ein bis zwei Teelöffeln saurer Sahne anrichten. (Das Rezept ergibt sechs Scheiben: zwei für Frühstück oder Mittagessen, eine als Snack und drei fürs Abendessen.) Dazu gibt es vier Esslöffel schwarze Bohnen.

MITTAG- ODER ABENDESSEN

Chipotle-Tacos mit Fisch oder Hühnchen

Zwei bis drei kleine bis mittelgroße Maistortillas in einer gusseisernen Pfanne erhitzen. Jede Tortilla mit etwa 60 g gegartem Fisch oder Huhn, gehacktem frischen Gemüse (Kohl, Möhren, frischer Koriander) und etwas Chipotle-Mayonnaise (Seite 384 f.) belegen. Zusammenklappen und gleich verzehren. (Hinweis: Erst unmittelbar vor dem Essen zubereiten, weil die Tortillas sonst aufweichen.)

Lachssalat mit Suppe und Knäckebrot

Lachs- oder Tofusalat (Seite 363 f.) auf Vollkornknäckebrot anrichten. Dazu gibt es eine Gemüsesuppe, zum Beispiel Blumenkohlcremesuppe (Seite 403 f.) oder Möhrensuppe mit Ingwer (Seite 405 f.), und eine Orange.

Überbackene Sandwiches mit Tomate und Mozzarella

Zwei Scheiben Vollkorntoast mit zwei Teelöffeln frisch gehacktem Basilikum, etwas getrocknetem Basilikum oder etwas Basilikumpesto bestreichen, einige Scheiben frische Tomate und 90 bis 120 g Mozzarella in Scheiben darauflegen. Im Sandwichtoaster überbacken, bis der Käse schmilzt. Als Beilage gibt es grünen Salat mit gehacktem Gemüse und einem Esslöffel Senfvinaigrette (Seite 378 f.) oder einem Dressing nach Wahl.

Pasta Primavera

250 bis 375 ml Marinara Primavera (Seite 333 f.) über 80 g gegarte Vollkornpasta geben. Mit einem Teelöffel geriebenem Parmesan bestreuen. Als Beilage gibt es 180 g blanchierte grüne Bohnen oder anderes grünes Gemüse.

Hähnchenschenkel mit Kräutern, Reis und Brokkoli

Zu Hähnchenschenkeln mit Kräutern (Seite 343 f.) gibt es acht Esslöffel weißen Reis oder Vollkornreis (siehe Zubereitungshinweise auf Seite 454) und gedämpften oder blanchierten Brokkoli (alternativ auch Zuckerschoten, Möhren oder anderes Gemüse) mit einem Spritzer Zitronensaft. Mit Salz und Pfeffer abschmecken. *Variante:* Die Haut vom Hähnchen abziehen, das Fleisch mit Brokkoli, Reis und Käse mischen und als Brokkoli-Reis-Auflauf überbacken.

Arme Ritter mit Kohlsalat und Süßkartoffelfritten

Modernisierte arme Ritter (Seite 341 ff.) auf einem halben Vollkornbrötchen mit süßsaurem Coleslaw (Seite 401 f.) und gebackenen Süßkartoffeln (Seite 400 f., Version für Pommes frites).

DESSERTS

Früchtemus mit Knuspermüsli

225 g frische oder gekochte Früchte mit vier Esslöffeln selbst geröstetem Müsli (Seite 325 f.) bestreuen und zwei Esslöffel süße Sahne oder Kokosmilch aus der Dose darübergeben.

Apfelstreusel

Eine Portion Apfelstreusel (Seite 412 ff.)

Wie es weitergeht

Wir haben das Ende der Reise erreicht. Ich hoffe, *Nimmersatt* war ein guter Begleiter, den Sie auf dem Weg zu umfassender Gesundheit weiterhin gern an Ihrer Seite wissen. Und ich möchte Sie zu einer neuen Reise einladen, mit der die Welt ein gesünderer Ort für alle werden könnte. Nach der persönlichen Heilung ist es an der Zeit, gemeinsam darauf hinzuarbeiten, dass die gegenwärtige junge Generation nicht auf ein kürzeres, weniger gesundes Leben zusteuert als ihre Eltern. Lesen Sie im Epilog (ab Seite 427) nach, wie das möglich werden könnte.

Kapitel 9

Rezepte

- Frühstück, ab Seite 311
- Hauptgerichte, ab Seite 327
- Saucen, ab Seite 371
- Beilagen, ab Seite 393
- Suppen, ab Seite 403
- Desserts, ab Seite 409
- Snacks, ab Seite 417

FRÜHSTÜCK

Phase-1-Powershake

Kaloriendichte Nahrung empfindet der Körper als Köstlichkeit. Deshalb stillt dieser Shake den Appetit ganz ohne Süßungsmittel. Der Phase-1-Powershake erfüllt mit einem einzigen, nährstoffreichen Glas alle Anforderungen der Phase 1.

Zubereitungszeit: 5 Minuten
Gesamtzeit: 5 Minuten
Für 1 Portion

- 3 EL süße Sahne oder Kokosmilch aus der Dose
- 80 ml ungesüßte Mandelmilch, Sojamilch oder Vollmilch
- 1 1/2 EL Mandelbutter oder Erdnussbutter
- 5 EL 100% Molkeproteinpulver (1 Portion, ohne Zucker, Aromen oder künstliche Zusatzstoffe)
- 150 g tiefgekühlte Heidelbeeren, Kirschen oder Erdbeeren
- 1/2 reife Birne (oder noch einmal 150 g tiefgekühlte Beeren)

Alle Zutaten in den Standmixer geben und in etwa 30 Sekunden gleichmäßig aufschlagen. Sofort servieren.

Tipp: Wenn der Shake zu dickflüssig ausfällt, können Sie die Sahne auch erst gegen Ende hinzufügen, nachdem alle anderen Zutaten gut püriert sind.

Kalorien: 500*   Kohlenhydrate: 32 g   Gesamtfettgehalt: 31 g
Protein: 29 g   Fasermenge: 8 g

---

* Die Nährstoffangaben sind nur Anhaltswerte und schwanken je nach verwendetem Produkt ein wenig.

Erdnussbutter-Bananen-Powershake (Phasen 2 und 3)

Eine Abwandlung des Phase-1-Powershakes. Wir Amerikaner lieben die Kombination aus Bananen und Erdnussbutter. Hier ist sie mit einem Hauch Muskat abgerundet und liefert genau die richtige Nährstoffkombination, die einen den ganzen Vormittag satt macht.

Zubereitungszeit: 5 Minuten
Gesamtzeit: 5 Minuten
Für 1 Portion

- 1 frische oder gefrorene Banane
- 2 bis 3 EL zuckerfreie Erdnussbutter oder andere Nussbutter
- 250 ml ungesüßte Soja- oder Mandelmilch
- 2 1/2 EL 100% Molkeproteinpulver (1/2 Portion, ohne Zucker, Aromen oder künstliche Zusatzstoffe)
- 1 Prise gemahlener oder frisch geriebener Muskat

Alle Zutaten in den Standmixer geben und in etwa 30 Sekunden gleichmäßig aufschlagen. Sofort servieren.

Tipp: Gefrorene Bananen vorbereiten: Reife Bananen schälen und in Scheiben schneiden. In einem Zipbeutel einfrieren.

Kalorien: 442   Kohlenhydrate: 37 g   Gesamtfettgehalt: 20 g
Protein: 28 g   Fasermenge: 5 g

Bohnen-Tofu-Haschee (alle Phasen)

Tofu schmeckt neutral und nimmt den Geschmack der jeweils verwendeten Gewürze an. Wer sich bisher nicht für Tofu begeistern konnte, sollte es jetzt noch einmal versuchen. Mit der richtigen Gewürzmischung werden Sie staunen, wie vielseitig und schmackhaft dieses pflanzliche Protein sein kann.

Zubereitungszeit: 3 Minuten
Gesamtzeit: 10 Minuten
Für 4 Portionen

- 1 EL Olivenöl, extra vergine
- 1 Knoblauchzehe, gehackt
- 420 bis 540 g extrafester Tofu, abgetropft und in einem saugfähigen Tuch vorsichtig ausgedrückt
- 1 EL Chilipulver
- 1/2 TL gemahlener Kreuzkümmel
- 1 Prise Cayennepfeffer (auf Wunsch auch mehr)
- 1 TL Salz
- 1/4 TL schwarzer Pfeffer, gemahlen
- 2 EL Wasser
- 400 g gegarte schwarze Bohnen, abgetropft (1 Dose)
- 1 Handvoll frischer Koriander, gehackt

Das Öl in einer großen Pfanne auf mittlerer Stufe erhitzen. Knoblauch hinzufügen. Den Tofu hineinkrümeln und mit den Gewürzen bestreuen. Alles zwei bis drei Minuten anbraten. Das Wasser hinzufügen und umrühren, damit der Tofu die Gewürze mit dem Wasser aufnehmen kann. Die schwarzen Bohnen unterrühren und noch zwei bis drei Minuten erhitzen. Den Koriander hinzugeben und alles noch einmal abschmecken.

Passende Beilagen sind Avocadoschnitze, saure Sahne, Salsa, Ranchero-Soße (Seite 390 ff.) oder eine Soße Ihrer Wahl.

Tipp: Dieses Gericht schmeckt auch in einem Salatwrap, im Taco-Salat (siehe Phase 1, Tag 4) oder in Phase 3 mit Käse als Quesadilla-Füllung (Seite 351 f.).

Kalorien: 243   Kohlenhydrate: 21 g   Gesamtfettgehalt: 10 g
Protein: 22 g   Fasermenge: 10 g

Getreidefreie Waffeln oder Pfannkuchen mit Früchtemus (alle Phasen)

Mit diesen zuckerfreien Waffeln unterstreichen wir die Süße vom Früchtemus. Backen Sie so viele Waffeln, wie Sie sofort benötigen, oder aber auf Vorrat: Die abgekühlten Waffeln kann man in einem großen Zipbeutel im Kühlschrank aufheben oder einfrieren und bei Bedarf im Toaster aufbacken. Ein leckeres, schnelles Frühstück für jede Phase!

Zubereitungszeit: 15 Minuten
Gesamtzeit: 30 Minuten
Für 4 Waffeln

Waffeln
- 90 g Kichererbsenmehl
- 1/8 TL Salz
- 3/4 TL Natron
- 1 Ei, getrennt
- 190 g griechischer Joghurt
- 60 ml ungesüßte Mandelmilch, Sojamilch oder Vollmilch
- 60 ml geschmacksneutrales Öl, zum Beispiel Distel- oder Avocadoöl (und etwas zum Auspinseln des Waffeleisens)
- 1/2 TL reiner Vanilleextrakt (ohne Zuckerzusatz)

Früchtemus
- 450 g tiefgekühlte Heidelbeeren, Erdbeeren oder Kirschen
- 1 EL Wasser
- Für die Phasen 2 und 3: 3 EL Ahornsirup

Schlagsahne
Phase 1: 6 EL Schlagsahne aufschlagen (Seite 326)
Phasen 2 und 3: 2 EL Schlagsahne aufschlagen (Seite 326)

Die Waffeln zubereiten: Das Waffeleisen vorheizen. Mehl, Salz und Natron in einer großen Schüssel mischen. In einer zweiten Schüssel das Eigelb mit Joghurt, Milch, Öl und Vanille verrühren. Die Eimischung gleichmäßig unter die Mehlmischung rühren. Der Teig sollte dickflüssig wie ein Rührkuchenteig sein.

Das Eiweiß zu Eischnee aufschlagen und vorsichtig unter den Teig heben.

Das Waffeleisen mit etwas Öl auspinseln. Pro Waffel eine Kelle Teig (etwa 125 ml) in das Waffeleisen füllen (Gebrauchsanweisungen beachten).

In etwa zwei Minuten goldbraun backen. Sofort verzehren oder auf niedrigster Stufe im Ofen warm halten, bis alle Waffeln fertig sind. Dabei mit einem Handtuch abdecken, damit die Waffeln nicht austrocknen.

Das Früchtemus zubereiten: Die gewählten Früchte und das Wasser in einen kleinen Topf geben. In Phase 2 oder 3 auf Wunsch etwas Sirup hinzufügen. Deckel aufsetzen und auf kleiner bis mittlerer Stufe erhitzen, bis eine gleichmäßige, warme Masse entsteht. Das Mus in ein Einmachglas oder eine tiefe Rührschüssel gießen. Die Beeren mit dem Stabmixer vorsichtig pürieren.

Pro Waffel in Phase 1 etwa sechs Esslöffel Früchtemus und drei Esslöffel Schlagsahne verwenden; in den Phasen 2 und 3 nur einen Esslöffel Schlagsahne.

Tipp: Ein glutenfreier Rührteig wie dieser muss relativ dickflüssig sein, damit er beim Backen zusammenhält. Wenn man mehr Flüssigkeit verwendet, damit er einem typischen Pfannkuchenteig gleicht, bleiben die Waffeln in der Mitte feucht und werden nicht richtig gar.

Mehr Abwechslung:
- Eine heiße Pfanne mit etwas Öl auspinseln und statt Waffeln kleine Pfannkuchen zubereiten. Einmal wenden.

- Phase-1-Version (ohne Ahornsirup im Früchtemus und mit drei Esslöffeln Schlagsahne)

Pro Portion: Protein: 12 g   Fasermenge: 5 g
Kalorien: 406   Kohlenhydrate: 29 g   Gesamtfettgehalt: 28 g

- Phase-2-Version (mit Ahornsirup im Früchtemus und mit einem Esslöffel Schlagsahne)

Pro Portion: Protein: 12 g   Fasermenge: 5 g
Kalorien: 393   Kohlenhydrate: 38 g   Gesamtfettgehalt: 22 g

Dr. Ludwigs Lieblingsfrittata (alle Phasen)

Dieses Gericht gibt es bei mir regelmäßig. Die Zubereitung ist einfach, und was übrig bleibt, kann man unter dem Backofengrill rasch aufwärmen. Eine kleine Restmenge eignet sich auch als schnelle Zwischenmahlzeit.

Zubereitungszeit: 8 Minuten
Gesamtzeit: 25 Minuten
Für 4 Portionen

- 3 TL Olivenöl, extra vergine
- 5 Eier
- 3 Eiweiß
- 1 bis 2 Knoblauchzehen, gehackt
- 1/2 TL Salz

- 1/4 TL schwarzer Pfeffer, gemahlen
- 1 kleine Zucchini, in dünnen Scheiben
- 1 kleine Tomate, in dünnen Scheiben
- 1 TL getrocknete italienische Kräuter
- 60 g kräftiger Hartkäse, geraspelt (Emmentaler, Cheddar)
- 2 Handvoll Grünkohl (in mundgerechten Stücken)
- 1/2 Avocado, entsteint, geschält und in Scheiben, zum Garnieren

Den Ofen auf 200 °C vorheizen.

Zwei Teelöffel Öl in einer großen gusseisernen Pfanne (oder einer anderen ofenfesten Pfanne) auf kleiner Stufe erhitzen. Die Eier und die Eiweiße mit Knoblauch, Salz und Pfeffer in einer Schüssel schaumig schlagen. Die Eimischung in die Pfanne gießen. Den Herd abschalten. Die Zucchinischeiben in einer Lage auf den Eiern verteilen. Die Tomatenscheiben in einer Lage auf den Zucchinischeiben verteilen. Mit Kräutern bestreuen und gleichmäßig mit dem Käse bedecken.

Im Ofen fünf Minuten überbacken, bis der Käse schmilzt. Den Grünkohl mit dem restlichen Teelöffel Öl mischen, auf der Frittata verteilen und noch acht bis zehn Minuten weiterbacken, bis die Eimischung gestockt ist und der Grünkohl am Rand knusprig wird.

Nach dem Aufschneiden mit frischen Avocadoschnitzen garnieren.

Mehr Abwechslung:
- Statt der Tomaten ein paar Tupfer zuckerfreie Marinara-Sauce auf der Frittata verteilen.
- Für Phase 1 noch einen Esslöffel natives Olivenöl über die fertige Frittata träufeln.
- Für Phase 2 vier Eier und vier Eiweiß verwenden.

Kalorien: 238   Kohlenhydrate: 7 g   Gesamtfettgehalt: 17 g
Protein: 16 g   Fasermenge: 2 g

Eingeweichter Haferschrot (Phase 2 und 3)

Das eingeweichte Haferschrot schmeckt kalt oder warm gleichermaßen gut. Runden Sie ein solches Frühstück mit ein paar Eiern ab (gekocht, als Rührei oder als Spiegelei). Zum Mitnehmen können Sie den eingeweichten Haferschrot mit griechischem Joghurt, Nüssen und Früchten in ein Glas füllen. Dazu gehört als Beilage ein hart gekochtes Ei.

Zubereitungszeit: 10 Minuten
Gesamtzeit: eine Nacht plus 10 Minuten
Für 4 Portionen

- 1 l ungesüßte Soja- oder Mandelmilch
- 100 g Haferschrot
- 1 Prise Salz
- 1 Prise Zimt, Kardamom oder Muskat (auf Wunsch)

- 40 g gehobelte Mandeln (oder andere geröstete Nüsse, gehackt)

Die Milch mit dem Haferschrot und dem Salz in einen mittelgroßen Topf mit Deckel geben. Bei mittlerer Hitze unter gelegentlichem Rühren ohne Deckel einmal aufkochen. (Gegen Ende den Topf gut im Blick behalten, weil der Haferbrei leicht aufschäumt und überkocht.) Die Hitze herunterschalten und zwei Minuten leicht kochen lassen. Vom Herd nehmen und den Deckel aufsetzen. Geschlossen stehen lassen oder nach dem Abkühlen über Nacht in den Kühlschrank stellen.

Morgens als kalten Pudding essen oder auf mittlerer Stufe unter Rühren erneut erwärmen. Auf Wunsch mit Gewürzen abrunden. Auf vier Schalen verteilen und mit je zwei Esslöffeln Nüssen oder Mandeln bestreuen.

Mehr Abwechslung:

- Frisches Obst: Jede Portion mit 75 bis 150 g Beeren, einem klein geschnittenen Apfel oder anderen Früchten garnieren.
- Trockenfrüchte: Am Vorabend vier Esslöffel (etwa 60 g) Rosinen, Dörrpflaumen, getrocknete Aprikosen oder andere Trockenfrüchte mitkochen.

Kalorien: 318   Kohlenhydrate: 34 g   Gesamtfettgehalt: 14 g
Protein: 16 g   Fasermenge: 11 g

Vollkornpfannkuchen (Phase 3)

Mit einem Protein Ihrer Wahl sind diese Pfannkuchen ideal zum Brunch. Dazu passen Früchte oder Früchtemus und Schlagsahne. Ein selbst angerührter Teig ist deutlich preiswerter als jede Fertigmischung. Die Trockenmischung lässt sich gut verdoppeln oder verdreifachen. Bewahren Sie die fertige Trockenmischung luftdicht verschlossen im Schrank auf; dann können Sie die feuchten Zutaten auf die Schnelle anrühren und haben im Nu neue Pfannkuchen. Oder Sie backen gleich alles auf einmal aus und frieren den Rest ein. Der Toaster macht daraus ein leckeres Frühstück.

Zubereitungszeit: 5 Minuten
Gesamtzeit: 20 Minuten
Für 6 Portionen (10 bis 12 Pfannkuchen von 12 cm Durchmesser)

Pfannkuchentrockenmischung
- 130 g Vollkornweizenmehl oder Weißmehl
- 130 g Buchweizenmehl oder Vollkornweizenmehl
- 2 TL Backpulver
- 1/4 TL Salz

Pfannkuchenteig
- 65 g gehackte Nüsse
- 500 ml Vollmilch, Sojamilch oder Mandelmilch (bei Bedarf auch mehr)
- 2 Eier

- 1 EL geschmacksneutrales Öl, zum Beispiel Distel- oder Avocadoöl (und etwas zum Auspinseln der Pfanne)
- 1 EL Ahornsirup

Früchtemus
- 360 g tiefgekühlte Heidelbeeren, Erdbeeren oder Kirschen
- 1 EL Wasser
- 1 EL Ahornsirup (wahlweise)
- 2 EL Schlagsahne aufschlagen (Seite 326)

Eine beschichtete oder gusseiserne Pfanne vorheizen.

Für die Trockenmischung: Alle Zutaten in einer Schüssel mischen.

Für die Pfannkuchen: Die Nüsse zur Trockenmischung geben.

In einer zweiten Schüssel die Milch mit Eiern, Öl und Ahornsirup gut verrühren. Die feuchten Zutaten zu der Trockenmischung gießen und vorsichtig unterrühren, bis das gesamte Mehl feucht ist. Bei Bedarf noch etwas Milch hinzufügen, damit sich ein dicker, gießbarer Teig ergibt. Nicht zu lange rühren!

Die Pfanne mit etwas Öl auspinseln. Den Teig in Portionen von 12 cm Durchmesser in die Pfanne gießen. Sobald die Pfannkuchen am Rand goldbraun sind und sich in der Mitte Bläschen bilden, die Küchlein wenden. (Wenn sich keine Bläschen bilden, war es zu wenig Milch oder der Teig wurde zu lange durchgemixt.) Die zweite Seite leicht braun werden lassen, dann sind die Pfannkuchen fertig. Sofort verzehren oder auf niedrigster Stufe im Ofen warm halten, bis alle Pfannkuchen fertig sind.

Das Früchtemus zubereiten: Die Beeren und das Wasser in einen kleinen Topf geben. Auf Wunsch mit Ahornsirup süßen. Deckel aufsetzen und auf kleiner bis mittlerer Stufe erhitzen, bis eine gleichmäßige, warme Masse entsteht. Das Mus in ein Einmachglas oder eine tiefe Rührschüssel gießen. Die Beeren mit einem Rührstab im Glas pürieren.

Die Pfannkuchen heiß servieren und pro Portion (zwei Pfannkuchen) mit vier Esslöffeln Früchtemus und einem Esslöffel Schlagsahne garnieren. Übrige Pfannkuchen kann man nach dem Erkalten in einem Zipbeutel im Kühlschrank lagern oder einfrieren. Vor dem Verzehr im Toaster oder im Backofen erneut erhitzen.

Mehr Abwechslung:
- Die Nüsse nicht in den Teig mischen, sondern die fertigen Pfannkuchen damit bestreuen.
- Je nach persönlicher Vorliebe mehr oder weniger Milch verwenden.
- Probieren Sie unterschiedliche Vollkornmehle aus, aber bedenken Sie, dass verschiedene Getreidearten und Ausmahlstufen unterschiedlich viel Milch aufsaugen. Deshalb muss die Milchmenge jeweils angepasst werden. Mit etwas Experimentierfreude ist die richtige Mischung bald gefunden.

Kalorien: 337   Kohlenhydrate: 42 g   Gesamtfettgehalt: 16 g
Protein: 10 g   Fasermenge: 7 g

Selbst geröstetes Müsli (Phase 3)

Fertigmischungen sind überflüssig. Dieses Müsli ist nahrhafter, einfach zuzubereiten und gut haltbar. Dazu passt griechischer Joghurt (Vollfettstufe).

Zubereitungszeit: 5 Minuten
Gesamtzeit: 25 Minuten
Für 4 bis 6 Portionen (Gesamtmenge etwa 350 g)

- 2 EL geschmacksneutrales Öl, zum Beispiel Distel- oder Avocadoöl
- 2 EL Ahornsirup
- 135 g Haferflocken (keine Instantflocken)
- 1/2 EL Sesamsamen
- 100 g Nüsse oder Mandeln, grob gehackt
- 2 EL Kokosraspel

Den Ofen auf 175 °C vorheizen.

In einer kleinen Schüssel das Öl mit dem Ahornsirup verrühren.

In einer zweiten Schüssel die Haferflocken mit den Samen und Nüssen mischen. Das süße Öl in die trockenen Zutaten gießen und durchrühren, bis die Haferflocken und Nüsse gut damit überzogen sind.

Die ganze Mischung auf einem Backblech ausbreiten (am besten auf Backpapier). 15 bis 20 Minuten backen, bis die Masse blubbert und goldbraun ist; dabei alle 5 bis 10 Minuten wenden, damit sie von allen Seiten bräunt. Aus dem Ofen nehmen, die Kokosraspel hinzufügen und gut verrühren. Abkühlen lassen und danach verzehren oder luftdicht verschlossen im Schrank lagern.

Pro Portion
(4 Esslöffel): Protein: 7 g Fasermenge: 3 g
Kalorien: 266 Kohlenhydrate: 19 g Gesamtfettgehalt: 20 g

Schlagsahne (alle Phasen)

Frische Schlagsahne ist schnell zubereitet und verfeinert jedes Dessert oder süße Frühstück. Zucker brauchen wir dafür nicht!

Zubereitungszeit: 3 Minuten
Gesamtzeit: 3 Minuten
Für 4 bis 8 Portionen (Gesamtmenge etwa 125 ml)

– 60 ml süße Sahne (Schlagsahne)

Die Sahne in einen hohen Mixbecher gießen. Mit dem Schneebesen des Handrührgeräts steif schlagen. Gleich verzehren oder bis zum Verzehr in den Kühlschrank stellen.

Pro Esslöffel: Protein: 0 g Fasermenge: 0 g
Kalorien: 13 Kohlenhydrate: 0 g Gesamtfettgehalt: 1 g

HAUPTGERICHTE

Hähnchenpfanne (alle Phasen)

Genau das Richtige bei Appetit auf eine schnelle, frische und ausgewogene Mahlzeit. Mit vorgeschnittenem Gemüse ist dieses Essen gleich auf dem Tisch. Reste passen am Folgetag gut in einen Salatwrap.

Zubereitungszeit: 10 Minuten
Gesamtzeit: 20 Minuten
Für 4 Portionen

- 1 EL geschmacksneutrales Öl, zum Beispiel ungeröstetes Sesamöl, Distel- oder Avocadoöl
- 6 Hühnchenschenkel ohne Haut und Knochen (etwa 650 bis 700 g), in mundgerechten Stücken
- 1 Rezept Pfannensauce (Seite 372)
- 125 g Shiitakepilze oder kleine Champignons
- 1 Kopf Brokkoli in Röschen; den Stängel schälen und in kleine Stücke schneiden
- 2 mittelgroße Möhren, in Juliennes oder grob geraspelt (2 Handvoll)
- 1 halber oder kleiner geraspelter Kohlkopf (4 Handvoll)
- 15 bis 20 Zuckerschoten (250 g)
- 6 Handvoll frischer Spinat, geputzt
- schwarzer Pfeffer, frisch gemahlen

Das Öl in einer großen Pfanne auf mittlerer Stufe erhitzen. Das Hühnerfleisch hinzugeben und in etwa fünf Minuten leicht anbräunen.

Die Sauce und die Pilze hinzugeben und fünf bis sieben Minuten braten, bis das Fleisch vollständig durchgebraten ist. Brokkoli, Möhren, Kohl und Zuckerschoten hinzufügen. Auf kleine bis mittlere Stufe schalten und unter gelegentlichem Rühren drei bis fünf Minuten weitergaren, bis das Gemüse gerade eben durch ist. Bei Bedarf etwas Wasser hinzufügen, damit nichts anbrennt.

Den Spinat auf einer Platte ausbreiten oder auf vier Tellern anrichten. Die Hähnchenpfanne auf dem Spinat verteilen. Restflüssigkeit in der Pfanne belassen. Unter der Hitze von Fleisch und Gemüse sollte der Spinat leicht zusammenfallen. Die Restflüssigkeit in der Pfanne aufkochen und auf kleiner bis mittlerer Stufe etwas einkochen, bis sie eindickt. Die Sauce über Fleisch und Gemüse verteilen. Sofort servieren, solange das Gemüse noch leuchtend bunt ist. Bei Tisch mit frisch gemahlenem schwarzen Pfeffer würzen und nach Bedarf salzen.

Tipp: Dazu passt ein fettreiches Dessert, zum Beispiel die Kokos-Cashew-Kracher (Seite 409 f.) oder in Phase 2 der Birnen-Erdbeer-Crisp (Seite 410 ff.).

Mehr Abwechslung:
- Andere Gemüsesorten nach Wahl verwenden.
- In Phase 2 und 3 etwas Vollkornreis hinzufügen: Den Spinat mit dem Gemüse mitgaren. Gemüse und Huhn

aus der Pfanne nehmen und in der restlichen Kochflüssigkeit pro Portion acht Esslöffel gegarten Vollkornreis oder gekochte Quinoa erwärmen (für das ganze Rezept 1/2 Liter gegartes Getreide). Erhitzen, bis das Getreide die gesamte Flüssigkeit aufgesaugt hat. Gemüse und Huhn auf dem Getreide anrichten.

- Vegetarier können statt des Hühnerfleischs 375 g extrafesten Tofu verwenden. Abtropfen lassen, im Handtuch vorsichtig auspressen und in mundgerechten Stücken anbraten. Mit Salz oder Sojasauce abschmecken.
- Statt mit Hühnerfleisch schmeckt das Gericht auch mit geschälten, entdarmten Shrimps (500 bis 600 g).
- Als Alternative kann man statt des Hühnerfleischs 550 g Rindfleisch in Streifen schneiden und das Gemüse durch Zwiebeln und rote, gelbe und grüne Paprika ersetzen.

Kalorien: 371   Kohlenhydrate: 22 g   Gesamtfettgehalt: 15 g
Protein: 40 g   Fasermenge: 8 g

Gegrillter Fisch mit Knoblauch und Zitrone (alle Phasen)

Ein ganz einfaches Rezept, das mit jeglichem weißen Fisch, aber auch mit Lachs funktioniert. Gut geeignet für Wochentage, weil das Kochen inklusive Beilagen innerhalb von 20 Minuten erledigt ist.

Zubereitungszeit: 5 Minuten
Gesamtzeit: 20 Minuten
Für 4 Portionen

- 600 g Fischfilet (Heilbutt, Kabeljau oder andere Fische aus kalten Gewässern)
- 1/2 TL Salz (Filets von mehr als 2,5 cm Dicke benötigen oft etwas mehr Salz)
- 2 EL Olivenöl, extra vergine
- 1 bis 2 Knoblauchzehen, gehackt
- 1/2 unbehandelte Zitrone, in dünnen Scheiben
- frisch gehackte Petersilie, Koriander oder Frühlingszwiebeln zum Garnieren

Den Grill im Backofen vorheizen.

Den Fisch waschen, trocken tupfen und leicht salzen. Das Öl in einer gusseisernen Pfanne (oder einer anderen ofenfesten Pfanne) auf mittlerer bis hoher Stufe erhitzen. Knoblauch hinzufügen und kurz anbraten. Den Fisch in die Pfanne legen und von beiden Seiten einige Sekunden anbraten. Danach den Fisch aus der Pfanne nehmen und den Herd abschalten.

Die Zitronenscheiben in einer Lage in der Pfanne arrangieren und den Fisch auf die Zitrone legen. Er sollte möglichst viel von den Zitronenscheiben bedecken, damit die Zitrone im Ofen nicht verbrennt, sondern eine gute Sauce ergibt.

Die Pfanne in den Ofen schieben und grillen, bis der Fisch undurchsichtig ist und auf der Oberfläche zu bräunen beginnt (pro 2,5 cm Dicke acht bis zehn Minuten Garzeit). Die Filets auf einer Platte anrichten. Wenn die Sauce noch zu flüssig ist, kann man sie jetzt drei bis fünf Minuten auf dem Herd eindicken lassen. Über den Fisch gießen und die Zitronenscheiben daraufsetzen. Mit gehackter Petersilie garnieren. Sofort servieren.

Mehr Abwechslung:
- Mit Lachs: Ein Stück mit Haut verwenden und mit der Hautseite nach oben grillen, bis die Haut knusprig ist.

Kalorien: 205   Kohlenhydrate: 2 g   Gesamtfettgehalt: 8 g
Protein: 31 g   Fasermenge: 0 g

Butterzarte Lammhaxen (alle Phasen)

Dieses Gericht zergeht auf der Zunge.

Zubereitungszeit: 5 Minuten
Gesamtzeit: 1 Stunde, 45 Minuten
Für 4 Portionen

- 4 mittelgroße Lammhaxen (insgesamt etwa 1 kg)
  250 ml Rotwein
- 125 ml Wasser
- 1 Lorbeerblatt
- 10 Pfefferkörner
- 1/2 bis 3/4 TL Salz

Die Lammhaxen in eine Pfanne oder einen Topf legen. Rotwein, Wasser, Lorbeerblatt und Pfefferkörner hinzufügen. Mit Salz bestreuen und auf mittlerer Stufe zum Kochen bringen. Die Hitze auf kleine bis mittlere Stufe drosseln, Deckel aufsetzen und mindestens 90 Minuten schmoren lassen, dabei die Haxen alle 20 Minuten wenden. Das Fleisch soll butterzart werden und sich widerstandslos vom Knochen lösen. Die Hitze eventuell weiter zurückschalten oder noch etwas Wasser nachgießen, damit nichts anbrennt. Die Haxen auf einer Platte anrichten. Die Sauce noch drei bis fünf Minuten auf mittlerer Stufe eindicken lassen, über die Haxen gießen und servieren.

Mehr Abwechslung:

- Mit getrockneten Kräutern wie Thymian oder Oregano bestreuen.
- Nach Gebrauchsanweisung im Slow Cooker garen.
- Statt Lamm einen Schweinebraten oder Schweinshaxen wählen.

Kalorien: 442   Kohlenhydrate: 1 g   Gesamtfettgehalt: 30 g
Protein: 41 g   Fasermenge: 0 g

Marinara Primavera (alle Phasen)

Eine Neuausgabe des traditionellen italienischen Gerichts, die alle Gelüste befriedigt und eine Extraportion Gemüse liefert. In Phase 1 ergibt das Rezept ein Hauptgericht, in Phase 2 passt es zu Quinoa oder lockerer Hirse, in Phase 3 zu Vollkornnudeln.

Zubereitungszeit: 10 Minuten
Gesamtzeit: 30 Minuten
Für 4 Portionen

- 1 TL Olivenöl, extra vergine
- 1 kleine Zwiebel, gewürfelt
- 1 Knoblauchzehe, gehackt
- 1 große Zucchini, in mundgerechten Stücken
- 1/8 TL Salz
- 1/4 TL schwarzer Pfeffer, gemahlen
- 500 bis 750 ml Marinarasauce (zuckerfrei)
- 1 Rezept Tempehhack (Seite 348 f.)
- 2 bis 4 Handvoll grünes Blattgemüse (Grünkohl, Spinat, Rucola, Bete-Blätter oder Mangold), in mundgerechten Stücken

Das Öl in einer großen Pfanne auf mittlerer Stufe erhitzen. Zwiebel, Knoblauch, Zucchini, Salz und Pfeffer hineingeben. Etwa fünf Minuten garen, bis die Zwiebel weich ist. Die Marinarasauce unterrühren, Hitze herunterschalten, Deckel aufsetzen und zehn Minuten leicht kochen lassen, bis die Zucchini gar ist. Das Tempehhack und das Blattgemüse unterziehen. Deckel aufsetzen und weitergaren, bis das Blattgemüse zart, aber noch leuchtend grün ist: Bei Grünkohl oder Rübenblättern dauert das drei bis fünf Minuten, bei zarteren Blättern wie Spinat oder Rucola nur eine bis zwei Minuten.

Mit Gewürzen abschmecken. Das Rezept eignet sich als Hauptgericht für Phase 1, mit Vollkorngetreide für Phase 2 oder mit Vollkornnudeln für Phase 3.

Mehr Abwechslung:
- Wer das Tempeh knusprig bevorzugt, garniert jede Portion zum Schluss mit 90 bis 125 g Tempehhack (Seite 348), anstatt das Tempeh in die Sauce zu mischen.
- Andere Gemüsesorten nach Wahl ergänzen – zum Beispiel Pilze aller Art, Aubergine, Paprika, Brokkoli, Knoblauchzehen, Artischockenherzen und frische Kräuter – oder beherzt tauschen.
- Das Tempeh durch 550 g Hackfleisch ersetzen (Pute, Rind, Lamm) oder durch 650 bis 700 g Hähnchenfleisch (Schenkel, ohne Haut). Das Fleisch mit dem Gemüse garen und die Salzmenge je nach Salzgehalt der Marinarasauce etwas erhöhen.

Kalorien: 429   Kohlenhydrate: 25 g   Gesamtfettgehalt: 28 g
Protein: 25 g   Fasermenge: 12 g

Bohnen-Gerste-Topf (alle Phasen)

Ein herzhafter Eintopf, der dank der längeren Kochdauer ultrazartes Fleisch und eine köstliche Brühe ergibt. Am besten schmeckt er, wenn man ihn nach dem Kochen abkühlen und noch 24 Stunden im Kühlschrank durchziehen lässt.

Zubereitungszeit: 20 Minuten
Gesamtzeit: 1 Stunde, 30 Minuten
Für 4 Portionen

- 1 EL Olivenöl, extra vergine
- 450 g Rindfleisch (in 1 cm dicken Stücken)
- 1 TL Salz
- 1/4 TL schwarzer Pfeffer, gemahlen, plus etwas Pfeffer zum Garnieren
- 1 mittelgroße Zwiebel, in Ringen
- 1 Stange Sellerie, gewürfelt
- 1 l Wasser
- 400 g Tomatenwürfel aus der Dose
- 110 g Gerstenkörner (noch nicht gegart)
- 400 g gegarte Kidneybohnen, abgetropft (1 Dose)
- 1 großer Beutel Mangold, gehackt, oder anderes grünes Blattgemüse
- 2 TL frischer Rosmarin, fein gehackt (oder 1 TL getrockneter Rosmarin)
- 1 TL getrockneter Thymian (oder mehr)
- frische Petersilie oder Frühlingszwiebeln, gehackt, zum Garnieren

Den Ofen auf 165 °C vorheizen.

Das Öl in einer großen, ofenfesten Pfanne mit Deckel oder einem Dutch Oven auf mittlerer Stufe erhitzen. Fleisch, Salz und Pfeffer hineingeben und gleichmäßig anbraten. Zwiebel, Sellerie, Wasser, Tomaten, Gerste, Kidneybohnen, die Hälfte des Mangolds, Rosmarin und Thymian hinzufügen. Einmal aufkochen. Deckel aufsetzen und im Ofen eine Stunde backen.

Aus dem Ofen nehmen und den restlichen Mangold unterziehen. Mit Gewürzen abschmecken. Mit frisch gemahlenem schwarzen Pfeffer bestreuen und mit Petersilie oder Frühlingszwiebeln garnieren. Heiß servieren. Reste sind im Kühlschrank maximal drei Tage haltbar oder können in Einzelportionen gut eingefroren werden.

Mehr Abwechslung:

- Im Slow Cooker oder im Schmortopf zubereiten anstatt im Ofen.
- Mit Vollkornreis statt Gerste bleibt das Gericht glutenfrei.
- Nach persönlichem Geschmack mit Cayennepfeffer, Curry und anderen Gewürzen abrunden.
- Vegetarier ersetzen das Fleisch durch 420 bis 480 g extrafesten Tofu: abtropfen lassen, mit einem Geschirrtuch leicht auspressen und in zentimeterdicke Würfel schneiden.

Kalorien: 423   Kohlenhydrate: 43 g   Gesamtfettgehalt: 13 g
Protein: 35 g   Fasermenge: 13 g

Geschmorter Kohl (alle Phasen)

Klassische Kohlrouladen auf unkomplizierte Weise modernisiert. Dieses Gericht vermittelt Kohlrouladengeschmack ganz ohne aufwendiges Füllen und Aufrollen.

Zubereitungszeit: 15 Minuten
Gesamtzeit: 1 Stunde, 40 Minuten
Für 4 Portionen

- 1 mittelgroße Zwiebel, geviertelt
- 4 Knoblauchzehen
- 1 rote Paprika, geputzt
- 550 g sehr mageres Rinderhack
- 1 TL Salz
- 1/4 TL schwarzer Pfeffer, gemahlen
- 800 g Tomatenwürfel aus der Dose
- 2 bis 4 EL Apfelessig
- 1 Apfel, geviertelt und entkernt
- 1/4 TL gemahlener Zimt
- 1/2 kleiner Weißkohl ohne Strunk, geraspelt

Den Backofen auf 190 °C vorheizen.

Einen Topf eine Handbreit hoch mit Wasser füllen und das Wasser kräftig aufkochen.

Die Zwiebel, den Knoblauch und die Paprika in der Küchenmaschine pulsierend fein hacken. (Wer keine Küchenmaschine hat, muss das Gemüse fein würfeln.) In eine Schüssel umfüllen. (Die Schüssel der Küchenmaschine noch nicht spülen; sie wird gleich wieder benötigt.) Das Hackfleisch, einen halben Teelöffel Salz und die Hälfte des Pfeffers unter die Zwiebelmischung rühren.

In der Küchenmaschine oder in einem ausreichend tiefen Gefäß, in dem ein Rührstab nicht spritzt, die Tomatenwürfel, den Essig, den Apfel, Zimt, das restliche Salz und den restlichen Pfeffer pulsierend zerkleinern, bis der Apfel fein gehackt ist.

Die Weißkohlraspel portionsweise je 30 Sekunden im kochenden Wasser blanchieren. Mit einem Schlitzlöffel oder einem Metallsieb aus dem Wasser heben und auf einem großen Teller abtropfen lassen.

Zwei Kellen (250 ml) der Tomatenmischung in eine Backform oder auf ein Blech (22,5 x 30 cm) streichen. Die Hälfte des Kohls, dann die Hälfte der Fleischmasse darauf verteilen. Weitere zwei Kellen Tomatenmischung, den restlichen Kohl und die restliche Fleischmasse obenauf setzen. Zum Schluss den Rest der Tomatenmischung darauf verteilen. Mit Alufolie abdecken und 45 Minuten backen. Die Folie abnehmen und noch 30 Minuten weiterbacken.

Mehr Abwechslung:
- Vegetarier ersetzen die Fleischmenge durch ein Rezept Tempehhack (Seite 348 f.) und halbieren die Salzmenge.
- Statt Rindfleisch eignet sich auch Putenhack.
- Weniger Essig ergibt einen milderen Geschmack.

Kalorien: 366   Kohlenhydrate: 26 g   Gesamtfettgehalt: 14 g
Protein: 32 g   Fasermenge: 6 g

Shepherd's Pie mit Blumenkohl (alle Phasen)

Dieses Rezept war bei allen Teilnehmern der Pilotphase gleichermaßen beliebt. Die Deckschicht aus Blumenkohl und weißen Bohnen ist schmackhafter und deftiger als der klassische Kartoffelbrei, und Kinder bemerken den Unterschied überhaupt nicht. Das Gericht lässt sich in Einzelportionen aufteilen und einfrieren. So ist immer ein fertiges Essen zur Hand.

Zubereitungszeit: 15 Minuten
Gesamtzeit: 55 Minuten
Für 6 Portionen

- 1 kleiner bis mittelgroßer Blumenkohl, in großen Stücken
- 1 große Zwiebel, geviertelt
- 2 Knoblauchzehen
- 1 mittelgroßer Fenchel (oder 4 kleine Möhren), in großen Stücken
- 1 TL plus 2 EL Olivenöl, extra vergine, oder Butter
- 240 g kleine, feste Champignons, in Scheiben
- 650 bis 700 g sehr mageres Rinderhack
- 1 1/4 TL Salz
- 1/8 TL plus 1/4 TL schwarzer Pfeffer, gemahlen
- 180 ml Tomatenmark aus der Dose
- 125 ml Wasser
- 1 Prise Cayennepfeffer (wahlweise)
- 280 g gegarte weiße Bohnen, abgetropft und abgespült

Den Blumenkohl in einen Topf geben und knapp mit Wasser bedecken. Auf hoher Stufe einmal aufkochen, dann auf mittlerer Stufe etwa zehn Minuten garen.

In der Zwischenzeit den Backofen auf 190 °C vorheizen.

Die Zwiebel, den Knoblauch und den Fenchel in der Küchenmaschine pulsierend fein hacken.

Einen Esslöffel Olivenöl oder Butter in einer großen Pfanne auf mittlerer Stufe erhitzen. Die Zwiebelmischung, die Pilze, das Fleisch, einen halben Teelöffel Salz und die Hälfte des Pfeffers in die Pfanne geben. Das Fleisch in fünf bis zehn Minuten gut anbräunen, dabei immer wieder umrühren.

Das Tomatenmark mit dem Wasser verrühren und die Mischung in die Pfanne zum Fleisch gießen. Mit Cayennepfeffer abschmecken, danach die Hitzezufuhr abstellen.

Den Blumenkohl abgießen, wieder in den Topf geben und die zwei restlichen Esslöffel Öl, das restliche Salz, den restlichen Pfeffer und die weißen Bohnen hinzufügen. Mit dem Pürierstab zu einem gleichmäßigen Brei verarbeiten.

Die Fleischmischung in eine Backform oder auf ein Backblech (22,5 x 30 cm) oder in sechs ofenfeste Portionsschalen umfüllen. Den Blumenkohlbrei darauf verteilen. 20 bis 30 Minuten backen, bis der Auflauf blubbert.

Sofort servieren. Restliche Portionen nach dem Erkalten im Kühlschrank aufbewahren oder einfrieren. Kühlschrankportionen im vorgeheizten Ofen bei 190 °C in etwa 20 Minuten gründlich erhitzen. Heiß servieren.

Mehr Abwechslung:
- Vegetarier ersetzen die Fleischmenge durch ein Rezept Tempehhack (Seite 348 f.), erhöhen die Wassermenge auf 1/4 l und halbieren die Salzmenge.
- Statt Rindfleisch eignet sich auch Putenhack oder gehacktes Lammfleisch.

Kalorien: 400   Kohlenhydrate: 31 g   Gesamtfettgehalt: 17 g
Protein: 32 g   Fasermenge: 8 g

Arme Ritter (Phase 2 und 3)

Arme Ritter kennt jeder aus der Kindheit. Diese modernisierte Variante schmeckt auch mäkeligen Zeitgenossen. Mit Coleslaw (Seite 401 f.) und gebackenen Süßkartoffelfritten (Seite 400 f.) wird daraus eine vollständige Mahlzeit.

Zubereitungszeit: 10 Minuten
Gesamtzeit: 25 Minuten
Für 4 Portionen

- 2 EL Olivenöl, extra vergine
- 1 Zwiebel, gehackt
- 1 rote Paprika, geputzt und gewürfelt
- 550 g sehr mageres Rinderhack
- 1 TL Salz
- 400 g Tomatenwürfel aus der Dose
- 1 EL Honig

- 4 EL Apfelessig
- 1/4 TL gemahlene Nelken
- 1/4 TL gemahlener Zimt
- 1/4 TL Senfpulver
- 1/8 TL schwarzer Pfeffer, gemahlen
- Cayennepfeffer (wahlweise)
- *Für Phase 3:* 2 Vollkornhamburgerbrötchen (wenn erhältlich: Sprossenbrötchen)

Das Öl in einer großen Pfanne auf mittlerer Stufe erhitzen. Zwiebelwürfel und Paprika hinzufügen und unter Rühren drei Minuten anbraten. Das Fleisch hinzufügen, salzen und unter Rühren etwa fünf Minuten anbraten. Die Tomatenwürfel mit Honig, Essig und Gewürzen im Standmixer oder in einem hohen Rührgefäß mit dem Pürierstab pürieren. Die Mischung zum Fleisch geben. Alles zum Sieden bringen und auf mittlerer Stufe fünf bis zehn Minuten vor sich hin kochen lassen. Das Rezept ergibt in Phase 2 ein Hauptgericht oder wird in Phase 3 auf vier Brötchenhälften verteilt.

Mehr Abwechslung:
- Vegetarier ersetzen das Fleisch durch 420 bis 480 g extrafesten Tofu: abtropfen lassen, mit einem Geschirrtuch leicht auspressen und zerkrümeln. Die Salzmenge leicht erhöhen.

Phase 2:

Kalorien: 377	Kohlenhydrate: 13 g	Gesamtfettgehalt: 23 g
Protein: 28 g	Fasermenge: 2 g	

Phase 3 (mit Vollkornburgerbrötchen aus Sprossen):
Kalorien: 462   Kohlenhydrate: 30 g   Gesamtfettgehalt: 23 g
Protein: 28 g   Fasermenge: 5 g

Hähnchenschenkel mit Kräutern (alle Phasen)

Einfacher lässt sich Huhn nicht zubereiten! Mit getrockneten Kräutern kann man hier geschmacklich viel variieren. Reste werden im Salat verwertet oder ergeben mit einer cremigen Sauce einen feinen Salatwrap.

Zubereitungszeit: 5 Minuten
Gesamtzeit: 50 Minuten
Für 4 Portionen

- 6 bis 8 Hähnchenschenkel mit Haut und Knochen (etwa 900 g)
- 1 EL Olivenöl, extra vergine
- 1 bis 2 TL getrocknete italienische Kräuter (oder die persönliche Lieblingsmischung)
- 1/2 bis 3/4 TL Salz
- 1/4 TL schwarzer Pfeffer, gemahlen

Den Backofen auf 175 °C vorheizen.

Die Hähnchenschenkel mit der Hautseite nach oben in eine ausreichend große Backform legen. Mit Öl beträufeln und mit Kräutern, Salz und Pfeffer bestreuen. In etwa 45 Minuten vollständig garen. Das Fleisch darf nicht mehr rosa sein. Während der Backzeit gelegentlich den ausgetretenen Bratensaft, der sich in der Form sammelt, über das Fleisch träufeln.

Mehr Abwechslung:
- Statt Olivenöl sechs Esslöffel Senf-Vinaigrette (Seite 378 f.) verwenden.

Kalorien: 350 Kohlenhydrate: 1 g Gesamtfettgehalt: 24 g
Protein: 32 g Fasermenge: 0 g

Gerupftes Mexikohuhn (alle Phasen)

Zum Füllen von Tacos, für Aufläufe oder mit Guacamole oder saurer Sahne für eine Tortilla oder Quesadilla (Seite 351 f.). Überzählige Portionen lassen sich bis zu drei Tage im Kühlschrank aufbewahren oder einfrieren.

Zubereitungszeit: 5 Minuten
Gesamtzeit: 25 Minuten
Für 6 Portionen (Gesamtmenge etwa 750 g)

- 3 EL Olivenöl, extra vergine
- 6 bis 8 Hähnchenschenkel ohne Haut und Knochen (etwa 750 g Fleisch)
- 1/4 TL Knoblauchpulver
- 1 TL gemahlener Kreuzkümmel
- 1/4 TL rotes Chilipulver

- 1 Prise Cayennepfeffer (auf Wunsch auch mehr)
- 1/2 TL Salz
- 1/8 TL schwarzer Pfeffer, gemahlen

Das Öl in einer großen Pfanne auf mittlerer Stufe erhitzen. Hühnerfleisch, Gewürze, Salz und Pfeffer hineingeben.

Den Deckel aufsetzen und kochen lassen, bis das austretende Öl und der Fleischsaft allmählich zur Sauce werden; dabei das Fleisch regelmäßig wenden. Bei Bedarf esslöffelweise Wasser hinzufügen, damit nichts anbrennt. In 15 bis 20 Minuten vollständig durchgaren. Das Fleisch mit zwei Gabeln in der Pfanne entlang der Faser so auseinanderrupfen, dass dünne Streifen entstehen. Die Streifen unter regelmäßigem Umrühren noch drei bis fünf Minuten weiter erhitzen, bis sie alle Flüssigkeit und Gewürze aufgenommen haben.

Mehr Abwechslung:

- Vegetarier ersetzen das Fleisch durch 650 bis 700 g extrafesten Tofu: abtropfen lassen, mit einem Geschirrtuch leicht auspressen und zerkrümeln. Die Salzmenge auf einen Teelöffel erhöhen, den Kreuzkümmel auf zwei bis drei Esslöffel. Etwa zehn Minuten garen. Die Konsistenz erinnert dann am Ende an Rührei.

Kalorien: 220   Kohlenhydrate: 0 g   Gesamtfettgehalt: 12 g
Protein: 26 g   Fasermenge: 0 g

Gebratene Tempeh- oder Tofustreifen (alle Phasen)

Die Zubereitung von Tempeh oder Tofu erscheint anfänglich etwas rätselhaft. Sobald man den Bogen raushat, kann man regelmäßig Fleisch damit ersetzen. Mit diesem Rezept wird Tempeh oder Tofu für die persönlichen Lieblingsgerichte vorbereitet. So können Sie jedes Fleischgericht vegetarisch gestalten, auch Rezepte wie die Hähnchenschenkel mit Kräutern (Seite 343) oder die butterzarten Lammhaxen (Seite 331). Wenn Sie vegetarisch kochen möchten, sollten Sie dies auf Einkaufsliste und Wochenplan entsprechend vermerken. Bereiten Sie ausreichend Tempeh oder Tofu für die ganze Woche vor; die Streifen liegen dann jederzeit im Kühlschrank für eine schnelle Mahlzeit bereit.

Zubereitungszeit: 5 Minuten
Gesamtzeit: 20 Minuten
Für 4 Portionen

- 2 EL Olivenöl, extra vergine
- 450 g Sojatempeh oder 420 bis 480 g extrafester Tofu, abgetropft und vorsichtig im Handtuch ausgedrückt, jeweils längs in 0,5 cm dicke Streifen geschnitten
- 1 EL Sojasauce
- 3 EL Wasser
- 1/4 TL Knoblauchpulver

Das Öl in einer großen gusseisernen Pfanne auf mittlerer bis hoher Stufe erhitzen. Die Streifen in einer Lage in die

Pfanne geben und in fünf bis sieben Minuten auf der Unterseite knusprig braun braten. Wenden und auf der anderen Seite anbräunen. Auf kleine Stufe herunterschalten. Sojasauce, Wasser und Knoblauchpulver in einer Schüssel verrühren. Die Sauce über den gebratenen Tempeh gießen.

Für Tempeh: Deckel aufsetzen und noch drei Minuten leicht kochen lassen. Die Streifen wenden und ohne Deckel weitere drei Minuten garen, damit sich alle Aromen gleichmäßig verteilen können.

Für Tofu: Ohne Deckel von jeder Seite etwa eine Minute kochen lassen.

Gleich verzehren oder bis zur Verwendung in anderen Gerichten im Kühlschrank aufbewahren.

Mehr Abwechslung:
- Die Sauce mit frischem Ingwer oder Kräutern würzen.
- Tempeh über Nacht oder Tofu einige Stunden in der Sauce marinieren. Aus der Marinade nehmen, nach Anweisung zubereiten und die Flüssigkeit am Ende hinzufügen, bis sie absorbiert ist.

Tofuvariante:

Kalorien: 169	Kohlenhydrate: 2 g	Gesamtfettgehalt: 13 g
Protein: 16 g	Fasermenge: 2 g	

Tempehvariante:

Kalorien: 251	Kohlenhydrate: 14 g	Gesamtfettgehalt: 13 g
Protein: 22 g	Fasermenge: 5 g	

Tempehhack (alle Phasen)

Wenn man Tempeh vor der Verwendung in Rezepten auf diese Weise vorbereitet, fördert dies den Geschmack und eine fleischähnliche Konsistenz. Mit Tempehhack kann man alle Hackfleischgerichte nachkochen. Das proteinreiche Bohnenerzeugnis macht dabei ausgesprochen satt. Nach der Zubereitung hält sich Tempeh sehr gut. Denken Sie bei den wöchentlichen Vorbereitungen daher immer an dieses Rezept. Bereiten Sie ausreichend Tempeh oder Tofu für die ganze Woche vor; das Hack liegt dann jederzeit im Kühlschrank für eine schnelle Mahlzeit bereit.

Zubereitungszeit: 5 Minuten
Gesamtzeit: 30 Minuten
Für 4 Portionen

- 3 EL Olivenöl, extra vergine
- 1 TL Salz
- 450 g gehacktes oder zerkrümeltes Tempeh

Den Ofen auf 190 °C vorheizen.

Öl und Salz mit dem Tempeh verrühren. Die Mischung in eine Backform oder auf ein Backblech (22,5 x 30 cm) geben. 20 bis 30 Minuten backen und dabei regelmäßig wenden, bis das Tempeh von allen Seiten knusprig braun ist.

Mehr Abwechslung:
- Das Öl in einer großen gusseisernen Pfanne auf mittlerer Stufe erhitzen. Tempeh und Salz hinzufügen. Unter Rühren 20 Minuten anbraten, dabei größere Stücke mit einem Holzspatel zerkrümeln, bis das Tempeh angebräunt und vollständig gegart ist. Bei Bedarf etwas Wasser hinzufügen, damit nichts anbrennt.

Kalorien: 279 Kohlenhydrate: 13 g Gesamtfettgehalt: 16 g
Protein: 22 g Fasermenge: 5 g

Mediterranes Hühnchen (alle Phasen)

Ein herzhafter Eintopf für die ganze Familie, der in jedem Alter schmeckt. Gut geeignet für Mitbringpartys als kreative Alternative zu Chili con Carne.

Zubereitungszeit: 10 Minuten
Gesamtzeit: 35 Minuten
Für 4 Portionen

- 3 EL Olivenöl, extra vergine
- 6 Hühnchenschenkel ohne Haut und Knochen (etwa 650 bis 700 g), in mundgerechten Stücken
- 1/4 bis 1/2 TL Salz (je nach Salzgehalt von Oliven und Feta)
- 1/4 TL schwarzer Pfeffer, gemahlen
- 1 mittelgroße Zwiebel, in halben Ringen

- 4 Knoblauchzehen, gehackt
- 800 g Tomatenwürfel aus der Dose
- 60 g schwarze Oliven (Kalamata)
- 150 g Kichererbsen aus der Dose, gewaschen und abgetropft
- 225 g grüne Bohnen (1 große Handvoll)
- 300 g Feta zum Garnieren

Das Öl in einer großen Pfanne auf mittlerer Stufe erhitzen. Die Fleischwürfel mit Salz und Pfeffer hinzufügen und etwa fünf Minuten anbraten. Zwiebel und Knoblauch hinzufügen und weitere fünf Minuten mitbraten, bis die Zwiebel weich wird. Die Tomaten, die Oliven und die Kichererbsen hinzugeben, aufkochen, auf kleine bis mittlere Stufe schalten und noch zehn bis 15 Minuten garen, bis das Huhn vollständig gekocht ist. Zum Schluss die grünen Bohnen unterheben, Deckel aufsetzen und drei bis fünf Minuten mitgaren, bis die Bohnen zart, aber noch sattgrün sind. Mit Feta garnieren und sofort servieren.

Mehr Abwechslung:

- Vegetarier ersetzen das Fleisch durch 650 bis 700 g extrafesten Tofu: abtropfen lassen, mit einem Geschirrtuch leicht auspressen und in mundgerechte Stücke schneiden.
- In Phase 2 und 3 nur einen bis zwei Esslöffel Öl verwenden.

Kalorien: 495   Kohlenhydrate: 28 g   Gesamtfettgehalt: 24 g
Protein: 41 g   Fasermenge: 8 g

Quesadilla mit Huhn (Phase 3)

Quesadillas sind in meinem Umfeld äußerst beliebt. Man bekommt damit auf die Schnelle die gesamte Familie satt. Zudem sind sie lange haltbar, gut zu transportieren und schmecken auch am Folgetag noch fein, wenn man sie für eine schnelle Mahlzeit aufwärmt. Bereiten Sie gleich die doppelte Menge zu, damit etwas für morgen übrig bleibt.

Zubereitungszeit: 5 Minuten
Gesamtzeit: 15 Minuten
Für 4 Portionen (2 ganze Quesadillas)

- 4 Vollkornweizen- oder Sprossentortillas (20 cm Durchmesser)
- 6 EL geraspelter Emmentaler oder Cheddar
- 2 Kellen gerupftes Mexikohuhn (Seite 344 f.)
- 1 Handvoll frischer Koriander, gehackt
- 2 EL Salsa

Eine gusseiserne Pfanne auf mittlerer bis hoher Stufe erhitzen. Eine Tortilla auf einer Seite etwa 15 Sekunden anwärmen, dann wenden.

Auf mittlere Stufe schalten. Die Tortilla mit anderthalb Esslöffeln Käse bestreuen. Den Käse mit einer Kelle Mexikohuhn und der Hälfte des Korianders belegen; beides gleichmäßig auf der Tortilla verteilen. Mit weiteren anderthalb Esslöffeln Käse bestreuen und mit einer zweiten Tortilla bedecken.

Die Unterseite in einer bis zwei Minuten anbräunen. Mit einem Pfannenheber vorsichtig wenden, ohne dass die Füllung herausrutscht, dann die andere Seite ebenfalls eine bis zwei Minuten anbräunen. Vorsichtig aus der Pfanne heben und auf einem großen Schneidbrett zwei bis drei Minuten abkühlen lassen. Mit den restlichen Tortillas und Zutaten wiederholen.

Jede Quesadilla in sechs Stücke schneiden. Warm servieren und Salsa dazu reichen.

Tipp: In gusseisernen Pfannen bräunen Tortillas einfach am besten: So schmecken sie wie frisch vom Grill.

Mehr Abwechslung:
- Die Salsa mit dem Koriander in die Mitte der Tortilla geben.
- Mit Guacamole oder Avocadoscheiben und saurer Sahne dekorieren.
- Vegetarier ersetzen das Hühnerfleisch mit einer Portion (180 ml) Bohnen-Tofu-Haschee (Seite 314 f.) oder der Tofuvariante für das gerupfte Mexikohuhn (Seite 344 f.).

Kalorien: 455 Kohlenhydrate: 49 g Gesamtfettgehalt: 17 g
Protein: 28 g Fasermenge: 10 g

Überbackene Aubergine (alle Phasen)

Noch so ein Lieblingsrezept unserer Probanden. Dieses Gericht ist das ultimative Trostessen. Bei Zeitmangel kann man es gut vorbereiten und bis zum Kochen zugedeckt im Kühlschrank aufbewahren.

Zubereitungszeit: 15 Minuten
Gesamtzeit: 60 Minuten
Für 4 Portionen

- 1 mittelgroße Aubergine (etwa 450 g), in 0,5 cm dicken Scheiben
- 4 TL Olivenöl, extra vergine
- 3/4 TL Salz (je nach Salzgehalt der Marinarasauce)
- 420 bis 480 g extrafester Tofu, abgetropft und in einem saugfähigen Tuch vorsichtig ausgedrückt
- 1/8 TL schwarzer Pfeffer, gemahlen
- 150 g Mozzarella, gerupft
- 120 g Ricotta
- 500 ml Marinarasauce (zuckerfrei)
- 1 große Zucchini, in 0,5 cm dicken Scheiben
- 4 EL frisches Basilikum
- 4 EL geriebener Parmesan

Den Ofen auf 220 °C vorheizen.

Die Auberginenscheiben mit dem Öl bepinseln und in einer Lage oder leicht überlappend auf ein großes Backblech legen (oder auch auf zwei Bleche). Mit 1/4 TL Salz bestreuen und in zwölf bis 15 Minuten weich backen. Aus dem Ofen nehmen, den Ofen aber nicht ausschalten.

In der Zwischenzeit den Tofu in eine Schüssel krümeln und gründlich mit dem verbliebenen halben Teelöffel Salz und dem Pfeffer mischen. Den Mozzarella und den Ricotta sorgfältig unterziehen, eineinhalb Kellen (180 ml) der Marinarasauce in eine Backform oder auf ein Blech (22,5 x 30 cm) streichen. Mit der Hälfte des Basilikums bestreuen, die Hälfte der gebackenen Auberginen, die Hälfte der Zucchini und die Hälfte der Mozzarella-Tofu-Mischung darauf verteilen. Mit weiteren eineinhalb Kellen Marinarasauce und den restlichen Zutaten wiederholen. Zum Schluss die restliche Marinarasauce über die Mischung geben und gleichmäßig mit Parmesankäse bestreuen.

Etwa 30 Minuten im Ofen backen, bis die Auberginen weich sind, der Auflauf überall blubbert und der Parmesan goldbraun wird. Warm servieren.

Mehr Abwechslung:
- Andere Gemüsesorten wie rote Paprika oder Zwiebeln ergänzen.
- Besonders schnell geht es mit tiefgekühltem, gegrilltem Gemüse anstelle von Zucchini und Auberginen. Dann entfällt das Vorabbacken der Auberginenscheiben.
- Für Phase 3: eine Lage Lasagne-Nudeln (ohne Vorkochen) hinzufügen.

Kalorien: 485   Kohlenhydrate: 17 g   Gesamtfettgehalt: 34 g
Protein: 34 g   Fasermenge: 8 g

Kokoscurry-Shrimps (alle Phasen)

Die Kombination aus Shrimps, cremigem Kokos und Cashewnüssen mit würzigem Curry (als eine der vielen Einsatzmöglichkeiten der Kokoscurrysauce von Seite 381 f.) macht dieses Rezept so rundum köstlich, dass man den Reis überhaupt nicht vermisst. (Wobei Reis nach Phase 1 ja ohnehin wieder erlaubt ist.)

Zubereitungszeit: 10 Minuten
Gesamtzeit: 25 Minuten
Für 4 Portionen

- 1 TL geschmacksneutrales Öl, zum Beispiel Distel- oder Avocadoöl
- 650 bis 700 g mittelgroße Shrimps, geschält und entdarmt
- 1/4 TL Salz
- 2 mittelgroße Möhren, in Juliennes oder grob geraspelt (2 Handvoll)
- 1/2 rote Paprika, geputzt und gewürfelt
- 1 halber oder kleiner geraspelter Kohlkopf (4 Handvoll)
- 30 bis 40 Zuckerschoten (rund 400 g)
- Kokoscurrysauce (Seite 381 f.)
- 1 Handvoll frischer Koriander, gehackt
- Currypulver
- 6 Handvoll frischer Spinat, geputzt

Das Öl in einer großen Pfanne auf mittlerer Stufe erhitzen. Die Shrimps hineingeben und salzen. Drei bis fünf Minuten von allen Seiten anbraten, bis sie rundum rosa sind.

Das Gemüse und die Kokoscurrysauce unterrühren. Alles einmal aufkochen, dann auf kleiner bis mittlerer Stufe mit Deckel fünf bis sieben Minuten garen lassen, bis das Gemüse gerade eben zart und die Sauce angedickt ist. Zwischendurch mehrfach umrühren. Zum Schluss den Koriander unterrühren. Mit Curry und eventuell Salz abschmecken.

Den Spinat auf einer Platte ausbreiten oder in vier Tellern anrichten. Das heiße Curry auf den Spinat setzen. Unter der Hitze der Sauce sollte der Spinat leicht zusammenfallen. Sofort servieren, solange das Gemüse noch leuchtend bunt ist.

Mehr Abwechslung:
- Vegetarier ersetzen die Shrimps durch 110 g Kichererbsen aus der Dose (abgetropft und gewaschen) und 450 g extrafesten Tofu: abtropfen lassen, mit einem Geschirrtuch leicht auspressen und in mundgerechte Stücke schneiden. Die Salzmenge wird in diesem Fall etwas erhöht.
- Statt Shrimps kann man auch Huhn oder Fisch wählen (650 bis 700 g). Hühnerfleisch vorher in mundgerechte Stücke schneiden und in sieben bis zehn Minuten vollständig durchbraten.
- In den Phasen 2 und 3 bekommt jeder etwas weniger vom Hauptgericht, dafür aber vier bis acht Esslöffel gekochten Vollkornreis oder Quinoa.

- Andere Gemüsesorten nach Wahl verwenden.
- Cremiger wird die Sauce, wenn man 75 bis 100 g Kichererbsen hinzufügt.

Kalorien: 421   Kohlenhydrate: 21 g   Gesamtfettgehalt: 25 g
Protein: 30 g   Fasermenge: 4 g

Gebackener Fisch mit Chipotle-Mayonnaise (alle Phasen)

Auch dieses Fischrezept geht ganz schnell. Es verbindet das rauchige Chipotle-Aroma mit der zarten Cremigkeit der Mayonnaise.

Zubereitungszeit: 5 Minuten
Gesamtzeit: 30 Minuten
Für 4 Portionen

- knapp 700 g Fischfilet (Heilbutt, Kabeljau, Seehecht oder andere Fische aus kalten Gewässern)
- 1/4 TL Salz
- 10 EL Chipotle-Mayonnaise (Seite 384 f.)
- frischer Koriander oder Frühlingszwiebeln, gehackt, zum Garnieren

Den Ofen auf 220 °C vorheizen.

Den Fisch abspülen und trocken tupfen. Die Filets leicht salzen und in eine Backform legen. Jedes Filet mit ungefähr zweieinhalb Esslöffeln Chipotle-Mayonnaise bestreichen. 20 bis 25 Minuten backen, bis der Fisch in Flocken zerfällt. Dünnere Filets sind naturgemäß schneller gar als Filets von mehr als 2,5 cm Dicke. Mit Koriander bestreuen und gleich verzehren.

Kalorien: 293	Kohlenhydrate: 1 g	Gesamtfettgehalt: 18 g
Protein: 31 g	Fasermenge: 0 g	

Marinierter Fisch (Phase 2 und 3)

Hier bekommt die Würze ein wenig Süße – perfekt für einen lauen Sommerabend.

Zubereitungszeit: 5 Minuten
Gesamtzeit: 60 Minuten
Für 4 Portionen

- 600 bis 700 g Fischfilet (Heilbutt, Kabeljau, Seehecht oder andere Fische aus kalten Gewässern)
- 125 ml Honig-Balsamico-Marinade (Seite 392 f.)
- frische Petersilie oder Frühlingszwiebeln, gehackt, zum Garnieren

Die Fischfilets waschen, trocken tupfen und in eine Backform legen. Mit der Marinade bedecken und 30 bis 60 Minuten in den Kühlschrank stellen (dünne, lockere Filets brauchen weniger lang als dicke, feste Stücke).

Den Backofen auf 220 °C vorheizen und den Fisch mit der Marinade 20 bis 25 Minuten backen, bis er undurchsichtig ist und in Flocken zerfällt. Dünnere Filets sind naturgemäß schneller gar als Filets von mehr als 2,5 cm Dicke.

Falls die Marinade in der Form nach dem Backen wässrig wirkt, den Fisch auf einen Servierteller setzen und die Marinade in einen Topf gießen, auf mittlerer Stufe unter Rühren erhitzen, bis sie eindickt, und über die Fischfilets gießen. Mit Petersilie oder Frühlingszwiebeln garnieren.

Mehr Abwechslung:
- In Phase 1 verwenden wir als Marinade die Ingwer-Soja-Vinaigrette (Seite 383 f.), Senf-Vinaigrette (Seite 378 f.) oder Ranchero-Sauce.

Kalorien: 237   Kohlenhydrate: 8 g   Gesamtfettgehalt: 8 g
Protein: 32 g   Fasermenge: 0 g

Geflügelsalat mit Trauben und Walnüssen (alle Phasen)

Ein proteinreicher Salat, der die Elemente süß und knackig vereint. Die erforderliche Mayonnaisemenge sollte jeder selbst festlegen. Am besten fängt man mit drei Esslöffeln an, es dürfen aber ruhig zwei Esslöffel mehr sein, wenn man den Salat sauciger mag.

Zubereitungszeit: 15 Minuten
Gesamtzeit: 15 Minuten
Für 2 Portionen

- 240 g gegartes Hühnerfleisch (Schenkel) ohne Haut, in Streifen oder mundgerechten Stücken
- 75 g Kichererbsen aus der Dose, gewaschen und abgetropft
- 2 Stangen Sellerie, gehackt (2 Handvoll)
- 1 bis 2 mittelgroße Möhren, geraspelt
- 450 g Trauben, halbiert
- 2 EL geröstete Walnüsse (Seite 456), gehackt
- 3 bis 5 EL Mayonnaise (Grundrezept, Seite 371 f.; alternativ gekaufte Mayonnaise ohne Zucker)
- 2 TL frischer Zitronensaft
- 1/4 TL Salz
- 4 bis 6 Handvoll Romanasalat, gehackt
- schwarzer Pfeffer, frisch gemahlen

Das gegarte Hühnerfleisch in einer Schüssel mit Kichererbsen, Sellerie, Möhren, Trauben, Nüssen, Mayonnaise, Zitronensaft und Salz gründlich vermengen. Den Salat vorsichtig unterheben. Mit frisch gemahlenem schwarzen Pfeffer bestreuen.

Tipp: Das Hühnerfleisch sollte bereits vorab gut gewürzt sein, daher eignen sich Reste vom Vortag oder von einem fertig gekauften Brathuhn. Am besten schmeckt der Geflügelsalat, wenn alle Zutaten bis auf den Blattsalat vor dem

Verzehr mindestens eine Stunde durchziehen können. Der Romanasalat wird erst unmittelbar vor dem Essen untergehoben.

Mehr Abwechslung:
- Vegetarier ersetzen das Hühnerfleisch durch 120 g gebratene Tempeh- oder Tofustreifen (Seite 346 f.) in mundgerechten Stücken oder durch Tempehhack (Seite 348 f.).
In Phase 2: statt Kichererbsen Quinoa verwenden.
In Phase 3: statt Kichererbsen Croûtons verwenden.

Kalorien: 572   Kohlenhydrate: 35 g   Gesamtfettgehalt: 34 g
Protein: 34 g   Fasermenge: 8 g

Steaksalat mit Gorgonzola-Dressing (alle Phasen)

Dieses Rezept beruht auf einem beliebten Klassiker, und viele Teilnehmer der Pilotphase fragten prompt: »Das soll Diätessen sein?« Die erforderliche Menge Dressing sollte jeder selbst festlegen. Am besten fängt man mit sechs Esslöffeln an. Es dürfen aber ruhig zwei Esslöffel mehr werden.

Zubereitungszeit: 10 Minuten
Gesamtzeit: 20 Minuten
Für 2 Portionen

- 240 g Rindersteak
- 1 TL Olivenöl, extra vergine
- 1/4 TL Salz
- 1/4 TL schwarzer Pfeffer, gemahlen, plus etwas Pfeffer zum Garnieren
- 4 bis 6 Handvoll Romanasalat, gehackt
- 80 g gegarte weiße Bohnen, abgetropft und abgespült
- 1 große Möhre, geraspelt
- 2 kleine Tomaten (oder anderes Gemüse), gewürfelt
- 6 bis 8 EL Gorgonzola-Dressing (Seite 376 ff.)

Eine Pfanne auf mittlerer bis hoher Stufe erhitzen. Das Steak mit dem Öl einreiben, salzen und pfeffern. Das Steak in die heiße Pfanne legen und in etwa 90 Sekunden auf der Unterseite anbräunen (bei mehr als 2,5 cm Dicke auch länger). Wenden und weitere 90 Sekunden garen (oder bis die gewünschte Garstufe erreicht ist). Das Fleisch aus der Pfanne entnehmen und auf einem Schneidbrett etwas ruhen lassen.

Mit einem scharfen Messer in dünne Scheiben schneiden. Den Salat in einer großen Schüssel mit Bohnen, Möhren, Tomaten und Steak mischen und das Gorgonzola-Dressing unterheben. Mit frisch gemahlenem schwarzen Pfeffer bestreuen.

Mehr Abwechslung:
- Vegetarier ersetzen das Fleisch durch 240 g gebratene Tempeh- oder Tofustreifen (Seite 346 f.) in mundgerechten Stücken oder durch Tempehhack (Seite 348 f.).

- Statt mit Rindfleisch schmeckt der Salat auch mit Hühnchenresten (ohne Haut) von einem gekauften Brathuhn oder mit Resten von den Hähnchenschenkeln mit Kräutern (Seite 343 f.).
  Für Phase 2 statt weißen Bohnen Quinoa verwenden.
  Für Phase 3 statt weißen Bohnen Croûtons verwenden.

Kalorien: 525   Kohlenhydrate: 27 g   Gesamtfettgehalt: 30 g
Protein: 38 g   Fasermenge: 7 g

Lachssalat (alle Phasen)

Mit Lachs statt Thunfisch nehmen Sie herzschützende Omega-3-Fettsäuren zu sich, aber weniger Quecksilber. Der Salat ist ausgesprochen leicht und lecker. Natürlich kann man ihn auch mit anderen Proteinquellen zubereiten: Mit hart gekochten Eiern wird ein Eiersalat daraus. Auch die Tofuvariante kommt bei vielen gut an. Wickeln Sie den Lachssalat als Wrap in große Salatblätter, setzen Sie ihn auf einen Teller Blattsalat oder essen Sie ihn als Snack mit Gurken.

Zubereitungszeit: 10 Minuten
Gesamtzeit: 10 Minuten
Für 2 Portionen (Gesamtmenge etwa 450 g)

- 225 g geräucherter Lachs, in Stücken
- 1 Stange Sellerie, gewürfelt
- 1/2 Möhre, geraspelt

- 3 bis 4 Zweige Petersilie ohne harte Stängel, fein gehackt
- 8 bis 12 EL Sauce tartare (Seite 374 f.)
- 1/2 bis 2 TL frischer Zitronensaft
- 1/4 TL Knoblauchpulver
- Salz und Pfeffer zum Abschmecken

Alle Zutaten bis auf Salz und Pfeffer in einer großen Schüssel vermengen. Nach Bedarf salzen (je nach Salzgehalt im Lachs) und mit frisch gemahlenem Pfeffer würzen.

Mehr Abwechslung:
- Vegetarier ersetzen den Lachs durch 210 bis 240 g extrafesten Tofu: abtropfen lassen, mit einem Geschirrtuch leicht auspressen und in zentimeterdicke Würfel schneiden. Mit je einem halben Teelöffel Salz und Paprika abrunden.

Kalorien: 475   Kohlenhydrate: 5 g   Gesamtfettgehalt: 34 g
Protein: 39 g   Fasermenge: 1 g

Proteinsalat (alle Phasen)

Eine Abwandlung des klassischen Cobb Salad, der vor fast 100 Jahren im Brown Derby Restaurant in Los Angeles erfunden wurde.

Zubereitungszeit: 15 Minuten
Gesamtzeit: 15 Minuten
Für 2 Portionen

- 4 bis 6 Handvoll gemischter Blattsalat, gerupft
- 2 hart gekochte Eier, in Scheiben
- 160 g Kidneybohnen aus der Dose, gewaschen und abgetropft
- 2 Scheiben Putenschinken, gebraten und zerkrümelt (etwa 60 g)
- 125 g Puten- oder Hühneraufschnitt, in kleinen Stücken
- 1 große Tomate, gewürfelt
- 2 bis 4 EL Senf-Vinaigrette (Seite 378 f.)
- 2 EL Roquefort oder Blauschimmelkäse (etwa 20 g), zerkrümelt
- schwarzer Pfeffer, frisch gemahlen

Alle Zutaten bis auf den Pfeffer in einer großen Schüssel vermengen. Mit frisch gemahlenem schwarzen Pfeffer bestreuen. Gleich servieren!

Mehr Abwechslung:
Vegetarier ersetzen Aufschnitt und Schinken durch 180 g gebratene Tempeh- oder Tofustreifen (Seite 346 f.) in mundgerechten Stücken oder durch Tempehhack (Seite 348 f.).

Kalorien: 460	Kohlenhydrate: 25 g	Gesamtfettgehalt: 25 g
Protein: 35 g	Fasermenge: 10 g	

Getreidesalat mit Shrimps (Phasen 2 und 3)

Dieser erfrischende Salat ist eine vollständige Hauptmahlzeit. Man kann ihn gut vorbereiten und im Kühlschrank lagern. Würziger wird er mit mehr Kreuzkümmel, Zitronensaft und eventuell etwas Cayennepfeffer.

Zubereitungszeit: 15 Minuten
Gesamtzeit: 25 Minuten
Für 2 Portionen

- 115 g Weizenschrot (Bulgur), ungekocht
- 125 ml kochendes Wasser
- 2 TL Olivenöl, extra vergine
- 2 Knoblauchzehen, gehackt
- 360 g Shrimps, geschält und entdarmt
- 1/2 TL Salz
- 4 EL Zitronendressing mit Olivenöl (Seite 385 f.)
- 1/2 TL gemahlener Kreuzkümmel
- 40 g Kichererbsen aus der Dose, gewaschen und abgetropft
- 1 mittelgroße Tomate, gewürfelt
- 1 mittelgroße Möhre, geraspelt
- 2 Handvoll frische Petersilie, gehackt
- 2 EL Zwiebelwürfel
- schwarzer Pfeffer, frisch gemahlen
- 1/4 Avocado, entsteint, geschält und in Scheiben, zum Garnieren

Den Bulgurweizen in eine Schüssel füllen und mit dem kochenden Wasser übergießen. Zugedeckt mindestens fünf Minuten quellen lassen, bis er das Wasser aufgesaugt hat.

Einen Teelöffel Olivenöl oder Butter in einer Pfanne auf mittlerer Stufe erhitzen. Knoblauch, Shrimps und Salz drei bis fünf Minuten anbraten, bis die Shrimps rundum rosa und fest sind. Aus der Pfanne entnehmen und beiseitestellen.

Das Dressing in einer großen Schüssel mit dem Kreuzkümmel verrühren. Kichererbsen, Tomate, Möhre, Petersilie, Zwiebel und Shrimps hinzufügen und alles gut mischen. Den gequollenen Bulgur unterheben und mit frisch gemahlenem Pfeffer würzen. Mit Avocadoschnitzen garnieren.

Mehr Abwechslung:
- Vegetarier ersetzen die Shrimps durch 240 bis 300 g gebratene Tempeh- oder Tofustreifen (Seite 346 f.) in mundgerechten Stücken oder durch Tempehhack (Seite 348 f.).
- Für eine glutenfreie Vollkornversion Hirse oder Quinoa separat zubereiten und untermischen. Benötigt werden 250 g gegarte, lockere Hirse oder Quinoa anstelle des Bulgurs. Das kochende Wasser braucht man dann natürlich nicht.

Kalorien: 540 Kohlenhydrate: 44 g Gesamtfettgehalt: 28 g
Protein: 32 g Fasermenge: 12 g

Ranchero Chicken (alle Phasen)

Ein Gericht aus der Grenzregion von Texas und Mexiko.

Zubereitungszeit: 1 Minute
Gesamtzeit: 35 bis 45 Minuten
Für 4 Portionen

- 6 Hähnchenschenkel ohne Haut und Knochen (650 bis 700 g Fleisch)
- 1/4 TL Salz
- 375 ml Ranchero-Sauce (Seite 390 ff.)

Den Ofen auf 175 °C vorheizen.

Das Hühnerfleisch in eine Auflaufform geben. Mit Salz würzen. Die Ranchero-Sauce über das Fleisch gießen.

30 bis 45 Minuten backen, bis das Fleisch durchgegart ist.

Mehr Abwechslung:
- Das Hühnerfleisch durch die gleiche Menge Fischfilet (Kabeljau, Heilbutt, Seehecht oder anderen weißen Fisch) ersetzen und die Garzeit auf 25 Minuten reduzieren.
- Für eine vegetarische Variante die gleiche Menge extrafesten Tofu verwenden: abtropfen lassen, in einem Handtuch vorsichtig ausdrücken und in kleine Scheiben schneiden. Die Garzeit auf 25 Minuten reduzieren.

Kalorien: 272   Kohlenhydrate: 6 g   Gesamtfettgehalt: 12 g
Protein: 34 g   Fasermenge: 1 g

Thaitempeh mit Erdnusssauce (alle Phasen)

Die vegetarische Version des beliebten asiatischen Fleischgerichts.

Zubereitungszeit: 15 Minuten
Gesamtzeit: 25 Minuten
Für 4 Portionen

- 1 TL Olivenöl, extra vergine
- 1 mittelgroße Zwiebel, gehackt
- 1 mittelgroße Möhre, in Juliennes oder grob geraspelt (2 Handvoll)
- 1 großes Bund Grünkohl, mundgerecht gerupft
- 2 EL Wasser
- 1 Rezept Tempehhack (Seite 348 f.)
- 1 Rezept Thailändische Erdnusssauce (Seite 375 f.)
- 6 Handvoll frischer Spinat, geputzt
- 2 Handvoll abgepackte Sprossen (Sonnenblumen, Alfalfa, Bohnen und so weiter) zum Garnieren
- 4 bis 8 EL geröstete Erdnüsse (Seite 456), gehackt, zum Garnieren
- 1 Limette, in Scheiben, zum Garnieren

Das Öl in einer großen Pfanne auf mittlerer Stufe erhitzen. Die Zwiebel hinzufügen und in drei bis fünf Minuten glasig braten. Möhre, Kohl und Wasser hinzugeben. Deckel aufsetzen und eine Minute dünsten. Danach den Deckel abnehmen und Tempeh und Erdnusssauce unterziehen. Eine bis zwei Minuten erhitzen, bis Tempeh und Sauce richtig heiß sind.

Den Spinat auf einer Platte ausbreiten oder in vier Tellern anrichten. Das heiße Erdnusstempeh auf dem Spinat verteilen. Unter der Hitze der Sauce sollte der Spinat leicht zusammenfallen. Mit Sprossen, Erdnüssen und Limettenscheiben garnieren. Sofort servieren, solange das Gemüse noch leuchtend bunt ist.

Mehr Abwechslung:

- Andere Gemüsesorten nach Wahl verwenden.
- In Phase 2 auf Reis oder Quinoa anrichten.
- In Phase 3 auf Glasnudeln oder anderen Asianudeln anrichten.
- Statt Tempeh kann man auch Huhn, Shrimps oder Fisch wählen (500 bis 600 g).

Kalorien: 659   Kohlenhydrate: 41 g   Gesamtfettgehalt: 42 g
Protein: 38 g   Fasermenge: 18 g

SAUCEN

Mayonnaise, Grundrezept (alle Phasen)

In kommerziellen Mayonnaisen steckt fast immer Zucker, doch zum Glück ist die Mayonnaiseherstellung wirklich einfach. Das Rezept kann man je nach Bedarf verdoppeln, verdreifachen oder vervierfachen und für alle mayonnaisehaltigen Gerichte verwenden.

Zubereitungszeit: 1 Minute
Gesamtzeit: 5 Minuten
Ergibt etwa 180 ml

- 60 ml ungesüßte Sojamilch oder Vollmilch
- 1/2 TL Salz
- 1 TL frischer Zitronensaft
- 1/4 TL Weißweinessig oder Reisweinessig (ungewürzt)
- 4 EL geschmacksneutrales Öl, zum Beispiel Distel- oder Avocadoöl
- 80 ml zusätzliches geschmacksneutrales Öl
  (für den klassischen Mayonnaisegeschmack) oder natives Olivenöl (wenn die Mayonnaise pikanter schmecken darf)

Alle Zutaten in ein hohes Einmachglas oder einen hohen Rührbecher geben. Mit dem Pürierstab etwa zwei Minuten verarbeiten, bis eine dicke, cremige Masse entsteht. Das Glas mit einem Deckel verschließen. Vor der Verwendung mindestens eine Stunde in den Kühlschrank stellen, damit die Aromen sich verbinden können. Im Kühlschrank ist die Mayonnaise eine bis zwei Wochen haltbar.

Tipp: Mandelmilch und andere Milchersatzprodukte eignen sich weniger gut als Sojamilch oder Vollmilch. Wenn die Mayonnaise nicht dick genug ausfällt, mehr Öl hinzufügen oder länger schlagen.

Pro Esslöffel:	Protein: 0 g	Fasermenge: 0 g
Kalorien: 80	Kohlenhydrate: 0 g	Gesamtfettgehalt: 9 g

Pfannensauce oder Marinade (alle Phasen)

Diese vielseitige Sauce passt zu jeglichen Proteinen. Kombinieren Sie asiatisches Gemüse mit Huhn oder Tofu, rote, orange oder grüne Paprika mit Steakstreifen, oder marinieren Sie in der Sauce Tofu oder Fisch vor dem Backen oder Kochen.

Zubereitungszeit: 5 Minuten
Gesamtzeit: 10 Minuten
Ergibt etwa 80 ml

- 1 Stück frischer Ingwer, geschält (2,5 cm)
- 1 Knoblauchzehe, geschält
- 4 EL Wasser
- 1/2 TL Salz

- 1 EL geschmacksneutrales Öl, zum Beispiel ungeröstetes Sesamöl, Distel- oder Avocadoöl

Alle Zutaten in ein Einmachglas geben. Mit dem Pürierstab verarbeiten, bis der Ingwer fein gehackt ist.

Tipp: Die Ingwerschale am besten mit einem Löffel abkratzen. So entfernt man nur die äußerste Schale und verliert kaum Fruchtfleisch. Gemüseschäler oder Messer brauchen Sie nur für dickere Stellen.

Mehr Abwechslung:
- Für einen intensiveren Geschmack die Ingwer- und Knoblauchmenge verdoppeln.
- Für asiatische Gerichte statt Salz einen Esslöffel Sojasauce nehmen.
- Geröstetes Sesamöl verleiht der Sauce viel Aroma.
- Wenn die Sauce für ein Tofugericht bestimmt ist, etwas mehr Salz verwenden.

Pro Esslöffel: Protein: 0 g   Fasermenge: 0 g
Kalorien: 26   Kohlenhydrate: 1 g   Gesamtfettgehalt: 3 g

Sauce tartare (alle Phasen)

Bei Sauce tartare sind Fertigprodukte in der Regel zuckerhaltig. Mithilfe der selbst gemachten Mayonnaise ist die Sauce im Nu zubereitet und hält sich im Kühlschrank genauso lange wie die Mayonnaise.

Zubereitungszeit: 5 Minuten
Gesamtzeit: 5 Minuten
Ergibt etwa 180 ml

- 1 mittelgroße Dillgurke
- 1/8 kleine rote Zwiebel
- 1 kleine Knoblauchzehe, zerdrückt, oder 1/8 TL Knoblauchpulver
- 1/2 TL frischer Zitronensaft
- 1/2 TL Dijonsenf (wahlweise)
- 1 Prise Salz
- 8 EL Mayonnaise (Grundrezept, Seite 371 f.; alternativ gekaufte Mayonnaise ohne Zucker)

Die Dillgurke, die Zwiebel und den Knoblauch in der Küchenmaschine pulsierend fein hacken. Die restlichen Zutaten hinzufügen und pulsieren, bis alles gerade eben verbunden ist. In ein Glas mit Deckel umfüllen. Vor der Verwendung mindestens eine Stunde in den Kühlschrank stellen, damit die Aromen sich verbinden können. Im Kühlschrank ist die Sauce eine bis zwei Wochen haltbar.

Mehr Abwechslung:
- Etwas säuerlicher wird die Sauce, wenn man den Knoblauch hineingibt, der ganz unten im Gurkenglas schwimmt.

Pro Esslöffel:	Protein: 0 g	Fasermenge: 0 g
Kalorien: 49	Kohlenhydrate: 0 g	Gesamtfettgehalt: 5 g

Thailändische Erdnusssauce (alle Phasen)

Handelsübliche Erdnusssaucen enthalten viel Zucker und diverse künstliche Zutaten. Diese Sauce passt zum Thaitempeh (Seite 369 f.) und eignet sich auch als süß-saurer Dip.

Zubereitungszeit: 5 Minuten
Gesamtzeit: 10 Minuten
Ergibt etwa 450 ml

- 1 große Orange, 4 kleine Clementinen oder 2 große Mandarinen, geschält, entkernt und in fingerdicken Stücken
- 1 Stück frischer Ingwer, geschält (1 cm)
- 1 TL frischer Limettensaft
- 8 EL Erdnussbutter (ohne Zuckerzusätze)
- 2 TL Reisweinessig (ungewürzt)
- 2 EL Wasser
- 1 EL Sojasauce
- 1/4 TL Salz
- 1/4 bis 1/2 TL Cayennepfeffer (auf Wunsch auch mehr)

Alle Zutaten in ein hohes Einmachglas oder einen hohen Rührbecher geben. Mit dem Pürierstab zerkleinern, bis die Orange vollständig verarbeitet ist und eine dicke, cremige Sauce entsteht. Mit Gewürzen abschmecken. Das Glas mit einem Deckel verschließen. Vor der Verwendung mindestens eine Stunde in den Kühlschrank stellen, damit die Aromen sich verbinden können. Im Kühlschrank ist die Sauce eine Woche haltbar.

Tipp: Die Ingwerschale am besten mit einem Löffel abkratzen. So entfernt man nur die äußerste Schale und verliert kaum Fruchtfleisch. Gemüseschäler oder Messer brauchen Sie nur für dickere Stellen.

Mehr Abwechslung:
- Für die Phasen 2 und 3 nur die Hälfte der Früchte verwenden und einen Esslöffel Honig hinzufügen.

Pro Esslöffel:	Protein: 1 g	Fasermenge: 1 g
Kalorien: 33	Kohlenhydrate: 1 g	Gesamtfettgehalt: 3 g

Gorgonzola-Dressing (alle Phasen)

Dieses Dressing verwandelt einfachen Blattsalat in eine leckere Beilage. Die Sauce gehört auch zu einem Mittagessen aus Phase 1, Steaksalat mit Gorgonzola-Dressing (Seite 361 ff.). Es gibt viele Sorten Blauschimmelkäse, die sich geschmacklich erheblich unterscheiden. Am bekanntesten sind Gorgonzola, Roquefort und Bavaria blu. Probieren Sie ein wenig herum, bis Sie Ihre Lieblingssorte gefunden haben.

Zubereitungszeit: 5 Minuten
Gesamtzeit: 10 Minuten
Ergibt etwa 125 ml

- 60 g Blauschimmelkäse (Gorgonzola), zerkrümelt
- 1 TL frischer Schnittlauch oder Frühlingszwiebeln, fein gehackt
- 2 EL saure Sahne
- 2 EL Mayonnaise (Grundrezept, Seite 371 f.; alternativ gekaufte Mayonnaise ohne Zucker)
- 1 1/2 TL frischer Zitronensaft
- 1 EL Wasser
- 1 Prise Salz (bei Bedarf)
- 1 Prise schwarzer Pfeffer, gemahlen

Die Hälfte des Käses mit allen anderen Zutaten in ein hohes Einmachglas oder einen Mixbecher geben. Mit dem Pürierstab gleichmäßig verrühren. Den restlichen Käse erst zum Schluss unterziehen, weil dieses Dressing ein wenig stückig am besten schmeckt. Das Glas mit einem Deckel verschließen. Vor der Verwendung mindestens eine Stunde in den Kühlschrank stellen, damit die Aromen sich verbinden können. Im Kühlschrank ist das Dressing eine bis zwei Wochen haltbar.

Tipp: Bei Blauschimmelkäse unterscheidet sich der Salzgehalt je nach Produkt sehr deutlich. Deshalb sollte man schon vor dem ersten Salzen unbedingt abschmecken. Der gewählte Käse sollte außerdem so trocken sein, dass er sich leicht zerbröckeln lässt.

Mehr Abwechslung:
- Statt Blauschimmelkäse passt hier auch Feta.

Pro Esslöffel: Protein: 2 g   Fasermenge: 0 g
Kalorien: 52   Kohlenhydrate: 0 g   Gesamtfettgehalt: 5 g

Senf-Vinaigrette (alle Phasen)

Eine überaus vielseitige Vinaigrette, von der man gleich die doppelte Menge zubereiten kann. Sie passt zu Salaten, Gemüse, Fleisch, Geflügel oder Fisch und ergibt sogar eine gute Marinade für Fisch oder Huhn, die gebacken werden sollen.

Zubereitungszeit: 1 Minute
Gesamtzeit: 5 Minuten
Ergibt etwa 250 ml

- 180 ml Olivenöl, extra vergine
- 4 EL Rotweinessig
- 2 EL Dijonsenf
- 1/8 TL Salz
- 1/8 TL schwarzer Pfeffer, gemahlen

Alle Zutaten in ein Schraubglas mit fest schließendem Deckel geben. Deckel aufsetzen und kräftig schütteln.

Tipp: Senf-Vinaigrette ist im Kühlschrank mehrere Monate haltbar, in der Speisekammer ein bis zwei Wochen. Ungekühlt bleibt das Olivenöl flüssig und geschmeidig. Bei Lagerung im Kühlschrank sollte man die Vinaigrette mindestens eine Stunde vor Gebrauch herausnehmen, weil das Öl bei Kälte erstarrt. Wenn Ihr Öl sich nicht verfestigt, sollten Sie die Qualität überprüfen – eventuell sind andere Öle beigemischt.

Mehr Abwechslung:
- Getrocknete Kräuter wie Thymian, Oregano, Basilikum oder anderes hinzufügen.
- In Phase 2 und 3 die Hälfte oder den gesamten Rotweinessig durch Balsamico-Essig ersetzen.

Pro Esslöffel:	Protein: 0 g	Fasermenge: 0 g
Kalorien: 92	Kohlenhydrate: 0 g	Gesamtfettgehalt: 10 g

Coleslaw-Dressing (alle Phasen)

Ein angenehm cremiges Dressing, das gehackten Blattsalat oder Kohl in eine Delikatesse verwandelt. Für Coleslaw (Seite 401 f.) ist es unverzichtbar.

Zubereitungszeit: 1 Minute
Gesamtzeit: 5 Minuten
Ergibt etwa 250 ml

- 1 EL Dijonsenf
- 1 EL Apfelessig
- 1 EL frischer Zitronensaft
- 1/4 TL Salz
- 8 EL Mayonnaise (Seite 371 f.)
- 4 EL saure Sahne
- 1/8 TL schwarzer Pfeffer, gemahlen

Alle Zutaten in ein hohes Einmachglas oder einen hohen Rührbecher geben. Mit dem Pürierstab gleichmäßig verrühren. Das Glas mit einem Deckel verschließen. Vor der Verwendung mindestens eine Stunde in den Kühlschrank stellen, damit die Aromen sich verbinden können. Im Kühlschrank ist das Dressing eine bis zwei Wochen haltbar.

Mehr Abwechslung:
- Wer keine Milchprodukte möchte, ersetzt die saure Sahne durch entsprechend mehr Mayonnaise.

Pro Esslöffel:	Protein: 0 g	Fasermenge: 0 g
Kalorien: 59	Kohlenhydrate: 0 g	Gesamtfettgehalt: 6 g

Kokoscurrysauce (alle Phasen)

Curry ist eine Gewürzmischung, und es gibt große Unterschiede zwischen den verschiedenen Marken. Probieren Sie also herum, bis Sie ein Currypulver haben, das Ihnen zusagt. Es spricht nichts dagegen, mit Chiliflocken oder Cayennepfeffer mehr Schärfe hinzuzufügen. Mit dieser Sauce werden die unterschiedlichsten Gemüsesorten und Proteinträger herzhaft und lecker. Sie verleiht Tofu, Fisch, Shrimps, Huhn und Tempeh mehr Geschmack.

Zubereitungszeit: 5 Minuten
Gesamtzeit: 5 Minuten
Ergibt etwa 625 ml

- 100 g Cashewnüsse
- 180 ml heißes Wasser
- 300 ml Kokosmilch aus der Dose; vor dem Abmessen gut durchrühren
- 1 Stück frischer Ingwer (1 bis 2 cm dick), geschält und in Scheiben
- 1 kleine Knoblauchzehe, geschält
- 1 1/2 bis 2 EL Currypulver (Menge nach Geschmack)
- Chiliflocken (wahlweise)
- 1 TL Salz

Alle Zutaten in ein hohes Einmachglas oder einen hohen Rührbecher geben, eventuell auch in die Küchenmaschine. Gleichmäßig zerkleinern. Bei Verwendung eines Pürierstabs darauf achten, dass der Stab auch die dickeren Gemüseteile und Nüsse erfasst. Die Sauce soll schön cremig sein. Das Glas mit einem Deckel verschließen. Vor der Verwendung mindestens eine Stunde in den Kühlschrank stellen, damit die Aromen sich verbinden können. Im Kühlschrank ist das Dressing eine bis zwei Wochen haltbar.

Tipp: Die Ingwerschale am besten mit einem Löffel abkratzen. So entfernt man nur die äußerste Schale und verliert kaum Fruchtfleisch. Gemüseschäler oder Messer brauchen Sie nur für dickere Stellen.

Mehr Abwechslung:
- Die Cashewnüsse eine Stunde in dem heißen Wasser einweichen und danach abtropfen lassen. So wird die Sauce noch cremiger.

Pro Esslöffel:	Protein: 1 g	Fasermenge: 0 g
Kalorien: 28	Kohlenhydrate: 1 g	Gesamtfettgehalt: 2 g

Ingwer-Soja-Vinaigrette (alle Phasen)

Ein aromatisches Dressing für Tofu oder Huhn, aber auch für Kohlsalat, grünen Salat oder zum Marinieren von Fisch vor dem Backen. In Phase 3 kann man daraus mit Sojanudeln und Gemüse einen erfrischenden asiatischen Nudelsalat kreieren.

Zubereitungszeit: 5 Minuten
Gesamtzeit: 5 Minuten
Ergibt etwa 180 ml

- 1 Stück frischer Ingwer (2,5 cm), geschält und in Scheiben
- 1 Knoblauchzehe, geschält
- 4 EL Wasser
- 1 EL Sojasauce
- 2 EL Reisweinessig (ungewürzt)
- 1 EL süßes weißes Miso
- 3 EL geröstetes Sesamöl
- 3 EL geschmacksneutrales Öl, zum Beispiel ungeröstetes Sesamöl, Distel- oder Avocadoöl

Alle Zutaten in ein hohes Einmachglas oder einen hohen Rührbecher geben. Mit dem Pürierstab zu einer gleichmäßigen Sauce verarbeiten; dabei darauf achten, dass die dickeren Ingwerstücke fein gehackt werden. Das Glas mit einem Deckel verschließen. Vor der Verwendung mindestens eine Stunde in den Kühlschrank stellen, damit die Aromen sich verbinden können. Im Kühlschrank ist die Vinaigrette eine bis zwei Wochen haltbar.

Tipp: Die Ingwerschale am besten mit einem Löffel abkratzen. So entfernt man nur die äußerste Schale und verliert kaum Fruchtfleisch. Gemüseschäler oder Messer brauchen Sie nur für dickere Stellen.

Pro Esslöffel:	Protein: 0 g	Fasermenge: 0 g
Kalorien: 66	Kohlenhydrate: 1 g	Gesamtfettgehalt: 7 g

Chipotle-Mayonnaise (alle Phasen)

Für diese Mayonnaise sollte das Chipotlepulver nach persönlicher Vorliebe dosiert werden. Man kann damit Resten von Bohnen, Tofu und Huhn neuen Pfiff verleihen oder Gemüsestreifen hineindippen. Sehr gut schmeckt es auch, wenn man weißen Fisch dick mit Chipotle-Mayonnaise bestreicht und dann im Ofen backt.

Zubereitungszeit: 5 Minuten
Gesamtzeit: 10 Minuten
Ergibt rund 300 ml

- 60 ml ungesüßte Sojamilch oder Vollmilch
- 2 TL Tomatenmark
- 2 TL frischer Limettensaft
- 1 TL Apfelessig (alternativ Weißweinessig)

- 4 EL geschmacksneutrales Öl, zum Beispiel Distel- oder Avocadoöl
- 80 ml Olivenöl, extra vergine
- 1 kleine Knoblauchzehe, geschält
- 1/4 TL getrocknetes Chipotlepulver (oder mehr)
- 1/2 TL Salz

Alle Zutaten in ein hohes Einmachglas oder einen hohen Rührbecher geben. Mit dem Pürierstab zu einer gleichmäßigen Creme verrühren. Mit Gewürzen abschmecken. Das Glas mit einem Deckel verschließen. Vor der Verwendung mindestens eine Stunde in den Kühlschrank stellen, damit die Aromen sich verbinden können. Im Kühlschrank ist die Mayonnaise eine bis zwei Wochen haltbar.

Pro Esslöffel: Protein: 0 g Fasermenge: 0 g
Kalorien: 58 Kohlenhydrate: 0 g Gesamtfettgehalt: 6 g

Zitronendressing mit Olivenöl (alle Phasen)

Diese Kombination schmeckt nach Urlaub und betont den Eigengeschmack von blanchiertem oder gedämpftem Gemüse. Sie passt auch zu Getreidesalaten oder Salatwraps.

Zubereitungszeit: 3 Minuten
Gesamtzeit: 5 Minuten
Ergibt etwa 6 EL

- 2 EL frischer Zitronensaft
- 4 EL Olivenöl, extra vergine
- 1 Prise Salz
- 1 Prise schwarzer Pfeffer, gemahlen

Alle Zutaten in ein Schraubglas geben. Das Glas mit einem Deckel verschließen und kräftig schütteln. Im Kühlschrank ist das Dressing eine bis zwei Wochen haltbar. Vor Gebrauch gut aufschütteln.

Tipp: Das Dressing mindestens eine Stunde vor der geplanten Verwendung aus dem Kühlschrank holen. Natives Olivenöl wird bei diesen Temperaturen fest. Wenn Ihr Öl sich nicht verfestigt, sollten Sie die Qualität überprüfen – eventuell sind andere Öle beigemischt.

Mehr Abwechslung:
- Mit Kräutern und Gewürzen wie Kreuzkümmel, Cayennepfeffer, Thymian, Oregano oder italienischen Kräutern ergeben sich immer neue Geschmacksnoten.

Pro Esslöffel:	Protein: 0 g	Fasermenge: 0 g
Kalorien: 81	Kohlenhydrate: 0 g	Gesamtfettgehalt: 9 g

Zitronen-Tahini (alle Phasen)

Eine erfrischende Sauce für blanchiertes Gemüse, Salate, Falafel, Hummus oder Quinoa.

Zubereitungszeit: 5 Minuten
Gesamtzeit: 10 Minuten
Ergibt etwa 180 ml

- 2 EL frischer Zitronensaft
- 1 kleine Knoblauchzehe, geschält
- Blätter von 2 bis 3 Zweigen frischer Petersilie
- 4 EL Tahini
- 2 EL Olivenöl, extra vergine
- 1/2 TL Salz
- 4 EL Wasser (nach Bedarf)

Alle Zutaten bis auf das Wasser in ein hohes Einmachglas oder einen hohen Rührbecher geben. Mit dem Pürierstab zu einer dicken Paste verarbeiten. Weiterrühren und das Wasser allmählich hinzufügen, bis ein cremiges, gießbares Dressing entsteht. Das Glas mit einem Deckel verschließen. Vor der Verwendung mindestens eine Stunde in den Kühlschrank stellen, damit die Aromen sich verbinden können. Im Kühlschrank ist die Sauce eine bis zwei Wochen haltbar.

Mehr Abwechslung:
- Mit etwas weniger Wasser erhält man einen guten Dip.

Pro Esslöffel:	Protein: 1 g	Fasermenge: 0 g
Kalorien: 50	Kohlenhydrate: 1 g	Gesamtfettgehalt: 5 g

Dillcreme (alle Phasen)

Die Kombination aus frischem Dill, Joghurt und einer Prise Paprika erinnert an fertige Joghurtsaucen und passt zu allem Möglichen. Geben Sie die Creme zum Frühstück über Räucherlachs, Salatgurke und Tomaten. Als Sauce oder Dip macht sie schlichtes Gemüse interessant.

Zubereitungszeit: 5 Minuten
Gesamtzeit: 10 Minuten
Ergibt rund 300 ml

- 60 ml ungesüßte Sojamilch oder Vollmilch
- 80 g griechischer Joghurt, ungesüßt
- 1/2 kleine Knoblauchzehe, geschält
- 1 TL frischer Zitronensaft
- 1/2 TL Weißweinessig oder Reisweinessig (ungewürzt)
- 4 EL geschmacksneutrales Öl, zum Beispiel Distel- oder Avocadoöl
- 4 EL Olivenöl, extra vergine
- 4 bis 8 EL grob gehackter frischer Dill oder 1 bis 2 EL getrockneter Dill
- 1 Prise Paprika
- 1/2 TL Salz
- 1/8 TL schwarzer Pfeffer, gemahlen

Alle Zutaten in ein hohes Einmachglas oder einen hohen Rührbecher geben. Mit dem Pürierstab zu einem cremigen, gießbaren Dressing verarbeiten. Das Glas mit einem Deckel verschließen. Vor der Verwendung mindestens eine Stunde in den Kühlschrank stellen, damit die Aromen sich verbinden können. Im Kühlschrank ist die Sauce eine bis zwei Wochen haltbar.

Pro Esslöffel: Protein: 0 g   Fasermenge: 0 g
Kalorien: 53   Kohlenhydrate: 0 g   Gesamtfettgehalt: 6 g

Limetten-Koriander-Creme (alle Phasen)

Limette und Koriander verleihen diesem cremigen Dressing eine exotische Note, die gut zu Salaten, gekochtem Gemüse, Tacos oder Burritos passt.

Zubereitungszeit: 10 Minuten
Gesamtzeit: 15 Minuten
Ergibt etwa 125 ml

- 2 EL Wasser
- 1/2 TL Salz
- 1 1/2 TL frischer Limettensaft
- 1 kleine Knoblauchzehe, geschält
- 1/2 Avocado, entsteint und geschält
- 4 EL frischer Koriander, grob gehackt
- 2 EL Leinöl oder Olivenöl, extra vergine
- 1 Prise schwarzer Pfeffer, gemahlen

Alle Zutaten in ein hohes Einmachglas oder einen hohen Rührbecher geben. Mit dem Pürierstab zu einer dicken, cremigen Sauce verarbeiten. Das Glas mit einem Deckel verschließen. Vor der Verwendung mindestens eine Stunde in den Kühlschrank stellen, damit die Aromen sich verbinden können. Gleich verwenden oder innerhalb von drei bis vier Tagen verbrauchen, ehe die Avocado braun wird.

Mehr Abwechslung:
- Den Koriander durch Petersilie ersetzen.

Pro Esslöffel: Protein: 0 g   Fasermenge: 1 g
Kalorien: 45   Kohlenhydrate: 1 g   Gesamtfettgehalt: 5 g

Ranchero-Sauce

Für dieses Rezept werden zwar scharfe Chilis verwendet, zum Beispiel Jalapeños, aber die werden beim Kochen milder. Es lohnt sich, mit verschiedenen Chilisorten zu experimentieren und mal mildere, mal schärfere Saucen herzustellen. Ranchero-Sauce passt zu Eiern, Tacos und Salatwraps, aber auch zu Huhn, Tofu oder Fisch. In Gerichten wie Ranchero Chicken (Seite 368) wird sie mitgebacken.

Zubereitungszeit: 10 Minuten
Gesamtzeit: 35 Minuten
Ergibt etwa 1 1/4 l

- 1 gelbe Paprika, geputzt
- 1 Anaheim- oder Poblanochili, geputzt
- 2 bis 4 Jalapeños, geputzt
- 1 große Knoblauchzehe, geschält
- 1 große Zwiebel, in großen Stücken
- 4 EL Olivenöl, extra vergine
- 1 TL Salz
- 1/2 TL schwarzer Pfeffer, gemahlen
- 1 EL getrockneter Oregano
- 1/2 TL rotes Chilipulver
- 1 Prise Cayennepfeffer (wahlweise)
- 120 g milde grüne Chilis aus der Dose
- 800 g Tomatenwürfel aus der Dose (am besten über dem Feuer geröstete Tomaten)

Die Paprika, die Chili, die Jalapeños, den Knoblauch und die Zwiebel in der Küchenmaschine fein hacken.

Das Öl in einer großen Pfanne auf mittlerer Stufe erhitzen. Die Paprika-Zwiebel-Mischung und die Gewürze in die Pfanne geben. Etwa fünf Minuten anbraten, bis die Zwiebel weich ist. Zum Schluss die grünen Chilis und die Tomaten hinzufügen. Die Hitze herunterschalten und zehn bis 15 Minuten leicht kochen lassen. Eventuell mit Cayennepfeffer nachwürzen.

Mit dem Stabmixer pürieren, bis alles gleichmäßig verbunden, aber noch leicht stückig ist. Noch fünf Minuten kochen lassen. Gleich verwenden, in einem Schraubglas im Kühlschrank lagern oder nach dem Abkühlen in einem Zipbeutel einfrieren. Im Kühlschrank ist die Sauce eine bis zwei Wochen haltbar; tiefgefroren maximal einen Monat.

Pro 4 Esslöffel: Protein: 1 g   Fasermenge: 1 g
Kalorien: 47   Kohlenhydrate: 4 g Gesamtfettgehalt: 3 g

Honig-Balsamico-Marinade (Phase 2 und 3)

Wenn Fisch in einer Marinade oder Sauce gegart wird, bleibt er angenehm saftig. Mit dieser Marinade lüften wir die Geheimnisse der hohen Kochkunst für den Hausgebrauch.

Zubereitungszeit: 5 Minuten
Gesamtzeit: 10 Minuten
Ergibt etwa 125 ml

- 1 Stück frischer Ingwer (5 cm), geschält und in Scheiben
- 1 Knoblauchzehe, geschält
- 2 EL Wasser
- 1 EL süßes weißes Miso
- 1 EL Honig
- 1 EL Balsamico-Essig
- 2 EL Sojasauce
- 2 EL Olivenöl, extra vergine

Alle Zutaten in ein hohes Einmachglas oder einen hohen Rührbecher geben. Mit dem Pürierstab zu einer gleichmäßigen Sauce verarbeiten; dabei darauf achten, dass die dickeren Ingwerstücke fein gehackt werden. Sofort zum Marinieren beliebiger Proteine einsetzen oder das Glas mit einem Deckel verschließen und bis zur Verwendung kalt stellen. Im Kühlschrank ist die Marinade eine bis zwei Wochen haltbar.

Pro Esslöffel:	Protein: 1 g	Fasermenge: 0 g
Kalorien: 48	Kohlenhydrate: 4 g	Gesamtfettgehalt: 3 g

BEILAGEN

Gemüsepfanne mit Knoblauch (alle Phasen)

Ein Rezept, das auch eingefleischte Gemüseskeptiker überzeugt. Besonders gut schmecken die Blätter von Roter Bete oder Mangold, wenn man sie so zubereitet. Oder man greift zu einer Tüte gehacktem Grünkohl. Auf den ersten Blick sieht das nach sehr viel Gemüse aus, doch die Blätter fallen stark zusammen. Machen Sie ruhig gleich etwas mehr – es ist erstaunlich schnell weg.

Zubereitungszeit: 5 Minuten
Gesamtzeit: 10 Minuten
Für 4 Portionen

- 1 EL Olivenöl, extra vergine
- 2 kleine Knoblauchzehen, geschält
- 1 Bund Blätter von Roter Bete, Mangold oder

Grünkohl, die Stängel in feine Ringe geschnitten,
die Blätter mundgerecht gehackt
- 1/4 TL Salz

Das Öl in einer großen Pfanne auf mittlerer Stufe erhitzen. Den Knoblauch hinzufügen und 30 Sekunden anbraten. Das Blattgemüse hineingeben und salzen. Etwa eine Minute unter Wenden anbraten, bis die Blätter mit Öl überzogen sind. Deckel aufsetzen und eine Minute im eigenen Saft dämpfen. Den Deckel abnehmen und weiterbraten, bis die Blätter vollständig zusammengefallen, aber noch sattgrün sind. Bei den zarteren Blättern von Mangold und Bete geht das schneller als beim kräftigeren Grünkohl.

Kalorien: 53   Kohlenhydrate: 5 g   Gesamtfettgehalt: 4 g
Protein: 2 g   Fasermenge: 1 g

Hirse-Polenta (Phase 2 und 3)

Eine einfache Variation der klassischen Polenta, die sich gut zur Resteverwertung eignet.

Zubereitungszeit: 5 Minuten
Gesamtzeit: 25 Minuten
Für 4 Portionen

- 600 ml Wasser
- 200 g Hirse, gewaschen und abgetropft

- 3 EL Maiskörner aus der Dose oder tiefgefroren
- 1/4 bis 1/2 TL Salz
- Sojasauce oder Salz zum Abschmecken

Das Wasser in einem Topf zum Kochen bringen. Die Hirse, den Mais und das Salz einrühren und erneut aufkochen. Einmal umrühren, auf kleine Stufe schalten, Deckel aufsetzen und 20 Minuten ganz leicht kochen lassen, bis das Wasser vollständig aufgesaugt ist. Auf vier Teller verteilen und sofort servieren. Auf Wunsch ein wenig Sojasauce darübergeben oder leicht nachsalzen.

Man kann die heiße Hirse jetzt auch in eine Auflaufform streichen. Abkühlen lassen, in Stücke schneiden und wie traditionelle Polenta servieren.

Mehr Abwechslung:

- Die abgekühlten Hirsestücke in einer gusseisernen Pfanne in ein bis zwei Esslöffeln Olivenöl knusprig braun anbraten, dann wenden und auch auf der anderen Seite bräunen.
- Mit Parmesan oder anderem Käse bestreuen.
- Beim Salzen auch weitere Kräuter oder Gewürze hinzugeben.
- Den Mais durch anderes Gemüse ersetzen (zum Beispiel Blumenkohl) und das Gericht mit einem Pürierstab zu einer Art Kartoffelbrei verarbeiten.

Kalorien: 132   Kohlenhydrate: 26 g   Gesamtfettgehalt: 1 g
Protein: 4 g   Fasermenge: 3 g

Grünkohl mit Möhren und Rosinen (Phase 2 und 3)

Die Kombination aus süßen Rosinen und Möhren mit säuerlichem Zitronendressing macht dieses Gericht unwiderstehlich. Hier wehrt sich keiner mehr gegen grünes Blattgemüse.

Zubereitungszeit: 10 Minuten
Gesamtzeit: 15 Minuten
Für 4 Portionen

- 1 großes Bund Grünkohl, mundgerecht gerupft
- 1 kleine Möhre, in Juliennes oder grob geraspelt (2 Handvoll)
- 1 EL Rosinen oder Korinthen, gehackt
- 3 bis 4 EL Zitronendressing mit Olivenöl (Seite 385 f.)

Einen Topf fünf bis sieben Zentimeter hoch mit Wasser füllen und zum Kochen bringen.

Den Kohl portionsweise je eine Minute im kochenden Wasser blanchieren. Er soll weich werden, aber leuchtend grün bleiben. Mit einem Schlitzlöffel oder einem Metallsieb aus dem Wasser heben und auf einem großen Teller abtropfen lassen.

Die Möhren 15 bis 30 Sekunden im kochenden Wasser blanchieren. Mit einem Schlitzlöffel oder einem Metallsieb aus dem Wasser heben und auf einem Teller abtropfen lassen.

Den blanchierten Kohl mit den Möhren, den Rosinen und dem Zitronendressing in eine große Schüssel geben, wenden, bis das Dressing das gesamte Gemüse überzieht, und servieren.

Tipp: Bei dieser schnellen Blanchiertechnik muss das Gemüse nach dem Garen nicht in Eiswasser abgeschreckt werden. Wenn es nur ganz kurz im heißen Wasser bleibt und anschließend auf einem Teller abtropfen kann, verkocht es nicht und behält den vollen Geschmack. Kurz blanchiertes Gemüse sollte beim Essen warm, bissfest und farbintensiv sein. Genauere Angaben zu den Blanchierzeiten für verschiedene Gemüsesorten finden Sie in Anhang C (ab Seite 449).

Kalorien: 104   Kohlenhydrate: 9 g   Gesamtfettgehalt: 7 g
Protein: 2 g   Fasermenge: 2 g

Zucchinischeiben mit Knoblauch (alle Phasen)

Eine köstliche Beilage, die eigentlich immer passt.

Zubereitungszeit: 5 Minuten
Gesamtzeit: 20 Minuten
Für 4 Portionen

- 1 EL Olivenöl, extra vergine
- 1 Knoblauchzehe, zerdrückt
- 2 große Zucchini, in 0,5 cm dicken Scheiben
- 1/2 bis 1 TL getrocknete italienische Kräuter
- 1/4 TL Salz

Das Öl in einer großen Pfanne auf mittlerer Stufe erhitzen. Den Knoblauch hinzufügen und fünf bis zehn Sekunden anbraten. Die Zucchinischeiben in einer Lage in der Pfanne verteilen. Mit italienischen Kräutern und Salz würzen. Deckel aufsetzen und sechs bis acht Minuten garen, bis die Zucchinischeiben von unten braun sind. Wenden, Deckel wieder aufsetzen und noch etwa fünf Minuten auf der anderen Seite anbräunen. Heiß servieren.

Kalorien: 59   Kohlenhydrate: 6 g   Gesamtfettgehalt: 4 g
Protein: 2 g   Fasermenge: 2 g

Quinoasalat mit Pekannüssen und Cranberrys (Phase 2 und 3)

Mit diesem Rezept kann man ganze Partys von Vollkorngetreide überzeugen. Quinoa ist leicht und hat einen angenehm nussigen Geschmack. Das säuerliche Dressing unterstreicht die süßliche Säure der Cranberrys. Optimal wird das Gericht mit Quinoaresten. Für solche Gelegenheiten lohnt es sich, einen großen Topf Quinoa vorab zuzubereiten und dann nach Bedarf zu verarbeiten oder mit einer Sauce als Beilage zu servieren.

Zubereitungszeit: 15 Minuten
Gesamtzeit: 20 Minuten
Für 4 Portionen (Gesamtmenge etwa 750 g)

Dressing
- 1 EL Olivenöl, extra vergine
- 1 1/2 TL frischer Zitronensaft
- 1/8 TL Salz
- 1/2 TL Reisweinessig (ungewürzt)
- 1/8 TL schwarzer Pfeffer, gemahlen
- 2 EL getrocknete Cranberrys, fein gehackt

Salat
- 400 g gekochte Quinoa, vollständig abgekühlt
- 1/2 Stange Sellerie, gewürfelt
- 1/2 kleine Möhre, gewürfelt
- 3 EL Petersilie, gehackt
- 1 bis 2 Frühlingszwiebeln, gehackt
- 5 bis 6 EL geröstete Pekannüsse (Seite 456), grob gehackt
- schwarzer Pfeffer, frisch gemahlen

Das Dressing zubereiten: Alle Zutaten für das Dressing in eine kleine Schüssel geben. Die Cranberrys hinzufügen. Beiseitestellen.

Den Salat zubereiten: Quinoa, Sellerie, Möhre, Petersilie, Frühlingszwiebeln und Nüsse in einer großen Schüssel vermengen. Das Dressing gründlich und gleichmäßig unterziehen. Mit frisch gemahlenem schwarzen Pfeffer bestreuen. Abdecken und mindestens eine Stunde in den Kühlschrank stellen, damit die verschiedenen Aromen verschmelzen können. Kalt oder zimmerwarm servieren. Im Kühlschrank ist dieser Salat mehrere Tage haltbar.

Tipp: Quinoa vor dem Kochen immer gründlich waschen, um das bittere Saponin der Hülle zu entfernen.

Mehr Abwechslung:
- Hühnchenreste, Tempeh- oder Tofustreifen (Seite 346f.), Tempehhack (Seite 348f.) oder andere Proteine nach Wahl klein schneiden und untermengen.

Kalorien: 232   Kohlenhydrate: 24 g   Gesamtfettgehalt: 14 g
Protein: 5 g   Fasermenge: 4 g

Gebackene Süßkartoffeln (Phase 2 und 3)

Mit diesem Rezept karamellisieren die Süßkartoffeln und schmecken beinahe wie ein Dessert. Probieren Sie auch die Varianten aus und bereiten Sie gleich mehr zu, damit Sie die Reste bei anderen Mahlzeiten verwerten können.

Zubereitungszeit: 5 Minuten
Gesamtzeit: 50 Minuten
Für 4 Portionen

- 2 mittelgroße Süßkartoffeln mit Schale, in fingerdicken Stücken
- 2 EL Olivenöl, extra vergine
- 1/4 TL Salz

Den Ofen auf 220 °C vorheizen.

Die Süßkartoffelwürfel gleichmäßig in dem Öl und dem Salz wenden und in eine Backform oder auf ein Backblech (22,5 x 30 cm) geben. Etwa 45 Minuten backen, bis sie innen zart sind und sich außen eine leichte Kruste bildet. Alle 15 Minuten wenden, damit sie gleichmäßig garen.

Mehr Abwechslung:
Für eine Ofenkartoffel: Je eine ganze, mittelgroße Süßkartoffel waschen, schrubben und in Alufolie wickeln (ohne Öl und Salz). Bei 220 °C 45 bis 60 Minuten backen, bis die Kartoffel sich leicht einstechen lässt.

Für Pommes frites: Die Süßkartoffeln in Streifen schneiden und in einem Esslöffel Öl wenden. In einer Lage auf einem Backblech ausbreiten, salzen und bei 220 °C 25 bis 30 Minuten backen. Nach 15 Minuten einmal wenden. Die Süßkartoffelfritten sollen innen zart sein und außen eine knusprige Kruste entwickeln.

Kalorien: 81   Kohlenhydrate: 12 g   Gesamtfettgehalt: 3 g
Protein: 1 g   Fasermenge: 2 g

Coleslaw (alle Phasen)

Bei dieser würzigen Coleslaw-Version liefern die Möhren mehr Biss und Süße. Der Salat ist in ein paar Minuten fertig und kann somit regelmäßig auf den Tisch kommen. Geschmack und Konsistenz passen zu vielen Hauptgerichten.

Zubereitungszeit: 10 Minuten
Gesamtzeit: 10 Minuten
Für 4 Portionen

- 1 halber oder kleiner Kohlkopf (4 Handvoll), geraspelt
- 1 kleine Möhre, geraspelt
- 4 bis 6 EL Coleslaw-Dressing (Seite 379 f.)

Alle Zutaten in eine Salatschüssel geben und gründlich durchmengen.

Man kann den Salat sofort essen, doch er schmeckt noch besser, wenn er vor dem Verzehr mindestens eine Stunde im Kühlschrank durchziehen kann.

Mehr Abwechslung:
- Zwei Esslöffel gehackte, trocken geröstete, gesalzene Erdnüsse hinzugeben.
- Andere Gemüsesorten oder Kräuter nach Wahl hinzufügen, zum Beispiel rote Zwiebel, Frühlingszwiebeln, Petersilie oder Dill.

Kalorien: 71   Kohlenhydrate: 3 g   Gesamtfettgehalt: 6 g
Protein: 1 g   Fasermenge: 1 g

SUPPEN

Blumenkohlcremesuppe (alle Phasen)

Aus wenigen Zutaten lässt sich eine erstaunlich köstliche Suppe zubereiten. Diese Cremesuppe ist eine interessante Abrundung für alle proteinreicheren oder fettlastigen Gerichte. Spielen Sie mit den Varianten und Würzmischungen herum, bis die ganz persönliche Familiensuppe gefunden ist.

Zubereitungszeit: 10 Minuten
Gesamtzeit: 25 Minuten
Für 4 Portionen (1 1/2 l)

- 1 mittelgroßer Blumenkohl, in Röschen
- 1 mittelgroße Zwiebel, gehackt
- 1 l Wasser (bei Bedarf auch mehr)
- 1 TL Salz
- schwarzer Pfeffer, frisch gemahlen
- 4 EL frische Petersilie, gehackt, zum Garnieren
- Sahne zum Garnieren (falls ein höherer Fettgehalt gewünscht wird)

Den Blumenkohl und die Zwiebel in einen Topf geben. So viel Wasser hinzufügen, dass der Blumenkohl vollständig bedeckt ist. Mit Salz bestreuen und auf hoher Stufe zum Kochen bringen. Die Hitze auf kleine bis mittlere Stufe reduzieren und den Blumenkohl in zehn bis 15 Minuten butterweich kochen. Alles im Standmixer oder mit dem

Rührstab pürieren. Bei Bedarf mehr Wasser hinzufügen, damit eine dicke, cremige Konsistenz entsteht. Mit Gewürzen abschmecken. Zum Garnieren eignen sich frisch gemahlener schwarzer Pfeffer, Petersilie und süße Sahne (ein bis zwei Esslöffel pro Teller). Heiß servieren.

Tipp: Das Originalrezept ist fettfrei und als Vorspeise für eine fettreiche Mahlzeit geeignet. Bei einer eher fettarmen Mahlzeit sollte man etwas Sahne verwenden. Die Suppe lässt sich gut vorkochen und auch kalt servieren.

Mehr Abwechslung:
- Würzen Sie die Suppe nach Belieben mit Kräutern und Gewürzen, zum Beispiel Curry, Kräuter der Provence oder einfach Thymian und Rosmarin.
- Zum Garnieren eignen sich Basilikumpesto und ähnliche, dicke und aromatische Saucen.
- Die Zwiebel kann man in Öl anbraten und erst hinterher zum Blumenkohl in den Topf geben.
- Aromatischer wird die Suppe mit weiteren Gemüsesorten wie zum Beispiel Sellerie.
- Statt Blumenkohl kann man natürlich auch Brokkoli verwenden und das Gericht mit geriebenem Käse bestreuen.
- Im Sommer schmeckt die Suppe auch kalt sehr gut.

Mit 1 Esslöffel süßer Sahne pro Portion:

Kalorien: 100	Kohlenhydrate: 11 g	Gesamtfettgehalt: 6 g
Protein: 4 g	Fasermenge: 4 g	

Möhrensuppe mit Ingwer (alle Phasen)

Eine pikante Suppe, die proteinreiche oder fettreiche Mahlzeiten ergänzt. Man kann sie gut vorkochen und kalt stellen oder einfrieren, damit immer etwas Gutes zu essen im Haus ist. Die optimale Ingwermenge muss jeder selbst austüfteln. Natürlich kann man die Suppe auch ganz anders abschmecken. Die cremige Basissuppe verträgt viele Abwandlungen.

Zubereitungszeit: 10 Minuten
Gesamtzeit: 30 Minuten
Für 4 Portionen (1 1/2 l)

- 5 mittelgroße Möhren, geschält und in Stücken
- 1 mittelgroße Zwiebel, gehackt
- 1 l Wasser (bei Bedarf auch mehr)
- 1 TL Salz
- 1 Stück frischer Ingwer, geschält (1 bis 2 cm)
- 4 EL Frühlingszwiebeln, gehackt, zum Garnieren
- Kokosmilch aus der Dose zum Garnieren (falls ein höherer Fettgehalt gewünscht wird)

Die Möhren und die Zwiebel in einen Topf geben. So viel Wasser hinzufügen, dass die Möhren vollständig bedeckt sind. Mit Salz bestreuen und auf hoher Stufe zum Kochen bringen. Die Hitze auf kleine bis mittlere Stufe reduzieren und die Möhren in zehn bis 15 Minuten weich kochen. Jetzt den Ingwer dazugeben und mit dem Pürierstab verarbeiten, bis der Ingwer fein gehackt ist. Bei Bedarf mehr

Wasser hinzufügen, damit eine dicke, cremige Konsistenz entsteht. Mit Frühlingszwiebeln und Kokosmilch garnieren (bei Bedarf einen oder zwei Esslöffel Kokosmilch pro Teller hinzugeben). Heiß servieren. Die Suppe lässt sich auch gut vorkochen und am Folgetag kalt oder aufgewärmt verzehren.

Tipp: Wenn das Hauptgericht eher fettarm ist, sollte man ein wenig Kokosmilch aus der Dose dazugeben.

Mehr Abwechslung:
- Schmecken Sie die Suppe statt mit Ingwer mit beliebigen Kräutern und Gewürzen ab, zum Beispiel mit Curry, Thymian, Zimt und Kardamom und mit einem Hauch Muskat.
- Die Zwiebel kann man in Öl anbraten und erst hinterher zu den Möhren in den Topf geben.
- Sellerie oder andere Gemüsesorten hinzufügen.
- Statt Möhren Butternutkürbis oder anderes Gemüse verwenden.
- Im Sommer schmeckt die Suppe auch kalt sehr gut.

Mit 1 Esslöffel Kokosmilch aus der Dose pro Portion:

Kalorien: 75 Kohlenhydrate: 11 g Gesamtfettgehalt: 3 g
Protein: 1 g Fasermenge: 3 g

Rote Linsensuppe (alle Phasen)

Linsen lassen sich mit zahlreichen Geschmacksrichtungen kombinieren. Hier kann man mit Kräutern und Gewürzen aktiv werden. Rote Linsen sind schneller gar und werden cremiger als andere Linsensorten. Falls rote Linsen schwer zu bekommen sind, eignen sich auch braune oder grüne. Die Suppe kann man vorkochen und kalt stellen oder einfrieren. Aufgewärmt schmeckt sie noch besser, weil die verschiedenen Geschmacksnoten miteinander verbunden sind.

Zubereitungszeit: 10 Minuten
Gesamtzeit: 40 bis 55 Minuten
Für 4 Portionen (1 1/2 l)

- 250 g rote Linsen (ersatzweise braune oder grüne Linsen)
- 1 l Wasser
- 1 kleine Zwiebel, gewürfelt
- 2 Stangen Staudensellerie, in Scheiben
- 1 mittelgroße Möhre, in dicken Scheiben
- 1 TL getrockneter Thymian
- 1 Lorbeerblatt
- 1 TL Salz
- 1/4 TL schwarzer Pfeffer, gemahlen, plus etwas Pfeffer zum Garnieren
- 4 EL frischer Koriander oder Frühlingszwiebeln, gehackt, zum Garnieren
- süße Sahne oder Kokosmilch aus der Dose zum Garnieren (falls ein höherer Fettgehalt gewünscht wird)

Die Linsen gründlich unter kaltem Wasser waschen und abtropfen lassen. Das Wasser in einen Topf füllen und die Linsen hineingeben. Auf mittlerer bis hoher Stufe zum Kochen bringen. Falls sich Schaum bildet, diesen mit einem Schlitzlöffel abschöpfen.

Die Zwiebel, den Sellerie, die Möhre, den Thymian und das Lorbeerblatt hinzufügen. Auf kleine bis mittlere Stufe herunterschalten und die Suppe 25 bis 40 Minuten kochen lassen, bis sie dick und cremig ist. Dabei immer wieder umrühren. Gegen Ende der Kochzeit mit Salz und Pfeffer würzen und das Lorbeerblatt entnehmen.

Zum Garnieren eignen sich frisch gemahlener schwarzer Pfeffer, gehackter Koriander und süße Sahne (ein bis zwei Esslöffel pro Teller). Reste im Kühlschrank aufbewahren. Die Suppe dickt dabei nach, weshalb man beim erneuten Aufwärmen etwas Wasser hinzufügen sollte.

Tipp: Wenn das Hauptgericht eher fettarm ist, sollte man ein wenig Kokosmilch aus der Dose hinzufügen.

Mehr Abwechslung:
- Mit anderen frischen oder getrockneten Kräutern und Gewürzen ergeben sich neue Geschmackserlebnisse. Curry passt besonders gut zu roten Linsen.
- Das Gemüse kann man in Öl anbraten und erst hinterher zu den Linsen in den Topf geben.

Ohne Sahne:	Protein: 14 g	Fasermenge: 8 g
Kalorien: 190	Kohlenhydrate: 33 g	Gesamtfettgehalt: 1 g

DESSERTS

Kokos-Cashew-Kracher (alle Phasen)

Diese Leckerei stillt in Minutenschnelle die Lust auf Schokoladenkekse. Dabei sind die Kracher viel einfacher zuzubereiten als normales Gebäck. Auch perfekt für Kindergeburtstage! Niemand wird den Zucker vermissen.

Zubereitungszeit: 5 Minuten
Gesamtzeit: 15 Minuten
Für 4 bis 6 Portionen

- 65 g gehackte Cashewnüsse oder andere Nüsse (ungesalzen)
- 90 g dunkle Schokolade (mindestens 70 % Kakaogehalt), in kleinen Stücken
- 2 EL Kokosraspel

Den Ofen auf 190 °C vorheizen.
Ein Backblech mit Backpapier auslegen.
Die Cashewnüsse in einer Schüssel mit der Schokolade und den Kokosraspeln mischen. In vier großen oder sechs kleineren Häufchen auf das Backblech setzen und etwa fünf Minuten backen, bis die Schokolade schmilzt. Das Papier mit den Krachern darauf vom Backblech ziehen und auf der Arbeitsplatte oder im Kühlschrank abkühlen lassen, bis die Schokolade fest ist. (Das dauert ein paar Stunden.) Die Kracher sind erst stabil, wenn sie vollständig erkaltet

sind. Luftdicht verschlossen an einem kühlen Ort oder im Kühlschrank aufbewahren.

Mehr Abwechslung:
- Die Schokolade im Wasserbad schmelzen. Die Nüsse und die Kokosraspel unterheben. In vier großen oder sechs kleineren Häufchen auf ein Stück Alufolie oder Backpapier setzen und abkühlen lassen.

1 großer Kracher: Protein: 4 g Fasermenge: 3 g
Kalorien: 245 Kohlenhydrate: 16 g Gesamtfettgehalt: 19 g

1 kleiner Kracher: Protein: 3 g Fasermenge: 2 g
Kalorien: 163 Kohlenhydrate: 11 g Gesamtfettgehalt: 13 g

Birnen-Erdbeer-Crisp (Phase 2 und 3)

Streuseltörtchen ohne Getreide? Doch, wirklich! Diese Mischung ist schnell fertig und so gut, dass keinem etwas fehlen wird. Die Früchte können je nach Jahreszeit wechseln.

Zubereitungszeit: 10 Minuten
Gesamtzeit: 30 Minuten
Für 6 Portionen

Knusperschicht
- 8 EL Kichererbsenmehl
- 4 EL gehobelte Mandeln

- 55 g Walnüsse, gehackt
- 2 EL geschmacksneutrales Öl, zum Beispiel Distel- oder Avocadoöl
- 1 EL Honig
- 1 EL Ahornsirup
- 1/8 TL reiner Vanilleextrakt (ohne Zuckerzusatz)

Füllung
- 225 g Erdbeeren, halbiert
- 1 mittelgroße Birne, entkernt und gewürfelt

Den Ofen auf 190 °C vorheizen.

Für die Knusperschicht: Das Mehl in einer Schüssel mit den Mandeln und Nüssen verrühren. In einer zweiten Schüssel das Öl gleichmäßig mit dem Honig, dem Ahornsirup und der Vanille verrühren. Die trockenen und die feuchten Zutaten zusammenschütten und rühren, bis alles gleichmäßig feucht ist.

Für die Füllung: Die Erdbeeren und die Birnenstücke in eine Backform von 10 x 20 cm geben oder in sechs Soufflé-förmchen setzen. Die Knusperschicht gleichmäßig darüber verteilen. Die Form mit Alufolie abdecken und sieben bis zehn Minuten backen (Einzelförmchen kürzer backen). Die Folie entfernen und sieben bis zehn Minuten weiterbacken, bis die Knusperschicht goldbraun ist und die Füllung blubbert (Einzelförmchen wiederum etwas kürzer). Heiß aus dem Ofen servieren oder abkühlen lassen und kalt stellen.

Mehr Abwechslung:
- Statt der Birne die gleiche Menge Rhabarberstücke plus einen halben Teelöffel Honig zubereiten.
- Das Gericht mit zwei bis drei Äpfeln, Pfirsichen oder anderen Früchten backen.
- Früchte und Knusperschicht mit Zimt, Kardamom, Muskat oder anderen passenden Gewürzen geschmacklich abrunden.

Kalorien: 208 Kohlenhydrate: 19 g Gesamtfettgehalt: 14 g
Protein: 4 g Fasermenge: 4 g

Apfelstreusel (Phase 3)

Streuselkuchen kann sehr arbeitsintensiv sein. Dieses glutenfreie Rezept ist deutlich einfacher (und gesünder). Am leckersten wird es mit frischen, reifen Früchten der Saison. Im Frühling kombiniert man Erdbeeren mit Rhabarber, im Sommer nimmt man saftige Pfirsiche, im Herbst knackige Äpfel mit Zimt.

Zubereitungszeit: 10 Minuten
Gesamtzeit: 35 bis 40 Minuten
Für 4 bis 6 Portionen

Knusperschicht
- 90 g Haferflocken (keine Instantflocken)
- 6 EL Kichererbsenmehl oder Kokosmehl

- 2 EL gehobelte Mandelblättchen
- 4 EL Pekannüsse, gehackt
- 8 TL geschmacksneutrales Öl, zum Beispiel Distel- oder Avocadoöl
- 1 EL Honig
- 1 EL Ahornsirup
- 1/8 TL reiner Vanilleextrakt (ohne Zuckerzusatz)

Füllung
- 2 bis 3 mittelgroße Äpfel, Pfirsiche oder andere Früchte, in Würfeln (5 Handvoll)

Den Ofen auf 190 °C vorheizen.

Für die Knusperschicht: Die Haferflocken in einer Schüssel mit Mehl und Mandeln sowie Nüssen mischen. In einer zweiten Schüssel das Öl gleichmäßig mit dem Honig, dem Ahornsirup und der Vanille verrühren. Die trockenen und die feuchten Zutaten zusammenschütten und rühren, bis alles gleichmäßig feucht ist.

Für die Füllung: Die klein geschnittenen Früchte in eine Backform von 10 x 20 cm geben oder in sechs Souffléförmchen setzen. Die Knusperschicht gleichmäßig darüber verteilen. Die Form mit Alufolie abdecken und sieben bis zehn Minuten backen (Einzelförmchen kürzer backen). Die Folie entfernen und zehn bis 15 Minuten weiterbacken, bis die Knusperschicht goldbraun ist und die Füllung blubbert (Einzelförmchen wiederum etwas kürzer). Heiß aus dem Ofen servieren oder abkühlen lassen und kalt stellen.

Mehr Abwechslung:

- Als Fruchtschicht eignen sich auch 225 g halbierte Erdbeeren und zwei Handvoll Rhabarberstücke mit einem halben Teelöffel Honig.
- Oder man mischt 225 g halbierte Erdbeeren mit einer klein geschnittenen Birne.
- Für dieses Dessert kann man Pfirsiche, Birnen und andere Früchte wählen.
- Früchte und Knusperschicht mit Zimt, Kardamom, Muskat oder anderen passenden Gewürzen geschmacklich abrunden.

Pro Portion
(bei 6 Portionen): Protein: 3 g   Fasermenge: 3 g
Kalorien: 195   Kohlenhydrate: 22 g   Gesamtfettgehalt: 11 g

Pochiertes Obst der Saison (alle Phasen)

Lassen Sie sich von allem inspirieren, was Markt und Supermarkt zu bieten haben. Im Spätsommer kann man nach diesem Rezept alle reifen Früchte zubereiten, von Pfirsichen und Nektarinen bis hin zu Äpfeln und Birnen. Dieses Dessert passt immer.

Zubereitungszeit: 5 Minuten
Gesamtzeit: 20 Minuten
Für 4 Portionen

- 2 mittelgroße Birnen, Äpfel, Pfirsiche oder Aprikosen, halbiert und entkernt oder entsteint
- 125 ml Wasser
- 1 Prise Salz
- 1/4 TL gemahlener Zimt
- 1/4 TL gemahlener Kardamom
- 1/8 TL gemahlener oder frisch geriebener Muskat

Die Früchte mit der aufgeschnittenen Seite nach unten in eine kleine Pfanne legen. Das Wasser hinzufügen. Das Salz und die Gewürze über die Früchte streuen und auf mittlerer Stufe zum Kochen bringen. Auf kleine bis mittlere Stufe herunterschalten, Deckel aufsetzen und in zehn bis 15 Minuten weich kochen. Vom Herd nehmen. Warm servieren.

Mehr Abwechslung:
- Andere Gewürze nach Wahl verwenden.

Kalorien: 68 Kohlenhydrate: 18 g Gesamtfettgehalt: 0 g
Protein: 0 g Fasermenge: 4 g

Schokoladensauce (alle Phasen)

Diese Schokoladensauce ist ab dem ersten Tag erlaubt. Noch Fragen? Sie macht jede Frucht zu einer ganz besonderen Delikatesse.

Zubereitungszeit: 5 Minuten
Gesamtzeit: 15 Minuten
Für 2 bis 4 Portionen (6 EL)

- 60 ml ungesüßte Mandelmilch, Sojamilch oder Vollmilch
- 60 g dunkle Schokolade (mindestens 70 % Kakaogehalt), in Stücken

Die Milch in einen Topf gießen. Auf kleiner bis mittlerer Stufe erwärmen, auf kleine Stufe zurückschalten und die Schokolade in Stückchen hinzufügen. Unter Rühren drei bis fünf Minuten erhitzen, bis die Schokolade vollständig geschmolzen ist. Nicht überhitzen! Die Schokolade soll weich und cremig bleiben. Wenn sie körnig wird, ist sie möglicherweise zu heiß geworden.

Über vorbereitete Früchte träufeln. Warm servieren.

Tipp: Die Schokoladensauce kann man kalt stellen und bei Bedarf auf kleiner Stufe wieder schmelzen lassen. Bei Zimmertemperatur entspricht die Konsistenz einer dickflüssigen Glasur.

Pro Esslöffel:	Protein: 1 g	Fasermenge: 1 g
Kalorien: 60	Kohlenhydrate: 5 g	Gesamtfettgehalt: 4 g

SNACKS

Hummus, Grundrezept (alle Phasen)

Dieses Rezept lässt sich geschmacklich hervorragend abwandeln. Es ist lecker so, wie es beschrieben ist, man kann aber auch Oliven, geröstete rote Paprika, Knoblauch und andere Zutaten hineingeben. Dazu passt leicht blanchiertes oder rohes Gemüse, zum Beispiel Möhrenstreifen, Brokkoli, grüne Bohnen, Blumenkohl, Paprikastreifen oder Gurkenscheiben.

Zubereitungszeit: 5 Minuten
Gesamtzeit: 10 Minuten
Für 4 Portionen (Gesamtmenge 400 ml)

- 225 g Kichererbsen aus der Dose, gewaschen und abgetropft
- 2 bis 4 EL frischer Zitronensaft
- 1 EL Tahini
- 2 EL Olivenöl, extra vergine
- 1/2 TL Salz (oder nach Geschmack)
- 4 bis 8 EL Wasser (nach Bedarf)
- 1 Prise Paprika

Die Kichererbsen mit Zitronensaft, Tahini, Öl und Salz im Mixer zerkleinern oder in ein hohes Einmachglas oder einen Rührbecher geben. In diesem Fall mit dem Pürierstab zerkleinern. Bei Bedarf mehr Wasser hinzufügen, bis eine gleichmäßige Konsistenz erreicht ist. Mit Gewürzen abschmecken. Mit etwas Paprika garnieren.

Kalorien: 187   Kohlenhydrate: 19 g   Gesamtfettgehalt: 10 g
Protein: 6 g   Fasermenge: 5 g

Käsebohnendip (alle Phasen)

Köstlich lauwarm, schmeckt aber heiß noch besser.

Zubereitungszeit: 5 Minuten
Gesamtzeit: 10 Minuten
Für 4 Portionen (Gesamtmenge 400 ml)

- 160 g Pintobohnen aus der Dose, gewaschen und abgetropft
- 4 TL Olivenöl, extra vergine
- 4 EL Wasser
- 1/2 TL Chilipulver
- 1/4 bis 1/2 TL Salz
- 90 g kräftiger Hartkäse, geraspelt (Emmentaler, Cheddar)
- 2 rote Paprika, in Streifen

Die Bohnen mit dem Öl, dem Wasser, dem Chilipulver und dem Salz mit der Küchenmaschine oder dem Pürierstab in etwa 30 Sekunden zu einer gleichmäßigen Creme verarbeiten. Den Käse unterziehen. Kalt servieren oder erhitzen, bis der Käse zu schmelzen beginnt. Die Paprikastreifen in die Bohnenkäsemasse dippen.

Kalorien: 205 Kohlenhydrate: 15 g Gesamtfettgehalt: 12 g
Protein: 9 g Fasermenge: 5 g

Nussmischung (alle Phasen)

Geröstete Nüsse sind relativ kostspielig, doch man kann sie sehr gut selbst zubereiten. Dann muss man sich auch nicht mit mysteriösen Zusatzstoffen oder Aromen arrangieren. Packen Sie kleinere Mengen fürs Büro, fürs Auto oder für andere Orte ein, wo im Laufe des Tages gelegentlich eine Stärkung erforderlich ist. Dank gesunder Fette und Proteine im Verein mit langsam abgebauten Kohlenhydraten sind Nüsse eine gute Ergänzung für dieses Ernährungskonzept.

Zubereitungszeit: 2 Minuten
Gesamtzeit: 15 Minuten
Für 8 Portionen (Gesamtmenge etwa 250 g)

- 1 TL geschmacksneutrales Öl, zum Beispiel Distel- oder Avocadoöl
- 1/2 TL Salz
- 250 g Nüsse (Walnüsse, Pekannüsse, Cashewnüsse oder Erdnüsse)
- 4 EL braune Sesamsamen
- 4 EL Kokosraspel

Den Ofen auf 175 °C vorheizen.

Das Öl mit dem Salz, den Nüssen und den Sesamsamen mischen. Alles auf einem großen Backblech ausbreiten und acht bis zehn Minuten rösten, bis die Nüsse leicht gebräunt sind. Aus dem Ofen holen, die Kokosraspel untermischen und abkühlen lassen.

Mehr Abwechslung:
In Phase 3 am Schluss mit den Kokosraspeln eine kleine Menge Bitterschokoladestückchen oder Trockenfrüchte untermischen.

Mit unterschiedlichen Nüssen und Samen lässt sich dieses Rezept immer wieder abwandeln. Sesamsamen enthalten viel Kalzium und sollten daher möglichst oft dabei sein.

Kalorien: 225   Kohlenhydrate: 7 g   Gesamtfettgehalt: 21 g
Protein: 5 g   Fasermenge: 3 g

Pikante Kürbiskerne (alle Phasen)

Knusprig, pikant und salzig – ein hervorragender Snack für unterwegs. Der Cayennepfeffer sorgt für kräftige oder leichte Schärfe, ganz nach Belieben.

Zubereitungszeit: 10 Minuten
Gesamtzeit: 20 Minuten
Für 4 Portionen (300 g)

- 300 g Kürbiskerne, geschält
- 1 TL Olivenöl, extra vergine
- 1/2 TL Chilipulver (oder nach Geschmack)
- Cayennepfeffer
- 1/4 TL Salz

Den Ofen auf 175 °C vorheizen.

Alle Zutaten in eine Schüssel geben und gründlich mischen. Achten Sie darauf, dass die Gewürze gleichmäßig verteilt sind. Die Kerne in einer Lage auf einem Backblech ausbreiten und im Backofen fünf bis zehn Minuten rösten, bis sie braun werden und aufspringen. Aus dem Ofen nehmen, abkühlen lassen und losknuspern. Die gerösteten Kürbiskerne in einem Einmachglas oder Schraubglas mit fest schließendem Deckel aufbewahren.

Mehr Abwechslung:
- Mit Currypulver oder anderen Gewürzen abschmecken.
- Getrocknete Kräuter nach Wahl einsetzen.

Kalorien: 192   Kohlenhydrate: 4 g   Gesamtfettgehalt: 17 g
Protein: 10 g   Fasermenge: 2 g

Kichererbsen mit Kräutern (alle Phasen)

Kichererbsen liefern viele Proteine und machen angenehm satt. Mit nativem Olivenöl und Parmesankäse schmecken sie überaus delikat.

Zubereitungszeit: 5 Minuten
Gesamtzeit: 25 Minuten
Für 4 Portionen

- 260 g Kichererbsen aus der Dose, abgetropft und gründlich abgespült
- 1 EL Olivenöl, extra vergine
- 1 TL getrockneter Oregano oder italienische Kräuter
- 1 Prise Salz
- 4 EL geriebener Parmesan

Den Ofen auf 200 °C vorheizen.

Die Kichererbsen in einer Schüssel mit Öl, Kräutern und Salz mischen. Alles auf einem Backblech ausbreiten oder in eine Backform füllen. Im Backofen 15 bis 20 Minuten backen, bis die Kichererbsen goldbraun werden. Dabei gelegentlich das Blech oder die Form rütteln. Die Kichererbsen sollen innen noch weich und außen leicht knusprig sein. Aus dem Ofen holen und sofort den Parmesankäse untermischen. Abkühlen lassen und danach verzehren oder luftdicht verschlossen im Kühlschrank lagern.

Kalorien: 150	Kohlenhydrate: 15 g	Gesamtfettgehalt: 7 g
Protein: 8 g	Fasermenge: 5 g	

Kapitel 9: Rezepte **423**

SNACKS MIT HÖHEREM PROTEINANTEIL

Gefüllte Salatschiffchen (alle Phasen)

Ein vielseitiger Snack, der den Verzicht auf Brot erleichtert, weil er genauso praktisch ist.

Zubereitungszeit: 3 Minuten
Gesamtzeit: 5 Minuten
Für 2 Portionen

- 3 EL Dressing oder Sauce nach Wahl
- 8 Herzblätter von Romana- oder Endiviensalat
- 120 g Bratenaufschnitt nach Wahl

Das Dressing gleichmäßig auf den Salatblättern verteilen, die Blätter zusammenrollen und gleich verzehren.

Mehr Abwechslung:
- Die Salatblätter mit zwei Teelöffeln Senf bestreichen. Auf jedes Blatt eine halbe Scheibe (etwa 15 g) Bratenaufschnitt setzen und mit etwas Schweizer Käse belegen.
- Zum Füllen eignet sich alles Mögliche: Verwerten Sie mit diesem Rezept Reste von Lachs- oder Tofusalat (Seite 363 f.), von Hähnchenschenkeln mit Kräutern (Seite 343 f.) oder von gekauftem Räucherlachs.

Kalorien: 140   Kohlenhydrate: 4 g   Gesamtfettgehalt: 8 g
Protein: 14 g   Fasermenge: 2 g

Gurkenschiffchen mit Pute und Feta (alle Phasen)

Mit ein paar halbierten Kirschtomaten wird dieses Gericht zu einem griechischen Salat zum Mitnehmen.

Zubereitungszeit: 5 Minuten
Gesamtzeit: 10 Minuten
Für 2 Portionen

- 2 mittelgroße Gurken
- 3 EL Fetakäse (etwa 30 g), zerkrümelt
- 120 g Puten- oder Bratenaufschnitt nach Wahl

Die Gurken längs halbieren. Die Samen herausschaben, den Feta auf die Hälften aufteilen und mit zusammengerollten Bratenscheiben belegen.

Mehr Abwechslung:
- Zum Füllen eignet sich alles Mögliche: Verwerten Sie Reste von Lachs- oder Tofusalat (Seite 363 f.) oder von Hähnchenschenkeln mit Kräutern (Seite 343 f.).
- Statt Aufschnitt und Feta eignen sich auch Räucherlachs und Frischkäse.
- Mit halbierten Kirschtomaten wird das Gericht noch vitaminreicher.

Kalorien: 170   Kohlenhydrate: 12 g   Gesamtfettgehalt: 6 g
Protein: 18 g   Fasermenge: 2 g

Räucherlachs und Dillkäse auf Gurkenscheiben

Ein typisches Partyhäppchen: cremig, knackig und pikant.

Zubereitungszeit: 5 Minuten
Gesamtzeit: 10 Minuten
Für 2 Portionen

- 2 EL Doppelrahmfrischkäse
- 1 EL frischer Dill, fein gehackt (oder 1 TL getrockneter Dill)
- 1 mittelgroße Salatgurke, in 0,5 cm dicken Scheiben
- 120 g Räucherlachs

Den Käse mit dem Dill verrühren und die Gurkenscheiben gleichmäßig damit bestreichen. Den Räucherlachs gleichmäßig darauf aufteilen.

Mehr Abwechslung:
- Andere frische oder getrocknete Kräuter nach Wahl verwenden.
- Einen Spritzer Zitronensaft an den Käse geben.
- Den Lachs fein hacken und mit dem Dill in den Käse mischen.

Kalorien: 129 Kohlenhydrate: 3 g Gesamtfettgehalt: 8 g
Protein: 12 g Fasermenge: 1 g

Edamame

Ungewöhnliches, nährstoffreiches Fingerfood für Erwachsene und Kinder.

Zubereitungszeit: 5 Minuten
Gesamtzeit: 10 Minuten
Für 2 Portionen

- 250 ml gefrorene Edamame, geschält
- 1 Prise Salz

Die Edamamebohnen nach Packungsanweisung dämpfen oder kochen. Mit Salz würzen.

Mehr Abwechslung:
- Gefrorene Edamame mit Schote verwenden.

Kalorien: 120　　Kohlenhydrate: 11 g　　Gesamtfettgehalt: 4 g
Protein: 13 g　　Fasermenge: 4 g

Epilog

Schluss mit dem Irrsinn

Gesunde Nahrung:
Eine Frage der nationalen Sicherheit

In alten Zeiten vergifteten Invasoren mitunter Nahrungsmittel und Wasser, um den Feind zu schwächen. Stellen wir uns einmal vor, fremde Mächte hätten sich verschworen, Amerika mit einer ähnlichen Strategie wirtschaftlich und militärisch zu schwächen. Anstatt jedoch Stauseen oder Lebensmittellager zu kontaminieren – was angesichts der modernen Überwachung von Trinkwasser und Lebensmittelsicherheit rasch auffallen würde –, hätten die Gegner womöglich den Plan, die Nahrungsqualität schrittweise zu verschlechtern. Daraufhin infiltrieren Geheimagenten die Schlüsselpositionen der Gesellschaft und wirken verdeckt auf eine Unterminierung der Nahrungsmittelqualität insgesamt hin, bis das Volk zunehmend an Diabetes und anderen schweren, durch Übergewicht hervorgerufenen Krankheiten leidet. Der Plan umfasst folgende Punkte:

Regierung:
- Langfristige Landwirtschaftsvorgaben entwickeln, welche auf Kosten der Nährstoffversorgung nicht die Produktion von nährstoffreichem Gemüse, Obst, Hülsenfrüchten und Nüssen fördert, sondern den Anbau von lange haltbarem Getreide.[1]
- Über Ernährungsprogramme wie SNAP (früher: Lebensmittelmarken) den kostenlosen Zugang zu Junkfood und zuckerhaltigen Getränken im Wert von mehreren Milliarden Dollar pro Jahr sicherstellen.[2]
- Die Mittel für Ernährungsforschung, Mittagstisch in den Schulen und Initiativen zur Verhütung von Übergewicht bei Kindern zusammenstreichen.[3]
- Öffentliche Verkehrsmittel sowie Gehwege und Radwege proportional deutlich schlechter finanzieren als Schnellstraßen, damit sich weniger Möglichkeiten bieten, Fehlernährung durch körperliche Aktivität auszugleichen.

Lebensmittelindustrie:
- Eine überwältigende Vielzahl extrem nährstoffarmer Produkte anbieten, die sich vornehmlich aus preisgünstigem Getreide und chemischen Zusatzstoffen zusammensetzen.[4]
- Diese Produkte in der gesamten Gesellschaft aggressiv vermarkten, besonders an Kinder (um lebenslange Markentreue zu erzeugen).
- Fastfood, Junkfood und zuckerhaltige Getränke leicht zugänglich und preiswert anbieten; den Zugang zu nährstoffreichem, vollwertigen Essen eher erschweren.

- Bei öffentlichen Bedenken bezüglich des Nährstoffgehalts von Lebensmitteln leere Versprechungen abgeben und währenddessen das Gesundheitswesen unterwandern.[5]

Schulen:
- Finanzierungslücken durch Einsparungen beim Mittagstisch schließen, die Cafeteria an Fastfood-Ketten verpachten und Süßigkeitenautomaten aufstellen.
- Sportstunden und Freizeitangebote einschränken oder streichen.

Wissenschaft und Berufsverbände im Gesundheitswesen:
- Sponsorengelder aus der Lebensmittelindustrie für Forschungsvorhaben und Veranstaltungen annehmen, Produktpräsentationen und Gelegenheiten zum Austausch mit »Vordenkern« wahrnehmen, obwohl solche Beziehungen nachweislich die wissenschaftliche Unvoreingenommenheit beeinträchtigen und für die Öffentlichkeit die Glaubwürdigkeit unterminieren.[6]

Für sich genommen würden alle diese Vorgehensweisen sicher nur begrenzten Schaden anrichten, doch insgesamt wären die Auswirkungen auf die Gesellschaft verheerend. Rasch steigende Gesundheitskosten für die Behandlung ernährungsbedingter Erkrankungen (aktuell rund eine Billion Dollar pro Jahr) und rückläufige Produktivität führen zu erheblichen Haushaltsdefiziten. Die finanziellen Engpässe lösen politische Grabenkämpfe und eine Lähmung der Gesetzgebung aus. Angesichts der wachsenden Unterfinanzierung von Bildungswesen, Forschung, Verkehrswesen und anderen entscheidenden Langzeitinvestitionen verschlechtert sich die Infrastruktur im ganzen Land und schadet der amerikanischen Wettbewerbsfähigkeit. Das Pentagon befürchtet, dass junge Menschen zu krank sind, um bei einer möglichen Generalmobilmachung ihren Militärdienst abzuleisten.[7] Erstmals seit 100 Jahren scheint Amerikas Status als Supermacht bedroht. Das übersteigt die kühnsten Erwartungen unseres Gegners.

Diese Verschwörungstheorie ist natürlich reine Spekulation. Allerdings könnte dieses Szenario leicht wahr werden, und die Gründe dafür sind hausgemacht: das systematische politische Versagen bei dem Versuch, die Bedürfnisse der Gesellschaft und des Gesundheitswesens höher zu gewichten als Lobbyinteressen und kurzfristigen Profit. Für dieses Versagen sind wir alle verantwortlich, weil wir eine Kultur fördern, die dem flüchtigen Genuss und dem schnellen Zugriff auf stark verarbeitete Industrienahrung einen höheren Wert beimisst als der Gesundheit. In erster Linie jedoch liegt der Schwarze Peter bei den Konzernen.

Lebensmittelkonzerne und ihre Interessenvertretungen geben Jahr für Jahr viele Millionen Dollar für Parteispenden, Lobbyarbeit und ähnliche Aktivitäten aus. Im Gegenzug haben sie enormen Einfluss auf die Gesetze und Vorgaben für die Lebensmittelversorgung auf nationaler und lokaler Ebene.[8] In den letzten zehn Jahren hat aggressive Lobbypolitik auf diese Weise Folgendes erreicht:[9]

– Unterminierung der Standards für den schulischen Mit-

tagstisch (zum Beispiel durch Einstufung von Pizza als
»Gemüse«)
- Behinderung einer Reform der WIC-Gutscheine für bedürftige Frauen und Kinder (zum Beispiel durch den Pflichteinschluss von Kartoffeln – gegen den Rat des unabhängigen Gesundheitsforschungsinstituts IOM)
- Blockierung von Steuern auf zuckerhaltige Getränke
- Verhinderung von Einschränkungen in Lebensmittelwerbung, die an Kinder gerichtet ist
- Verwässerung einer klaren Lebensmittelkennzeichnung (zum Beispiel in Bezug auf Erzeugung durch genmanipulierte Organismen)
- Änderung von Ernährungsvorgaben in Bezug auf Zucker und andere Handelsgüter
- Einflussnahme auf die Verwendung von Milliarden an Steuermitteln für landwirtschaftliche Subventionen

Angesichts der wachsenden Sorge wegen des um sich greifenden Übergewichts insbesondere bei Kindern fahren die Konzerne inzwischen teure Kampagnen, mit denen sie ihr Image als gute Partner aufpolieren wollen, die ernsthaft an einer Lösung interessiert seien. Wie jedoch sollten wir den Lebensmittelherstellern trauen, so Michele Simon, wenn diese »lautstark Bestimmungen zur Verbesserung der Gesundheit von Kindern bekämpfen, irreführende Erklärungen abgeben und ihre Richtlinien bei Gesprächen mit dem Gesetzgeber und anderen öffentlichen Veranstaltungen falsch darstellen sowie öffentlichkeitswirksam mehr Verantwortung geloben, die in Wahrheit nichts als leere Worte sind«?[10]

Insgesamt besehen handelt die Industrie keineswegs unmoralisch, und ihr Vorgehen ist weitgehend vorhersagbar. Wie Marion Nestle in *Food Politics*[11] schrieb, haben Lebensmittelkonzerne ihren Anteilseignern gegenüber die treuhänderische Verantwortung zur Gewinnmaximierung. Auf dem nicht regulierten Markt sind solche Gewinne am besten zu erwirtschaften, indem man den Konsum stark verarbeiteter Produkte fördert, die aus preisgünstigen Grundsubstanzen bestehen. Selbst wenn ein Manager also beste Absichten hat – sobald der Hauptkonkurrent Kinder mit Junkfoodwerbung bombardiert, gerät die eigene Firma unter Druck, bis sie ihrerseits zu solchen Mitteln greift.

Daher lenkt die Industrie von ihrem Grundkonflikt ab – gesunde Lebensmittel bereitzustellen oder gesunden Profit zu erwirtschaften –, da jeder individuell für sich verantwortlich sei. Schließlich ist niemand gezwungen, Junkfood zu kaufen. Man kann doch selbst entscheiden und die Folgen hinnehmen. Dieses Argument krankt an zwei entscheidenden Stellen: Erstens bestehen aufgrund der Einflussnahme der Industrie auf die Politik erhebliche Wettbewerbsverzerrungen auf dem freien Markt, was das gesamte Angebot betrifft. Nicht zuletzt weil die öffentlichen Mittel entsprechend verteilt sind, sind stark verarbeitete Produkte im Vergleich zu vollwertigen Lebensmitteln reichlich vorhanden, leicht zugänglich und preisgünstig. Wie funktioniert persönliche Verantwortung in der Vollwertwüste mit Junkfoodoase? Bereits im Jahr 2000 meldete das Institute of Medicine (IOM):

> Die Erwartung, dass Menschen ihr Verhalten problemlos umstellen, wenn so viele Faktoren in ihrem sozialen, kulturellen und physischen Umfeld dagegensprechen, ist unrealistisch. Bei der Entwicklung erfolgversprechender Programme zur Prävention und Gesundheitsförderung ist nicht nur das individuelle Verhalten zu berücksichtigen, sondern auch das konkrete gesellschaftliche Umfeld.[12]

Zudem betreffen die langfristigen Konsequenzen einer industriell geprägten Ernährung nicht nur den Einzelnen. Denn die Gesellschaft zahlt neben den Krankenkassenbeiträgen der Versicherten und der Arbeitgeber auch indirekt durch Steuerzuschüsse, Einkommensausfälle, vorzeitigen Ruhestand und vieles mehr. Diese Bürde wird also von der ganzen Gemeinschaft geschultert.

Bei den meisten gesundheitsrelevanten Themen ziehen wir keine künstlichen Grenzen zwischen der Verantwortung des Einzelnen, der Hersteller und des Gesetzgebers. Wäre eine Deregulierung der Sicherheitsbestimmungen im Automobilsektor vorstellbar, bei der die Industrie gefährliche Wagen vermarkten darf und vom Verbraucher mehr Eigenverantwortung erwartet? Bei allen möglichen Produkten von Spielzeug bis hin zu Toastern wird auf gemeinsame Verantwortung gesetzt. Warum nicht auch bei Lebensmitteln?

Solange keine Kehrtwende stattfindet, werden ernährungsbedingte chronische Krankheiten noch viel Leid erzeugen, die Lebenserwartung herabsetzen[13], die Wirtschaft belasten und unsere internationale Handlungsfähigkeit unterminieren. Dieses bedrohliche Szenario ließe sich jedoch durch den nachfolgenden, umfassenden (wenn auch politisch schwer durchsetzbaren) Aktionsplan abwenden.

DER 10-PUNKTE-PLAN FÜR EINE GESUNDE ERNÄHRUNG

1. *Eine Kommission für die Lebensmittelgesetzgebung einsetzen.* Die Lebensmittelindustrie wird in Washington wie auch in Brüssel und den europäischen Hauptstädten weiterhin ungebührlich viel Einfluss haben. Wir können die Gesetzgebung und die politische Diskussion jedoch voneinander trennen, wenn eine unabhängige Kommission objektive Vorgaben für alle Themen der US-amerikanischen, aber auch der europäischen Lebensmittelgesetzgebung machen kann – von Agrarbeihilfen bis hin zu Richtlinien für das Essen in Schulen.
2. *Die Überarbeitung der offiziellen Ernährungsempfehlungen reformieren.* Empfehlungen sollten in erster Linie von unabhängigen Institutionen erarbeitet werden, damit Interessenkonflikte (wie z.B. in der Agrar- und Lebensmittelbehörde USDA) vermieden werden.[14]
3. *Sonderabgaben auf alle industriell erzeugten Lebensmittel und Fastfood-Produkte,* damit die langfristigen Kosten dieser Produkte im Kaufpreis enthalten sind. Der hierdurch erwirtschaftete Ertrag ist zur Subventionierung von Gemüse, Obst und anderen Vollwertprodukten zu verwenden.[15]
4. *Auflagen für die Lebensmittelwerbung.* Die Verfassung der Vereinigten Staaten gibt niemandem das Recht, offensichtlich ungesunde Produkte anzupreisen, insbesondere nicht im Hinblick auf die Gesundheit von Kindern. Das gilt auch für die europäische Gesetzgebung. Verbraucher sollten zumindest angemessene Gesundheitswarnungen erhalten. Wenn die Hersteller von Viagra auf seltene Komplikationen wie eine anhaltende Erektion hinweisen müssen, warum wird in der Werbung für zuckerhaltige

Getränke nicht auch auf häufige Folgen wie Übergewicht und Diabetes hingewiesen?[16]

5. *Interessenskonflikte in der Wissenschaft und in Berufsverbänden minimieren.* Die Regierungen sollten über entsprechende Institutionen (in den USA ist das beispielsweise das National Institute of Health)[17] Forschungsvorhaben zu hochwertiger Ernährung fördern, damit weniger Mittel aus der Wirtschaft erforderlich sind und ein Gegengewicht zu den einseitigen Ergebnissen von Industriestudien ermöglicht wird. Berufsverbände im Gesundheitswesen sollten finanzielle Beziehungen zur Industrie meiden, die sie von ihrem eigentlichen Ziel ablenken.

6. *Schulen brauchen ausreichende finanzielle Mittel,* damit sie ein hochwertiges Frühstück und Mittagessen, tägliche Sportstunden und Freizeitangebote nach Unterrichtsende anbieten können.

7. *Entwicklung neuer Restaurantkonzepte,* die schnelle, preisgünstige Mahlzeiten aus vollwertigen Lebensmitteln anbieten.

8. *Gesündere Fertigprodukte entwickeln.* Die Lebensmittelindustrie sollte statt auf stark verarbeitetes Getreide und Zucker vor allem auf hochwertige Zutaten mit mehr Nährwert setzen. Zusätzlich könnte man viele konventionelle Produkte in weniger stark verarbeiteter Form anbieten (zum Beispiel Vollkornbrot oder Haferschrot).[18]

9. *Bewusst wählen.* Die Wähler können Politiker wählen, die den Mut haben, der öffentlichen Gesundheit einen höheren Wert beizumessen als kurzfristigen Einzelinteressen.

10. *Bewusste Kaufentscheidungen treffen.* Mit steigender Nachfrage nach »echten« Lebensmitteln anstelle von stark verarbeiteten Produkten steigt auch für die Hersteller der Anreiz, gesündere Produkte auf den Markt zu bringen.

> Früher hatten wir immer alle möglichen Knabbereien im Haus (Salzstangen, Popcorn für die Mikrowelle und so weiter), dazu Müsliriegel und Tiefkühlprodukte wie Chicken Nuggets. Einen gut gefüllten Obstkorb gab es auch immer. Aber wenn das andere Zeug da war, griff beim Obst niemand zu. Doch neulich fiel mir auf, dass sich inzwischen alle beim Obst bedienen, wenn sich zwischendurch der Hunger meldet, und ich musste lächeln.
> – *Monica M., 45, Great Falls, Virginia*

Die Lebensmittelindustrie verhält sich manchmal konstruktiv, manchmal aber auch erschreckend kurzsichtig. Befürworter und Kritiker finden immer Beispiele dafür, dass die Industrie entweder grundsätzlich »gut« oder grundsätzlich »schlecht« ist. Aber das ist ein Totschlagargument. In einer vom Markt beherrschten Wirtschaft neigt die Industrie zu opportunistischem Verhalten, um ihren Profit zu maximieren. Daher obliegt es der Regierung, den Markt so zu regulieren, dass die Industrie davon profitiert, dass sie den Bedürfnissen der Gesellschaft gerecht wird, anstatt diese zu unterminieren.

Und dabei müssen die Konzerne berücksichtigen, dass die öffentliche Gesundheit von allgemeinem Interesse ist. Die Versorgung mit gesunden Lebensmitteln bildet die Grundlage für eine starke Gesellschaft, wie der Lebensmittelwissenschaftler George Stewart bereits vor einem halben Jahrhundert erklärte:

> Wenn wir den Ernährungsproblemen, die mit der Lebensmitteltechnologie einhergehen, nicht ausreichend Beachtung schenken, besteht die Gefahr, dass wir irgendwann eine Vielzahl an essbaren, praktischen, haltbaren Nahrungsmitteln erzeugen, welche die Ernährungsbedürfnisse des Menschen nicht decken. Mit anderen Worten: Wir riskieren das ernährungstechnische Wohlbefinden der Nation zu untergraben ... Ich gehe davon aus, dass jeder Lebensmittelhersteller moralisch dazu verpflichtet ist, der Allgemeinheit nahrhafte [und nicht nur] essbare Produkte bereitzustellen.[19]

Letztlich jedoch ist jeder auf sich gestellt. Bis wir eine Gesellschaft ausbilden, in der die gesunde Entscheidung leicht gemacht wird, müssen wir für unsere Gesundheit und die unserer Kinder die volle Verantwortung übernehmen. Wir können uns den Versprechungen der Werbung verschließen, weil wir wissen, dass die Krankheiten, die durch Junkfood entstehen – die meisten Formen von Diabetes und viele Krebsarten –, alles andere als praktisch und genussvoll sind. Dieses Buch soll Sie in die Lage versetzen, auf dem Weg zu mehr Gesundheit durchzuhalten.

Anhänge

ANHANG A

Die glykämische Last[1] von kohlenhydrathaltigen Lebensmitteln

DIE GLYKÄMISCHE LAST VON KOHLENHYDRATEN

NAHRUNGS-GRUPPE	GLYKÄMISCHE LAST[2]		
	GERING In allen Phasen erlaubt	**MÄSSIG** Phase 2 und 3	**HOCH** Nur Phase 3
Gemüse	Alfalfasprossen Artischocke Aubergine Bambussprossen Blumenkohl Bohnensprossen Brokkoli Frühlingszwiebeln Grüne Bohnen Grüner Salat Grünkohl Kohlrabi Lauch	Butternutkürbis Gartenkürbis Grüne Erbsen Kochbananen Pastinaken Rote Bete Süßkartoffel Yams	Kartoffeln Maronen

NAHRUNGS-GRUPPE	GLYKÄMISCHE LAST [2]		
	GERING In allen Phasen erlaubt	**MÄSSIG** Phase 2 und 3	**HOCH** Nur Phase 3
Gemüse	Mairübchen Mangold Möhren Okra Pak Choi Paprika Pilze Radieschen Rotkohl Rübenblätter Salatgurke Sellerie Senfblätter Spargel Spinat Steckrüben Tomaten Wasserkastanien Weißkohl Zucchini Zuckerschoten Zwiebeln		
Früchte	Äpfel Aprikosen Beeren aller Art Birnen Clementinen Grapefruit Kirschen Kiwis Limetten Mandarinen Nektarinen	Ananas Apfelmus* Banane Cantaloup-Melone Dosenobst (ungezuckert) Honigmelone Mango Papaya Trockenfrüchte Wassermelone	Fruchtsaft und Fruchtmixgetränke

Anhang A

NAHRUNGS-GRUPPE	GLYKÄMISCHE LAST[2]		
	GERING In allen Phasen erlaubt	**MÄSSIG** Phase 2 und 3	**HOCH** Nur Phase 3
Früchte	Orangen Pfirsiche Pflaumen Trauben Zitronen		
Hülsenfrüchte	Bohnen aller Art (außer gebackene Bohnen) Hummus Kichererbsen Linsen Palerbsen	Gebackene Bohnen*	
Nüsse	Cashewkerne Erdnüsse Erdnussbutter (zuckerfrei) Haselnüsse Macadamianüsse Mandeln Paranüsse Pekannüsse Pistazien Walnüsse	Erdnussbutter (mit Zucker)*	
Samen und Kerne	Chiasamen Kürbiskerne Sesamsamen Sonnenblumenkerne		
Milchprodukte	Joghurt (ohne Zuckerzusätze) Käse Milch	Schokoladenmilch* Joghurt (mit Zucker)*	

NAHRUNGS-GRUPPE	GLYKÄMISCHE LAST [2]		
	GERING In allen Phasen erlaubt	**MÄSSIG** Phase 2 und 3	**HOCH** Nur Phase 3
Getreide		Amarant Buchweizen Frühstückscerealien mit hohem Faseranteil* Gerste Grieß Haferflocken Maiskörner Nudeln (keine Fertiggerichte)* Quinoa Roggen Vollkornbrot und Keimlingsbrot (geringstmöglicher Weißmehlanteil) Vollkornreis Vollkornweizen (ganze Körner) Wildreis	Brot und Backwaren (mit normalem Weizenmehl oder Maismehl) Couscous Croûtons Frühstückscerealien mit geringem Faseranteil Knäckebrot Nudeln (auch Fertiggerichte) Pfannkuchen Pizza Popcorn Reis (weiß) Reiskräcker Salzgebäck Tacos Tortillas Waffeln
Dessert, Kuchen, Süßigkeiten	Dunkle Schokolade (mindestens 70 % Kakaoanteil)	Milchschokolade* Speiseeis	Bonbons Brownies Chips Donuts Kekse Kuchen Sorbet Torte Zuckerhaltige Getränke

[1] Die glykämische Last drückt aus, wie ein Nahrungsmittel (ob als Mahlzeit oder einzeln) den Blutzucker in den Stunden nach dem Verzehr beeinflusst. Ein häufiger Verzehr von Lebensmitteln mit hoher glykämischer Last steht in engem Zusammenhang mit übermäßiger Gewichtszunahme und einem erhöhten Risiko für Herzkrankheiten und Diabetes (siehe Kapitel 4). Die glykämische Last wird ermittelt, indem man den glykämischen Index eines Lebensmittels mit der Menge der darin enthaltenen Kohlenhydrate multipliziert.

[2] Die Werte für die glykämische Last in dieser Tabelle unterscheiden sich je nach Nahrungsgruppe. Sie sollen dazu verhelfen, sich innerhalb der Gruppe leichter zu orientieren.

* In Phase 2 wegen des hohen Zuckergehalts oder starker Verarbeitung lieber meiden.

ANHANG B

Erfolgskontrolle

1. Tagesbericht S. 446
2. Monatsübersicht S. 448

TAGESBERICHT

Fertigen Sie für jeden Tag eine Kopie dieser Seite an oder laden Sie diese unter www.goldmann-verlag.de/nimmersatt herunter. Vermerken Sie in den Kategorien für die Symptome jeweils Ihren Gesamteindruck für diesen Tag. Addieren Sie die Punkte der verschiedenen Kategorien zu einem Gesamtergebnis zwischen 0 und 20. Anschließend ermitteln Sie, wie viele stark verarbeitete Kohlenhydrate Sie zu sich genommen haben. Zum Schluss wird das Gesamtergebnis im Verhältnis zur Menge der stark verarbeiteten Kohlenhydrate mit grüner, gelber oder roter Farbe in die Monatsübersicht eingetragen. Unten auf der Seite notieren Sie bitte alle Aktivitäten, die für andere Programmziele relevant sind (Stressabbau, Bewegung, Schlaf).

Hunger. Heute war ich
☐ 0 (am Verhungern) ☐ 1 ☐ 2 (mittelhungrig)
☐ 3 ☐ 4 (satt)

_____ Punkte

Heißhunger. Heute war mein Heißhunger
☐ 0 (enorm) ☐ 1 ☐ 2 (hielt sich in Grenzen)
☐ 3 ☐ 4 (nicht vorhanden)

_____ Punkte

Sättigung. Heute war ich nach dem Essen
☐ 0 (überhaupt nicht satt) ☐ 1
☐ 2 (eine ganze Weile satt) ☐ 3
☐ 4 (bis zur nächsten Mahlzeit satt)

_____ Punkte

Anhang B

Energieniveau. Meine Energie war heute insgesamt
☐ 0 (gering) ☐ 1 ☐ 2 (normal)
☐ 3 ☐ 4 (bestens)

_____ Punkte

Wohlbefinden. Mein Wohlbefinden insgesamt war heute
☐ 0 (gering) ☐ 1 ☐ 2 (normal)
☐ 3 ☐ 4 (bestens)

_____ Punkte

Gesamtergebnis _____

Ich habe heute folgende Mengen an SCHNELL VERFÜGBAREN KOHLENHYDRATEN* zu mir genommen (Anzahl der Produkte ankreuzen): *Das Gesamtergebnis mit der hier ermittelten Farbe in die Monatsübersicht eintragen.*

0 bis 1 *grün*   2 *gelb*   3 oder mehr *rot*

* In diese Kategorie fallen Weißmehlprodukte (Brot, Nudeln), polierter Reis, Kartoffeln und Kartoffelprodukte, alle Lebensmittel mit Zuckerzusätzen sowie Fruchtsaft.

Meine 5 Minuten Stressabbau waren:
  ☐ morgens ☐ abends

Mein Spaziergang nach dem Essen war:
  ☐ morgens ☐ abends

Ich habe mich mit Spaß ausgepowert mit:
  ☐ (bitte benennen) _____

Ich habe mein Einschlafritual durchgeführt:
  ☐ (Kurzbeschreibung) _____

MONATSÜBERSICHT

Diese Übersicht gestattet Ihnen, die Fortschritte Monat für Monat im Auge zu behalten. Gleichzeitig lässt sich daran ablesen, wie stark die tägliche Menge an schnell verfügbaren Kohlenhydraten das persönliche Ergebnis beeinflusst. Diese Übersicht können Sie auch unter www.goldmann-verlag.de/nimmersatt herunterladen. Markieren Sie das tägliche Gesamtergebnis mit einem Punkt im entsprechenden Kästchen. Wählen Sie dazu jeweils die Farbe, die der Menge der schnell verfügbaren Kohlenhydrate entspricht, die Sie an diesem Tag gegessen haben (0 bis 1 = grün; 2 = gelb; 3 oder mehr = rot). Wenn Sie mitten im Monat anfangen, bleiben die vorherigen Tage einfach frei. Ende des Monats notieren Sie Gewicht und Taillenumfang und vergleichen diese Werte mit dem Ausgangsniveau.

Tragen Sie hier bitte Ihre Werte vor Beginn des Programms ein:

Gewicht _____ Taillenumfang _____

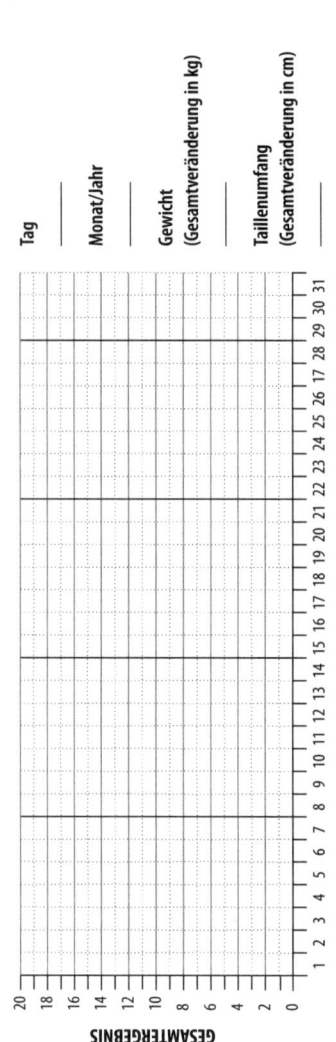

Tag _____

Monat/Jahr _____

Gewicht _____
(Gesamtveränderung in kg) _____

Taillenumfang _____
(Gesamtveränderung in cm) _____

ANHANG C

Die Zubereitung von Gemüse, Vollkorn, Nüssen, Kernen und Samen

GEMÜSEZUBEREITUNG

Gemüse ist ein Grundnahrungsmittel. Es ist nährstoffreich und verträgt sich bestens mit den köstlichen Saucen und Dips aus allen drei Phasen. Orientieren Sie sich beim kreativen Kochen an dieser Tabelle.

		Garzeit in Minuten				
Gemüse	**Vorbereiten**	**Sautieren***	**Dämpfen**	**Kochen**	**Blanchieren****	**Backen**
Aubergine	Eventuell schälen. In fingerdicke Würfel oder Scheiben schneiden.	10 bis 12	---	---	---	20 bis 25
Blumenkohl	In Röschen teilen. Den Stiel würfeln.	4 bis 6	7 bis 9	7 bis 9	1 bis 2	15 bis 18
Brokkoli	Die Stängel schälen und in kleine Stücke schneiden; den Kopf in Röschen teilen.	4 bis 6	6 bis 8	6 bis 8	1	20 bis 25
Brokkoliblätter	In zentimeterbreite Streifen schneiden	4 bis 6	4 bis 6	4 bis 6	1	---
Chinakohl	Die festen Teile in zentimeterbreite Streifen schneiden; die Blätter grob hacken.	2 bis 4	2 bis 4	2 bis 4	Unter 1	---
Rettich, Radieschen	In dicke Stücke schneiden. Kleine Radieschen ganz lassen. Zum Sautieren: raspeln oder in	4 bis 6	4 bis 6	5 bis 8	1	15 bis 20

Gemüse	Vorbereiten	Garzeit in Minuten				
		Sautieren*	Dämpfen	Kochen	Blanchieren**	Backen
Rettich, Radieschen *(Fortsetzung)*	Juliennes schneiden. Zum Blanchieren: in dünne Scheiben schneiden.	4 bis 6	4 bis 6	5 bis 8	1	15 bis 20
Fenchel	Knolle und Stängel in dünne Scheiben schneiden. Zum Backen: vierteln oder in große Stücke schneiden.	6 bis 8	6 bis 8	6 bis 8	1 bis 3	30 bis 45
Grüne Bohnen	Die harten Stiele abschneiden.	3 bis 5	4 bis 6	4 bis 6	Unter 1	8 bis 10
Grünkohl	Gründlich waschen. Die Blätter von den Stielen streifen. Die Stiele in feine Ringe schneiden; die Blätter grob hacken.	4 bis 7	4 bis 7	3 bis 5	1 bis 2	---
Kohlkopf (weiß, grün, rot)	Den Stiel herausschneiden. Fein raspeln. Zum Backen: in 3 bis 4 cm dicke Streifen schneiden.	5 bis 7	8 bis 10	8 bis 10	1	20 bis 25
Mangold (grün oder rot)	Gründlich waschen. Die Stiele in zentimeterdicke Streifen schneiden; die Blätter grob hacken.	4 bis 6; erst die Stiele in die Pfanne geben, nach 2 Minuten die Blätter	4 bis 6; die Stiele zuunterst	1 für die Stiele; Blätter kürzer	---	
Kürbis (Gartenkürbis, Butternut, Hokkaido)	Halbieren. Die Kerne herauslösen. In fingerdicke Stücke oder dicke Ecken schneiden. Wenn die Haut nicht besonders hart ist, kann sie meist mitgegessen werden. Zum Blanchieren: in dünne Scheiben schneiden.	---	14 bis 16	12 bis 14	2 bis 3	30 bis 40
Lauch	Längs halbieren und alle Schichten gründlich waschen.	5 bis 7	5 bis 7	6 bis 9	1 bis 2	20 bis 30

Anhang C

Gemüse	Vorbereiten	Garzeit in Minuten				
		Sautieren*	Dämpfen	Kochen	Blanchieren**	Backen
Lauch *(Fortsetzung)*	Grüne und weiße Anteile in schmale Ringe schneiden. Zum Backen: in dicke Stücke schneiden.	5 bis 7	5 bis 7	6 bis 9	1 bis 2	20 bis 30
Möhren	Zum Sautieren oder Blanchieren: raspeln oder in Juliennes oder dünne Scheiben schneiden. Zum Dämpfen, Kochen oder Backen: in dicke Scheiben oder Stücke schneiden.	4 bis 6	8 bis 10	1 bis 2	25 bis 30	
Pak Choi	Die Stiele in zentimeterbreite Streifen schneiden; die Blätter grob hacken.	2 bis 4	2 bis 4	2 bis 4	Unter 1	---
Paprika (grün, rot, orange, gelb)	Entkernen und in schmale Streifen schneiden.	5 bis 7	---	---	Unter 1	20 bis 25
Pastinaken	In zentimeterdicke Stücke schneiden. Zum Sautieren: in Juliennes schneiden oder raspeln. Zum Blanchieren: in dünne Scheiben schneiden.	8 bis 10	13 bis 15	12 bis 14	2	35 bis 50
Rote Bete	Zum Sautieren: schälen und raspeln. Zum Dämpfen oder Kochen: schälen und fingerdick würfeln. Zum Blanchieren: in dünne Scheiben schneiden. Zum Backen: ungeschälte Bete mit 1 EL Wasser in eine Auflaufform setzen und fest mit Alufolie abdecken oder einzeln einwickeln. Die Schale erst nach dem Garen abziehen.	6 bis 8	15 bis 20	10 bis 15	1 bis 2	45 bis 60 (je nach Größe)

		Garzeit in Minuten				
Gemüse	Vorbereiten	Sautieren*	Dämpfen	Kochen	Blanchieren**	Backen
Rucola	Gut waschen. Grob hacken	2 bis 3	2 bis 3	---	Unter 1	---
Rübchen	Schälen. In zentimeterdicke Stücke schneiden. Zum Sautieren: raspeln oder in Juliennes schneiden. Zum Blanchieren: in dünne Scheiben schneiden.	6 bis 8	12 bis 14	10 bis 12	1 bis 2	30 bis 40
Rübenblätter	Gründlich waschen. Die Stiele von den Blättern trennen. Die Stiele in sehr dünne Scheiben schneiden; die Blätter grob hacken.	5 bis 8	5 bis 8	3 bis 5	1 bis 2	---
Senfblätter	Gründlich waschen. Die Blätter von den Stängeln streifen. Die Stängel in sehr feine Ringe schneiden; die Blätter grob hacken.	3 bis 5	3 bis 5	3 bis 5	1	---
Spargel	Holzige Enden abschneiden.	4 bis 6	7 bis 8	6 bis 8	1	8 bis 10
Spinat	Gut waschen. Grob hacken.	2 bis 3	2 bis 3	3 bis 5	Unter 1	---
Steckrübe	Schälen. In zentimeterdicke Stücke schneiden. Zum Sautieren: raspeln oder in Juliennes schneiden. Zum Blanchieren: in dünne Scheiben schneiden.	7 bis 9	16 bis 18	14 bis 16	1 bis 2	35 bis 50
Süßkartoffel	Zum Sautieren: raspeln oder in Juliennes schneiden. Zum Dämpfen oder Kochen: in fingerdicke Stücke oder Scheiben schneiden.	8 bis 10	8 bis 10	10 bis 12	2 bis 3	45 bis 60

Anhang C

| Gemüse | Vorbereiten | Garzeit in Minuten |||||
		Sautieren*	Dämpfen	Kochen	Blanchieren**	Backen
Süß-kartoffel *(Fortsetzung)*	Zum Blanchieren: in dünne Scheiben schneiden. Zum Backen: in fingerdicke Stücke oder Scheiben schneiden oder ganz lassen.	8 bis 10	8 bis 10	10 bis 12	2 bis 3	45 bis 60
Zucchini (gelb oder grün)	In 0,5 cm dicke Stücke oder Scheiben schneiden.	5 bis 10	5 bis 7	5 bis 7	1 bis 2	15 bis 20
Zuckerschoten	Harte Enden abschneiden und den Faden am Rand abziehen.	2 bis 3	2 bis 3	2 bis 3	Unter 1	---
Zwiebeln (süße, gelbe, weiße, rote)	Die harte äußere Haut abziehen. In schmale Ringe schneiden oder würfeln. Zum Backen: vierteln oder in dicke Ecken schneiden.	8 bis 10	10 bis 12	8 bis 10	1 bis 3	20 bis 25

* Optimal ist Olivenöl, aber es eignen sich auch andere Öle (zum Beispiel Distelöl mit hohem Ölsäureanteil) sowie Butter.

** Das Gemüse muss nach dem Blanchieren nicht in Eiswasser getaucht werden.

VOLLKORN ZUBEREITEN

Vollkorngetreide lässt sich ganz einfach kochen. Alles, was man braucht, ist Wasser, Salz und ein Kochtopf. Das Getreide mit Wasser und Salz zum Kochen bringen, Deckel aufsetzen und ausreichend lange leicht kochen lassen. In Phase 2 gibt es täglich Vollkorngetreide. Probieren Sie bisher unbekannte Sorten aus. Meist macht es besser satt als stark verarbeitete Produkte. Getreide kann man sehr gut vorkochen, damit es später in der Küche schneller geht.

Vollkorn	Menge (ml)	Wasser (ml)	Salz	Kochzeit	Gekochte Menge (ml), circa
Vorheriges Einweichen nicht erforderlich					
Buchweizen	225	325 bis 500	1/8 TL	15 bis 20 Minuten	675
Bulgur	225	250 bis 300, kochend	1/8 TL	5 Minuten	450
Graupen	225	750	1/8 TL	30 Minuten	675
Grieß	225	500	1/8 TL	30 Minuten	450
Haferschrot	225	500	1 Prise	30 bis 45 Minuten	450
Haferschrot (über Nacht)	225	1 Liter	1 Prise	Aufkochen, Deckel aufsetzen und auf dem Herd über Nacht quellen lassen. Oder abkühlen lassen und über Nacht in den Kühlschrank stellen. Kalt oder aufgewärmt verzehren.	1000
Hirse*	225	1/2 bis 1 Liter, kochend	1/8 TL	30 Minuten	675 bis 1150
Quinoa (gut waschen)	225	500	1/8 TL	30 Minuten	675
*Vorheriges Einweichen empfohlen (4 Stunden oder über Nacht)***					
Gerstenkörner	225	750	1/8 TL	mindestens 1 Stunde	675
Vollkornreis***	225	375	1/8 TL	50 Minuten (je nach Sorte)	450 bis 675
Weizenkörner	225	750	1/8 TL	mindestens 1 Stunde	675

Anhang C

* Für lockere, körnige Hirse 625 ml kochendes Wasser verwenden. Für einen cremigen Hirsebrei 1 Liter kochendes Wasser nehmen. Hirsebrei kann man auch abkühlen lassen, in Stücke schneiden und wie Polenta in der Pfanne braten.

** Das Einweichen setzt den Keimungsprozess in Gang, erhöht den Nährstoffgehalt und ergibt einen angenehm nussigen Geschmack.

*** Rundkornreis ist klebriger. Langkornreis und Basmatireis bleiben lockerer.

NÜSSE, SAMEN UND KERNE RÖSTEN

Grundanleitung:

Den Backofen auf 175 °C vorheizen. Rohe Nüsse, Samen oder Kerne in einer Lage auf einem großen Backblech ausbreiten. In den Ofen schieben und rösten, bis die Nüsse eine goldene Farbe annehmen und zu duften beginnen (siehe unten angegebene Röstzeiten). Da jeder Ofen etwas anders ist, sollte man dabei gut aufpassen und die Nüsse regelmäßig kontrollieren, damit sie nicht verbrennen. Die gerösteten Nüsse sofort aus dem Ofen nehmen und zum Abkühlen auf einen großen Teller geben. Nach dem Abkühlen in einem luftdicht verschlossenen Glas mit Deckel aufbewahren (am besten in einem Einmachglas).

Nüsse, Kerne, Samen	Backzeit
Mandeln	10 bis 12 Minuten
Cashewnüsse	8 bis 10 Minuten
Macadamia	Nicht rösten
Erdnüsse	10 bis 12 Minuten
Pekannüsse	10 bis 12 Minuten
Pistazien	8 bis 10 Minuten
Kürbiskerne	6 bis 8 Minuten. Die Kerne sind fertig, wenn sie goldbraun sind und aufspringen.
Sesamsamen	6 bis 8 Minuten. Die Kerne sind fertig, wenn sie goldbraun sind, stark duften und aufspringen.
Sonnenblumenkerne	5 bis 7 Minuten
Walnüsse	8 bis 10 Minuten

Hinweis: Verlassen Sie sich auf Ihre Nase: Sobald Sie die Nüsse schnuppern können, sind sie fertig.

Dank

Die wichtigsten Fragen, denen sich das Gesundheitssystem heute zu stellen hat, sind für einen allein viel zu groß. Deshalb bin ich den vielen Mentoren, Kollegen und Patienten, von denen ich in meiner Laufbahn gelernt habe, zu großem Dank verpflichtet.

Für dieses Buch durfte ich mich zu meinem großen Glück auf ein tolles Team aus Ernährungsexperten, Köchen und Buchprofis stützen. Mariska van Aalst war eine wunderbare Projektmanagerin, die mir nicht nur bei der Erstellung des Programms half, sondern auch die Testphase leitete und uns alle bei der Stange hielt. Darüber hinaus lieferte sie ebenso kluges wie freundliches Feedback zum Manuskript. Janis Jibrin leistete wichtige Beiträge zum Programm und half – mit der fähigen Unterstützung durch Sidra Forman und Tracy Gensler – bei der Erstellung der Rezepte, Essenspläne und Nährwertanalysen. Susan Chatzky hat den Essensplan akribisch befolgt und wertvolle Rückmeldungen gegeben. Mary Woodin hat Illustrationen beigesteuert, die wissenschaftliche Konzepte auf Anhieb verständlich machen. John Larson von Coach Accountable hat seine hervorragende Software so angepasst, dass sie die Teilnehmer der Pilotphase unterstützen konnte.

Die unglaublich begabten Nachwuchsmediziner Melissa

Gallagher und Ethan Litman (Gratulation zum Examen!) haben die Pilotphase im Boston Children's Hospital geleitet. Das geniale Team des Magazins *Experience Life* steuerte bereits im Frühstadium wichtige Hinweise zum Programmdesign bei, hat uns ständig ermuntert und uns geholfen, die Teilnehmer für die landesweite Pilotstudie zu finden. Mein besonderer Dank gebührt der Gründerin und Chefredakteurin Pilar Gerasimo und ihrem Redakteur für den Multiplattformcontent Jamie Martin, die dieses Projekt mit Nachdruck vertreten haben.

Einen ganz besonderen Dank möchte ich meiner Lebenspartnerin und diesmal auch Projektpartnerin Dawn Ludwig aussprechen. Dawn hat die landesweite Pilotstudie mit Hingabe geleitet und die Entwicklung der Rezepte und Ernährungspläne in jeder Hinsicht überwacht. Bis tief in die Nacht hat sie an Gerichten von Kochbuchqualität gearbeitet, die exakt den Nährwertvorgaben unseres Programms entsprechen, einschließlich der Alternativen für Vegetarier und andere besondere Bedürfnisse. Dieses Buch ist von Anfang bis Ende von Dawns Fähigkeit durchzogen, mittels Nahrung Heilung und Inspiration zu vermitteln.

Die Zusammenarbeit mit meiner Lektorin Sarah Pelz und ihrem fantastischen Team bei Grand Central Publishing war mir eine Ehre und ein Vergnügen. Besonders erwähnen möchte ich in dieser Hinsicht meinen Verleger Jamie Raab, Lektoratschefin Deb Futter, Karen Murgolo als Editorial Director und ihren Assistenten Morgan Hedden, den Publicity Director Matthew Ballast sowie mein Marketingteam Brian McLendon, Amanda Pritzker und Andrew Duncan.

Sie alle haben dieses Projekt äußerst professionell und mit großer Begeisterung durchgezogen, mich im Zweifelsfall hervorragend beraten und den Überblick behalten, wenn er mir verloren ging. Unbedingt erwähnenswert bei meinem Buchteam sind natürlich auch Richard Pine, Eliza Rothstein und Alexis Hurley von Inkwell Management. Mein Agent Richard führte mich wie ein beschützender großer Bruder gekonnt von der ersten Idee bis zum Abschluss des Projekts. Er ist ein wahrer Gentleman und ein echter Gelehrter.

Viele Kollegen und Freunde haben wertvolle Rückmeldungen zum Manuskript geliefert, unter ihnen Pilar Gerasimo (Gründerin und Chefin des Magazins *Experience Life*), Daniel Lieberman (ich habe sein geniales Buch *Unser Körper: Geschichte, Gegenwart und Zukunft* gelesen), Gary Taubes (sein Werk *Good Calories, Bad Calories* liefert wissenschaftlich einen wichtigen historischen Gesichtspunkt), Walter Willett (mit seinem Klassiker *Eat, Drink, and Be Healthy*), Ben Brown, Cara Ebbeling, Joseph Majzoub und Dariush Mozaffarian.

Mark Hyman (*Eat Fat, Get Thin*) danke ich für eine über zehnjährige Freundschaft, für seine Unterstützung und Ermunterung bei meiner Arbeit und seine Lotsendienste in der für mich fremden Verlagswelt – vor und nach dem Verfassen dieses Manuskripts. Richard Borofsky und Rodger Whidden haben mich hervorragend beraten.

Ohne meine Kollegen im Übergewichtspräventionszentrum der Stiftung New Balance Foundation am Boston Children's Hospital und die fantastischen Leistungen von Cara Ebbeling, Christine Healey und Daniele Skopek wäre dieses Buch nicht möglich gewesen. Besonders Cara verdient eine Erwähnung. Sie war eine meiner ersten Forschungsassistentinnen, hat sich zu einer unabhängigen Forscherin von Weltrang emporgearbeitet und ist meine engste wissenschaftliche Mitarbeiterin. In den letzten zehn Jahren hat sie im Zentrum viele Forschungsprojekte koordiniert, darunter etliche der Studien, die in diesem Buch erwähnt werden.

Forschung ist ein teures Unterfangen, und die staatliche Förderung wird leider immer mehr zusammengekürzt. Aus diesem Grund möchte ich explizit die gemeinnützigen Stiftungen erwähnen, die unsere Arbeit die ganze Zeit unterstützt haben. Dank großzügiger Förderung durch die Charles H. Hood Foundation durfte ich Ende der 1990er Jahre meine Laufbahn in der klinischen Forschung beginnen. Die New Balance Foundation stellte entscheidende Mittel bereit, mit deren Hilfe wir ein Haus aufbauen konnten, das allen Aspekten unserer Arbeit im Zentrum gerecht wird – Forschung, Betreuung der Patienten und Öffentlichkeitsarbeit. Im Leitungsgremium der New Balance Foundation sitzen Anne und Jim Davis, Megan Bloch, Molly Santry sowie Noreen Bigelow. Sie alle widmen sich einzig dem Wohl der Kinder und kämpfen an vorderster Front gegen die um sich greifende Fettleibigkeit schon im Kindesalter. Und seit Kurzem fördert die Nutrition Science Initiative (NuSI) – mit maßgeblicher Unterstützung durch die Laura and John Arnold Foundation – unsere bisher umfassendste Studie zum Einfluss der Ernährung auf den Stoffwechsel. Mit Peter Attia, Gary Taubes und Mark Friedman, die zu den führenden Köpfen der NuSI zählen, hatte ich viele überaus inspirierende Gespräche. Andere großzügige Spender waren und sind der Thrasher Research Fund, die Allen Foundation, der Runner's World Heartbreak Hill Half Marathon & Festival und die Many Voices Foundation. Dankbar bin ich auch der langjährigen Unterstützung unserer Forschung durch die National Institutes of Health (NIH), wobei das National Institute of Diabetes and Digestive and Kidney Diseases (NIDDR) besonderer Erwähnung bedarf.

Und zu guter Letzt danke ich meinem Mentor Joe Majzoub und dem Boston Children's Hospital, in dem ich seit über 20 Jahren wirken darf.

Anmerkungen und Quellen

Das ausführliche Anmerkungs- und Quellenverzeichnis zu diesem Buch finden Sie, ebenso wie den auf den Seiten 446 und 447 abgebildeten Tagesbericht, die auf Seite 448 abgebildete Monatsübersicht sowie die umfangreichen Einkaufslisten für alle Phasen von *Nimmersatt*, die aus Platzgründen nicht Bestandteil dieses Buchs sind, als PDF zum Download unter:

www.goldmann-verlag.de/nimmersatt

Register

A

Abnehmen ohne Hungern 161, 168 ff., 175 ff., 222 ff.
ACE-Hemmer 145
Achtsam essen 303 f.
Adipositas 17, 55 ff.
  siehe auch Übergewicht
  Fettzellentheorie zu 77 f.
Adrenalin 76, 81
ADS 107
Aldosteron 102
Alkohol 184 f., 235, 303
Altersdiabetes 17
Alzheimerkrankheit 57, 94, 136
Amylopektin 85
Amylose 85
Apfelstreusel 412 ff.
Arbeitspläne
  Phase 1, 1. Woche 214 ff.
  Phase 1, 2. Woche 247 f.
  Phase 2, 1. Woche 256
Arme Ritter 341 ff.
Atkins-Diät 21, 84, 110, 116, 125
Aubergine, überbackene 353 f.

B

Bauchspeicheldrüse 71 ff., 95, 118
Bauchumfang messen 187 f.
Beilagen
  Coleslaw 401 f.
  Gemüsepfanne mit Knoblauch 393 f.
  Grünkohl mit Möhren und Rosinen 396 f.
  Hirsepolenta 394 f.
  Quinoasalat mit Pekannüssen und Cranberrys 398 ff.
  Süßkartoffeln, gebackene 400 f.
  Zucchinischeiben mit Knoblauch 397 f.
Beweggründe, persönliche 199 ff., 227, 263
Bewegung 190 ff., 225 f., 261, 293
Bewegungsmangel und Übergewicht 44 ff.
Birnen-Erdbeer-Crisp 410 ff.

Bisphenol A (BPA) 148
Blumenkohlcremesuppe 403 f.
Blutdruck 97, 140, 144 f.
  messen 189
Blutwerte bestimmen lassen
  188 f.
Blutzucker 63, 71 ff., 95 f.,
  119 ff., 151, 174, 191 ff.
Body-Mass-Index (BMI) 22
Bohnen-Gersten-Topf 335 f.
Bohnen-Tofu-Haschee 314 f.

C

Chipotle-Mayonnaise 384 f.
Chipotle-Tacos mit Fisch
  oder Huhn 307
Cholesterin 84, 87, 92 f., 97,
  111, 127 f., 189
Coleslaw 401 f.
Coleslaw-Dressing 379 f.

D

Desserts
  Apfelstreusel 412 ff.
  Birnen-Erdbeer-Crisp 410 ff.
  glykämische Last 442
  Kokos-Cashew-Kracher
    409 f.
  Obst, pochiertes 414 f.
  Schokoladensoße 415 f.
Diabetes
  Typ 1 71 f.
  Typ 2 17, 72, 95 f.

Diäten
  siehe auch Nimmersatt-
    Ernährungsprogramm
  fettarme 17 f., 26 f., 40 ff.
  kalorienreduzierte 24 ff.,
    29 f., 39, 65 f., 74 ff.
  ketogene 116, 120
  kohlenhydratreiche 18,
    26 f.
  Konzept Nimmersatt 12 ff.,
    31 ff., 114 ff., 167 ff.
  mediterrane 100, 116
Diätgetränke 183 f.
Dillcreme 388 f.
Dr. Ludwigs Lieblingsfrittata
  318 ff.
Dressings *siehe* Soßen

E

Edamame 426
Eingeweichtes Haferschrot
  320 f.
Einkaufslisten 212, 238
Ektopisches Fett 95
Entzündungen, chronische
  91 ff.
Erdnussbutter-Bananen-
  Powershake 313
Erdnusssoße, thailändische
  375 f.
Erfolgskontrollen 189 f., 227,
  264
Ergänzungsmittel 235 f.

Ernährung
　10-Punkte-Plan für eine gesunde 434 f.
　falsche 88 ff.
　fettarme 17 f., 26 f., 40 ff.
　Grundlagen 17 ff.
　kalorienreduzierte 24 ff., 29 f., 39, 65 f., 74 ff.
　kohlenhydratreiche 18, 26 f.
Ernährungskonzept Nimmersatt 12 ff., 31 ff., 114 ff., 167 ff.
　siehe auch Nimmersatt-Ernährungsprogramm
Ernährungspläne
　Phase 1 239 ff.
　Phase 2 274 ff.
Ernährungspyramide 18
Ernährungswissenschaftliche Forschung 19 ff., 23 ff., 34 ff., 42 ff., 46 f., 51 ff., 55 ff., 62 ff.
Essstörungen 101 ff.

F

Fett 90 ff., 115 ff., 180
　Anteil Phase 1 168 f.
　Anteil Phase 2 170 f.
　Anteil Phase 3 171 f.
　Arten 127 ff.
Fettarme Ernährung 17 f., 40 ff.
　Studien 26 f.
Fettleber 55, 57, 97, 124, 140
Fettleibigkeit, krankhafte 17, 55 ff.
　siehe auch Übergewicht
Fettverzehr und Übergewicht 40 ff.
Fettzellen
　chronische Entzündungen 91 ff.
　Einfluss von Insulin auf 71 ff.
　Krankheit der 27
　umprogrammieren 30, 114 ff., 159 f., 170 f., 175 ff., 258 ff.
Fettzellentheorie zu Adipositas 77 f.
Fischgerichte 329 ff., 355 ff., 363 ff.
Fischöl 132, 236
Fleischgerichte 331 f., 339 ff., 361 ff.
Forschung *siehe* Ernährungswissenschaftliche Forschung
Fressattacken 101 ff.
Frittata 318 ff.
Früchte 139 ff., 178
　glykämische Last 440 f.
Früchtemus mit Knuspermüsli 309
Fruchtzucker 139 ff.
Frühstück, Rezepte
　Bohnen-Tofu-Haschee 314 f.
　Erdnussbutter-Bananen-Powershake 313

Frittata 318 ff.
Haferschrot, eingeweichtes 320 f.
Müsli, selbst geröstetes 325 f.
Pfannkuchen 315 ff., 322 ff.
Powershakes 311 ff.
Schlagsahne 326
Vollkornpfannkuchen 322 ff.
Waffeln mit Früchtemus 315 ff.
Frühstücksburrito 306
Fruktose 139 ff.
Fünf-Stunden-Regel 304

G

Galaktose 139
Garzeiten, Gemüse 449 ff.
Gebackene Süßkartoffeln 400 f.
Gebackener Fisch mit Chipotle-Mayonnaise 357 f.
Gebratene Tempehstreifen 346 f.
Gebratene Tofustreifen 346 f.
Geflügelgerichte 327 ff., 343 ff., 349 ff., 359 ff., 368
Geflügelsalat mit Trauben und Walnüssen 359 ff.
Gegrillter Fisch mit Knoblauch und Zitrone 329 ff.
Gehirn
Fettspeicherung 48
Hungersignale 28, 74, 76, 103
Kalorienverbrauch 69, 77
Schädigungen 96 f.
Stimulierung der Lustzentren 49
Stoffwechsel 80 ff., 92 ff.
Gemüse 176 ff.
Beilagen 393 ff.
Garzeiten 449 ff.
glykämische Last 439 f.
Hauptgerichte 333 ff., 352 f.
zubereiten 449 ff.
Gemüsepfanne mit Knoblauch 393 f.
Genetische Veranlagung 47 f.
Gerupftes Mexikohuhn 344 f.
Gesättigte Fette 127 ff.
Geschmorter Kohl 337 f.
Gesundheitliche Auswirkungen von Übergewicht 55 ff., 90 ff.
Gesundheitsdaten sammeln 186 ff., 264
Getreide 175
glykämische Last 442
zubereiten 454
Getreidefreie Waffeln oder Pfannkuchen mit Früchtemus 315 ff.
Getreidesalat mit Shrimps 366 f.
Gewicht *siehe* Körpergewicht, Übergewicht

Gewichtsabbau
   langfristiger 32 ff., 161 ff., 171 ff., 175 ff., 290 ff.
   Zielgewicht 284 ff.
Gewürze 234 f.
Glukagon 118, 134
Glukose 139 ff.
Glykämische Last 121 ff., 439 ff.
Glykämischer Index 120 ff.
Gorgonzoladressing 376 ff.
Grundnahrungsmittel 208 ff.
   Einkaufsliste 212
Grünkohl mit Möhren und Rosinen 396 f.
Gurkenschiffchen mit Pute und Feta 424

H
Haferschrot, eingeweichtes 320 f.
Hähnchenpfanne 327 ff.
Hähnchenschenkel mit Kräutern 343 f.
Hauptgerichte
   Arme Ritter 341 ff.
   Aubergine, überbackene 353 f.
   Bohnen-Gersten-Topf 335 f.
   Fischgerichte 329 ff., 355 ff., 363 ff.
   Fleischgerichte 331 f., 339 ff., 361 ff.
   Gebackener Fisch mit Chipotle-Mayonnaise 357 f.
   Gebratene Tempehstreifen 346 f.
   Gebratene Tofustreifen 346 f.
   Geflügelgerichte 327 ff., 343 ff., 349 ff., 359 ff., 368
   Geflügelsalat mit Trauben und Walnüssen 359 ff.
   Gegrillter Fisch mit Knoblauch und Zitrone 329 ff.
   Gemüsegerichte 333 ff., 352 f.
   Gerupftes Mexikohuhn 344 f.
   Geschmorter Kohl 337 f.
   Getreidesalat mit Shrimps 366 f.
   Hähnchenpfanne 327 ff.
   Hähnchenschenkel mit Kräutern 343 f.
   Hühnchen, mediterranes 349 f.
   Kohl, geschmorter 337 f.
   Kokos-Curry-Shrimps 355 f.
   Lachssalat 363 ff.
   Lammhaxen 331 f.
   Marinara Primavera 333 f.
   Marinierter Fisch 358 f.
   Mediterranes Hühnchen 349 f.
   Mexikohuhn, gerupftes 344 f.
   Proteinsalat 364 f.

Quesadilla mit Huhn 351 f.
Ranchero Chicken 368
Salate 359 ff.
Shepherd's Pie mit Blumenkohl 339 ff.
Shrimps in Kokoscurrysoße 355 f.
Steaksalat mit Gorgonzoladressing 361 ff.
Tempehhack 348 f.
Tempehstreifen, gebratene 346 f.
Thaitempeh mit Erdnusssoße 369 f.
Tofustreifen, gebratene 346 f.
Überbackene Aubergine 353 f.
vegetarische Alternativen
siehe die einzelnen Gerichte
vegetarische Gerichte 346 ff., 369 f.
Hauptnährstoffe, erforderliche 115 ff.
Heißhunger 101 ff.
besiegen 168 ff., 175 ff., 222 ff.
Herzkrankheiten 55, 84, 86, 94 ff., 123 f., 127 ff., 144 ff., 188, 194, 236
Hirsepolenta 394 f.
Honig-Balsamico-Marinade 392 f.

Huhn, Hauptgerichte
siehe Geflügelgerichte
Hühnchen, mediterranes 349 f.
Hülsenfrüchte 176 f.
glykämische Last 441
Hummus, Grundrezept 417 f.
Hunger 27 f., 33, 78 ff., 219 f.
Signale vom Gehirn 28, 74, 76, 103
Hypothalamus 96 f., 130

I
Immunsystem 71, 90 ff.
Ingwer-Soja-Vinaigrette 383 f.
Insulin 71 ff., 149 ff., 159, 190
Einfluss aus Fettzellen 71 ff.
Insulin-30-Spiegel 150
Insulinresistenz 84, 93 ff., 99

J
Joghurt mit Müsli 306

K
Kaffee *siehe* Koffein
Kalorien, leere 111 ff.
Kalorienreduzierte Ernährung 24 ff., 29 f., 39
Kalorienzufuhr 24 ff., 29 f., 38 ff., 62 ff., 74 ff.
Art der Kalorien 83 ff.
Kalorisches Gleichgewicht 62 f.
Käsebohnendip 418 f.
Kerne

glykämische Last 441
rösten 456
Kichererbsen mit Kräutern 421 f.
Kochzeiten, Getreide 454
Koffein 51, 183, 235, 303
Kohl, geschmorter 337 f.
Kohlenhydrate
   Anteil Phase 1 168 f.
   Anteil Phase 2 170 f.
   Anteil Phase 3 171 f.
   Art der 119 ff.
   erforderliche Mindestmenge 115 f.
   glykämische Last 121 ff., 439 ff.
   glykämischer Index 120 ff.
Kohlenhydrate, raffinierte
   und Gehirn 82 f.
   und Hunger, Hormone 78 ff.
Kohlenhydratreiche Ernährung 18
   Studien 26 f.
Kokos-Cashew-Kracher 409 f.
Kokos-Curry-Shrimps 355 f.
Kokoscurrysoße 381 f.
Körperfett 69 ff.
Körpergewicht
   biologischer Einfluss 65 ff.
   feststellen 186 f.
   genetischer Einfluss 47 ff.
   Setpoint 19, 67 f., 160, 162, 284
   und körperliche Aktivität 44 ff.
   und Persönlichkeitsmerkmale 53 ff.
   und raffinierte Lebensmittel 49 ff.
   Zielgewicht 284 ff.
Körpergröße messen 188
Kortisol 76, 197
Krebs 98, 123, 236
Kuchen, glykämische Last 442
Küchenausstattung 204 ff.
Kürbiskerne, pikante 420 f.

L

Lachssalat 363 ff.
Lammhaxen 331 f.
Lebensmittel
   Einkaufslisten 212
   glykämische Last 439 ff.
   Grundnahrungsmittel 207 ff.
   in den einzelnen Phasen 175 ff.
   raffinierte und Körpergewicht 49 ff.
Lebensmittelabhängigkeit 101 ff.
Lebensmittelunverträglichkeit 238
Leptin 47 f.
Limetten-Koriander-Creme 389 f.
Linsensuppe 407 f.

M

Mahlzeiten
siehe auch Rezepte, Tagespläne
anpassen, Phase 3 298 ff.
zusammenstellen, Phase 1 229 ff.
zusammenstellen, Phase 2 265 ff.
Marinade 372 f.
Marinara Primavera 333 f.
Marinierter Fisch 358 f.
Mayonnaise
Chipotle 384 f.
Grundrezept 371 f.
Mediterranes Hühnchen 349 f.
Mexikohuhn, gerupftes 344 f.
Mikrobiom 135 ff.
Milch 181
Milchprodukte, glykämische Last 441
Möhrensuppe mit Ingwer 405 f.
Monatsübersicht 189 f., 264, 296
Formular 448
Morbus Addison 102
Motivationstalisman 200 f.
Müsli, selbst geröstetes 325 f.

N

Nahrungsergänzungsmittel 235 f.
Natrium 102, 144 ff.
Nimmersatt-Ernährungsprogramm
siehe auch Phase 1, Phase 2, Phase 3
Abnehmen ohne Hungern 31 ff., 161, 168 ff., 175 ff., 222 ff.
Arbeitspläne 214 ff., 247., 256
Durchführungsphasen 223 ff., 258 ff., 290 ff.
Einführung 12 ff., 31 ff., 114 ff.
Einkaufslisten 212, 238
Erfolgskontrollen 189 f.
Fettzellen umprogrammieren 159 f., 170 f., 175 ff., 258 ff.
gesundheitliche Verbesserungen 163 f.
Gesundheitsdaten sammeln 186 ff., 264
Gewichtsabbau, langfristiger 32 ff., 161 ff., 171 ff., 175 ff., 290 ff.
Konzept 12 ff., 31 ff., 114 ff., 167 ff.
körperliche Auswirkungen 163
Lebensmittel 175 ff.
Rezepte 311 ff.
Vorbereitungsphase 164 ff.
Nucleus accumbens 82 f.

Nüsse
  glykämische Last 441
  rösten 456
Nussmischung 419 f.

O
Obst, pochiertes 414 f.
Omega-3-Fettsäuren 115, 132, 232, 236
Ornish-Diät 116

P
Passeggiata 191 ff.
Pasta Primavera 308
Persönliche Beweggründe 199 ff., 227, 263, 295
Persönlichkeitsmerkmale und Übergewicht 53 f.
Pfannensoße 372 f.
Pfannkuchen
  mit Früchtemus 315 ff.
  Vollkorn 322 ff.
Phase 1 160, 223 ff.
  Arbeitspläne 214 ff., 247 f.
  Einkaufslisten 238
  Erfolgskontrollen 227
  Ernährungskonzept 167 ff.
  Ernährungsplan 239 ff.
  Fettanteil 168 f.
  Kohlenhydratanteil 168 f.
  Lebensmittel 175 ff.
  Mahlzeiten zusammenstellen 229 ff.
  Portionsgröße 228 f., 234
  Proteinanteil 168 f.
  Rezepte *siehe* Rezepte, Phase 1
  Tagesbericht 227
  Tagespläne 239 ff., 249 ff.
  Tipps 233 ff.
  Überblick 168 ff.
  unterstützende Maßnahmen 225 ff.
Phase 2 160, 258 ff.
  Arbeitspläne 256
  Erfolgskontrollen 264
  Ernährungskonzept 170 f.
  Ernährungsplan 274 ff.
  Fettanteil 170 f.
  Kohlenhydratanteil 170 f.
  Lebensmittel 175 ff.
  Mahlzeiten zusammenstellen 265 ff.
  Monatsübersicht 264
  Portionsgröße 273
  Proteinanteil 170 f.
  Rezepte *siehe* Rezepte, Phase 2
  Snacks 268 f.
  Tagesbericht 264
  Tagespläne 276 ff.
  Tipps 269 ff.
  unterstützende Maßnahmen 261 ff.
Phase 3 160, 290 ff.
  Ernährungskonzept 171 ff.

Ernährungsvorschläge 305 ff.
Fettanteil 171 f.
Kohlenhydratanteil 171 f.
Lebensmittel 175 ff.
Mahlzeiten anpassen 298 ff.
Monatsübersicht 296
Proteinanteil 171 f.
Rezepte *siehe* Rezepte,
  Phase 3
Tagesbericht 296
Tipps 301 ff.
unterstützende Maßnahmen
  292 ff.
Phase-1-Powershake 311 f.
Pochiertes Obst 414 f.
Polyphenole 135 ff.
Portionsgröße 228 f., 234
  anpassen, Phase 2 273
Powershakes 311 ff.
Präbiotika 135 ff.
Probiotika 135 ff.
Proteine 115 ff., 132 ff.
  Anteil Phase 1 168 f.
  Anteil Phase 2 170 f.
  Anteil Phase 3 171 f.
Proteinsalat 364 f.
Proteinträger 179

Q
Quesadilla mit Huhn 351 f.
Quinoasalat mit Pekannüssen
  und Cranberrys 398 ff.

R
Ranchero Chicken 368
Ranchero-Soße 390 ff.
Räucherlachs und Dillkäse auf
  Gurkenscheiben 425
Renin-Angiotensin-System
  (RAS) 144 ff.
Resteverwertung 231 f., 236
  siehe auch Arbeitspläne,
  Tagespläne
Rezepte
  siehe auch Rezepte, Phase 1;
    Rezepte, Phase 2; Rezepte,
    Phase 3
  Beilagen 393 ff.
  Desserts 409 ff.
  Dressings 371 ff.
  Frühstück 311 ff.
  Hauptgerichte 327 ff.
  Snacks 417 ff.
  Soßen 371 ff.
  Suppen 403 ff.
  Zubereitungsanleitungen
    449 ff.
Rezepte, Phase 1
  Aubergine, überbackene
    353 f.
  Beilagen 393 ff.
  Birnen-Erdbeer-Crisp 410 ff.
  Blumenkohlcremesuppe
    403 f.
  Bohnen-Gersten-Topf 335 f.
  Bohnen-Tofu-Haschee 314 f.

Coleslaw 401 f.
Desserts 409 ff.
Dressings 371 ff.
Fisch, gebackener 357 f.
Fisch, gegrillter 329 ff.
Frittata 318 ff.
Frühstück 311 ff.
Geflügelsalat 359 ff.
Gemüsepfanne 393 f.
Hähnchenpfanne 327 ff.
Hähnchenschenkel mit
  Kräutern 343 f.
Hauptgerichte 327 ff.
Hühnchen, mediterranes
  349 f.
Kohl, geschmorter 337 f.
Kokos-Cashew-Kracher 409 f.
Kokos-Curry-Shrimps 355 f.
Lachssalat 363 ff.
Lammhaxen 331 f.
Linsensuppe 407 f.
Marinara Primavera 333 f.
Mexikohuhn, gerupftes 344 f.
Möhrensuppe 405 f.
Obst, pochiertes 414 f.
Pfannkuchen 315 ff.
Powershake 311 f.
Proteinsalat 364 f.
Ranchero Chicken 368
Schlagsahne 326
Schokoladensoße 415 f.
Shepherd's Pie 339 ff.
Snacks 417 ff.
Soßen 371 ff.
Steaksalat 361 ff.
Suppen 403 ff.
Tempehhack 348 f.
Tempehstreifen, gebratene
  346 f.
Thaitempeh 369 f.
Tofustreifen, gebratene 346 f.
Waffeln mit Fruchtemus
  315 ff.
Zucchini 397 f.

Rezepte, Phase 2
Arme Ritter 341 ff.
Aubergine, überbackene
  353 f.
Beilagen 393 ff.
Birnen-Erdbeer-Crisp 410 ff.
Blumenkohlcremesuppe
  403 f.
Bohnen-Gersten-Topf 335 f.
Bohnen-Tofu-Haschee 314 f.
Coleslaw 401 f.
Desserts 409 ff.
Dressings 371 ff.
Fisch, gebackener 357 f.
Fisch, gegrillter 329 ff.
Fisch, marinierter 358 f.
Frittata 318 ff.
Frühstück 311 ff.
Geflügelsalat 359 ff.
Gemüsepfanne 393 f.
Getreidesalat 366 f.
Grünkohl 396 f.

Haferschrot, eingeweichtes 320f.
Hähnchenpfanne 327ff.
Hähnchenschenkel mit Kräutern 343f.
Hauptgerichte 327ff.
Hirsepolenta 394f.
Hühnchen, mediterranes 349f.
Kohl, geschmorter 337f.
Kokos-Cashew-Kracher 409f.
Kokos-Curry-Shrimps 355f.
Lachssalat 363ff.
Lammhaxen 331f.
Linsensuppe 407f.
Marinara Primavera 333f.
Mexikohuhn, gerupftes 344f.
Möhrensuppe 405f.
Obst, pochiertes 414f.
Pfannkuchen 315ff.
Powershake 313
Proteinsalat 364f.
Quinoasalat 398ff.
Ranchero Chicken 368
Schlagsahne 326
Schokoladensoße 415f.
Shepherd's Pie 339ff.
Snacks 417ff.
Soßen 371ff.
Steaksalat 361ff.
Suppen 403ff.
Süßkartoffeln, gebackene 400f.
Tempehhack 348f.
Tempehstreifen, gebratene 346f.
Thaitempeh 369f.
Tofustreifen, gebratene 346f.
Waffeln mit Früchtemus 315ff.
Zucchini 397f.

Rezepte, Phase 3
Apfelstreusel 412ff.
Arme Ritter 341ff.
Aubergine, überbackene 353f.
Beilagen 393ff.
Birnen-Erdbeer-Crisp 410ff.
Blumenkohlcremesuppe 403f.
Bohnen-Gersten-Topf 335f.
Bohnen-Tofu-Haschee 314f.
Chipotle-Tacos mit Fisch oder Huhn 307
Coleslaw 401f.
Desserts 309f., 409ff.
Dressings 371ff.
Fisch, gebackener 357f.
Fisch, gegrillter 329ff.
Fisch, marinierter 358f.
Frittata 318ff.
Früchtemus mit Knuspermüsli 309
Frühstück 306f., 311ff.
Frühstücksburrito 306
Geflügelsalat 359ff.

Register

Gemüsepfanne 393 f.
Getreidesalat 366 f.
Grünkohl 396 f.
Haferschrot, eingeweichtes 320 f.
Hähnchenpfanne 327 ff.
Hähnchenschenkel 343 f.
Hauptgerichte 307 ff., 327 ff.
Hirsepolenta 394 f.
Hühnchen, mediterranes 349 f.
Joghurt mit Müsli 306
Kohl, geschmorter 337 f.
Kokos-Cashew-Kracher 409 f.
Kokos-Curry-Shrimps 355 f.
Lachssalat 363 ff.
Lammhaxen 331 f.
Linsensuppe 407 f.
Marinara Primavera 333 f.
Mexikohuhn, gerupftes 344 f.
Möhrensuppe 405 f.
Müsli, selbst geröstetes 325 f.
Obst, pochiertes 414 f.
Pasta Primavera 308
Pfannkuchen 315 ff., 322 ff.
Powershake 313
Proteinsalat 364 f.
Quesadilla mit Huhn 351 f.
Quinoasalat 398 ff.
Ranchero Chicken 368
Sandwiches, überbackene 308
Schlagsahne 326

Schokoladensoße 415 f.
Shepherd's Pie 339 ff.
Snacks 417 ff.
Soßen 371 ff.
Spinatomelett mit Toast 306
Steaksalat 361 ff.
Suppen 403 ff.
Süßkartoffeln, gebackene 400 f.
Tempehhack 348 f.
Tempehstreifen, gebratene 346 f.
Thaitempeh 369 f.
Tofustreifen, gebratene 346 f.
Vollkornpfannkuchen 322 ff.
Waffeln mit Früchtemus 315 ff.
Zucchini 397 f.
Rösten, Nüsse, Samen, Kerne 456
Rote Linsensuppe 407 f.

S
Salate 359 ff.
Salatschiffchen, gefüllte 423
Salatwrap 231 f.
Salz 144 ff.
Samen
  glykämische Last 441
  rösten 456
Sandwiches, überbackene 308
Sauce tartare 374 f.
Schlaf 193 ff., 226, 262, 294

Schlagsahne 326
Schokolade 181, 235
Schokoladensoße 415 f.
Selbst geröstetes Müsli 325 f.
Senfvinaigrette 378 f.
Setpoint 19, 67 f., 160, 162, 284
Shepherd's Pie mit Blumenkohl 339 ff.
Shrimps in Kokoscurrysoße 355 f.
Snacks 181 f.
 Edamame 426
 Gurkenschiffchen mit Pute und Feta 424
 Hummus, Grundrezept 417 f.
 Käsebohnendip 418 f.
 Kichererbsen mit Kräutern 421 f.
 Kürbiskerne, pikante 420 f.
 Nussmischung 419 f.
 Räucherlachs und Dillkäse auf Gurkenscheiben 425
 Salatschiffchen, gefüllte 423
Soßen
 Chipotle-Mayonnaise 384 f.
 Coleslaw-Dressing 379 f.
 Dillcreme 388 f.
 Erdnussoße, thailändische 375 f.
 Gorgonzoladressing 376 ff.
 Honig-Balsamico-Marinade 392 f.
 Ingwer-Soja-Vinaigrette 383 f.
 Kokoscurrysoße 381 f.
 Limetten-Koriander-Creme 389 f.
 Marinade 372 f.
 Mayonnaise, Grundrezept 371 f.
 Pfannensoße 372 f.
 Ranchero-Soße 390 ff.
 Sauce tartare 374 f.
 Senfvinaigrette 378 f.
 Thailändische Erdnusssoße 375 f.
 Zitronendressing mit Olivenöl 385 f.
 Zitronen-Tahini 386 f.
Spinatomelett mit Toast 306
Steaksalat mit Gorgonzoladressing 361 ff.
Stoffwechsel 31 ff., 69 ff., 116 ff., 159 ff.
Stressabbau 197 ff., 226 f., 262, 294
Studien *siehe* Ernährungswissenschaftliche Forschung
Suchtverhalten 32, 83 f., 103
Suppen
 Blumenkohlcremesuppe 403 f.
 Linsensuppe 407 f.

Möhrensuppe mit Ingwer 405 f.
Rote Linsensuppe 407 f.
Süßigkeiten 181 f.
  glykämische Last 442
Süßkartoffeln, gebackene 400 f.
Süßstoffe 183 f.
Süßungsmittel 139 ff.

T
Tagesbericht 189 f., 227, 264, 296
  Formular 446 f.
Tagespläne
  Phase 1 239 ff., 249 ff.
  Phase 2 276 ff.
Tempehhack 348 f.
Tempehstreifen, gebratene 346 f.
Thailändische Erdnussoße 375 f.
Thaitempeh mit Erdnussoße 369 f.
Tofustreifen, gebratene 346 f.
Traubenzucker 139 ff.

U
Überbackene Aubergine 353 f.
Überessen 27, 73, 77, 101
Übergewicht 17
  genetische Veranlagung 47 f.
  gesundheitliche Auswirkungen 55 ff., 90 ff.
  und Bewegungsmangel 44 ff.
  und Fettverzehr 40 ff.
  und Persönlichkeitsmerkmale 53 f.
  und raffinierte Lebensmittel 49 ff.
  und Umweltbedingungen 49
Umweltgifte 147 f.
Ungesättigte Fette 127 ff.
Unterwegs, Tipps für 269 ff.

V
Vegetarische Alternativen 232 f.
  zu Hauptgerichten *siehe* die einzelnen Gerichte
Vegetarische Gerichte 346 ff., 369 f.
Vollfasten 161
Vollkorngetreide zubereiten 454
Vollkornpfannkuchen 322 ff.
Vorbereitungsphase 164 ff.
  Ernährungskonzept 167 ff.
  Gesundheitsdaten sammeln 186 ff.
  Grundnahrungsmittel 207 ff.
  Küchenausstattung 204 ff.
Vorkochen *siehe* Arbeitspläne, Tagespläne

W
Waffeln mit Früchtemus 315 ff.
Wenn-dann-Pläne 201 ff., 227, 263, 295

Wiegen 186 f.
Wissenschaftliche Erkenntnisse *siehe* Ernährungswissenschaftliche Forschung

Z
Zielgewicht 284 ff.
Zitronendressing mit Olivenöl 385 f.
Zitronen-Tahini 386 f.
Zubereitung
   Gemüse 449 ff.
   Getreide 454
   Kerne 456
   Nüsse 456
   Samen 456
Zucchinischeiben mit Knoblauch 397 f.
Zucker 139 ff., 182
Zusatzstoffe 147 f.

Schlank und gesund durch die Ernährung unserer Vorfahren!

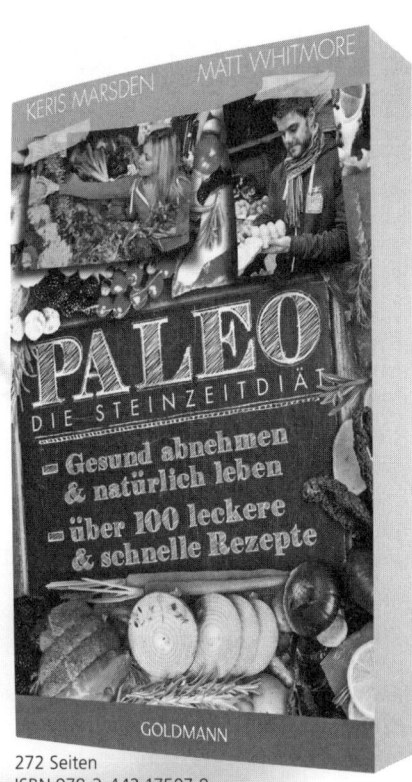

Steinzeitmenschen waren nicht dick. Und auch Sie können schnell und unkompliziert abnehmen: mit der Paleo-Diät, basierend auf einer naturbelassenen, weizen- und glutenfreien Ernährung. Die Rezepte machen richtig Lust, sofort loszulegen!

272 Seiten
ISBN 978-3-442-17507-9
auch als E Book erhältlich

www.goldmann-verlag.de
www.facebook.com/goldmannverlag

(G) **GOLDMANN**
Lesen erleben

Unsere Leseempfehlung

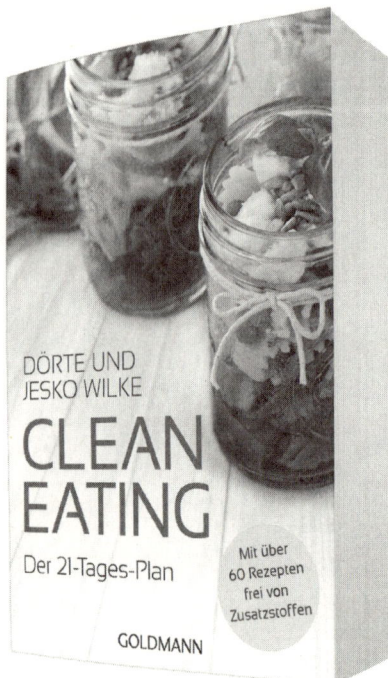

336 Seiten
Auch als E-Book
erhältlich

Der neue Ernährungstrend heißt Clean Eating: Hier ist alles erlaubt, solange es natürlich und ohne Zusatzstoffe ist. So wird Essen wieder gesund, kochen macht wieder Spaß und die Pfunde purzeln von ganz alleine! Dörte und Jesko Wilke zeigen Schritt für Schritt, wie die dauerhafte Ernährungsumstellung gelingt. Mit vielen praktischen Tipps und leckeren Rezepten.

www.goldmann-verlag.de
www.facebook.com/goldmannverlag

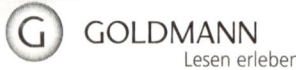